JN244421

新体系看護学全書

健康支援と社会保障制度❹

関係法規

メヂカルフレンド社

　看護職がその資格に応じた専門性を発揮するためには，基礎的な教養，専門的な知識・技術の修得とともに，わが国の保健医療介護福祉に関する法制度についての理解が大きな意味をもつ。

　まず法制度において「看護」がどのように位置づけられているか学ぶことは，自らの専門性やその立場，さらに患者に代表される社会からの期待の把握につながる。

　また患者の権利や利益とともに，看護職自身の権利や利益が，法制度によってどのように守られるのか知ることも重要である。

　さらに医療の現場では，複数の分野のプロフェッショナルが，それぞれの専門的知識や技術を活用し，多職種連携で患者・家族のニーズに応じた質の高いサービスを提供することが求められる。こうした状況下では，医療職，社会福祉職，その他の関連職に関する法律の理解や看護職との関連も，看護職には必要な知識といえる。

　わが国では，少子高齢化の進展による人口構造の変化や，それに伴う疾病構造の変化を踏まえ，保健医療，介護，福祉，保険，年金など様々な社会保障制度の改革が行われている。医学・医療技術の急速な進歩，COVID-19 のような新たな感染症や大規模災害といった健康危機管理事例の多発，働き方改革や医療介護人材の確保など，保健医療にかかわる環境や課題も大きく変化し，新たな法令の制定や改正が毎年のように実施されている。

　特に保健医療介護福祉分野では，「良質かつ適切な医療の効率的な提供」「地域包括ケアシステムの推進」「地域共生社会の実現」「全世代型社会保障の構築」といった目的の下，関連する法律がまとめて改正されることも多い。これらの状況も踏まえると，看護職が適切な看護活動を行うためには，保健医療介護福祉分野全般に関する様々な制度やその根拠となる法令の理解が求められる。

　本書『関係法規』は，看護職を志す学生の教科書として，最新の看護・医療関連法令の内容を反映するとともに，できるだけ法律の内容を易しく解説した。看護や医療機関に関する内容は章を細分化して解説し，また関係法令に興味をもてるよう制度の背景やトピックスに関するコラムを設けるなどの工夫も行っている。また，今回の改訂では，条文の検索が簡単にできるよう QR コードを掲載した。是非，学習に活用してほしい。

　授業や国家試験に向けた学習にとどまらず，看護職が活躍する分野では，看護職も含めた国民一人ひとりを守るため，様々な法令と関係者の連携・協力のうえ，保健医療介護福祉に関する制度が成り立っていることを，本書をとおして知っていただければ幸いである。

また一度知識を身につけて看護職として社会に出た後も，社会の変遷に目を配り，各自でその時そのときに求められる法制度の知識を，不断にアップデートしていってほしい。

　最後に，本書改訂にご尽力をいただいた執筆者の皆様，およびメヂカルフレンド社編集部に心より感謝申し上げる。

2024 年 11 月

編者ら

執筆者一覧

編集

石原　美和	神奈川県立保健福祉大学保健福祉学研究科教授
前田　光哉	環境省大臣官房環境保健部長

執筆（執筆順）

石原　美和	神奈川県立保健福祉大学保健福祉学研究科教授
橋本　敬史	国民年金基金連合会審議役
前田　光哉	環境省大臣官房環境保健部長
佐藤　直子	西武文理大学看護学部講師
廣澤　友也	愛知県地域医療構想アドバイザー
石川貴美子	前秦野市福祉部参事（兼）障害福祉課長
松永　早苗	神奈川県立保健福祉大学実践教育センター実践研究担当課長
市川　香織	東京情報大学看護学部教授
坪井　桂子	公立大学法人神戸市看護大学看護学部教授
唐戸　直樹	内閣府政策統括官（防災担当）付企画官（総括担当）
後澤乃扶子	国立がん研究センター研究支援センター研究管理部長

目次

第 1 章

人間社会と法

この章では

● 人間の生活と法律との関係を理解する。
● 保健師・助産師・看護師と法律とのかかわりを理解する。
● 法の諸要素，法の理念をはじめとする法律の基礎を学ぶ。

I 人間の生活と法律

A 人間の生活と法律との関係

　人間は一人だけで生活しているのではない。二人以上の人が生活する場合，集団が形成され，その間に何らかの決まりや約束事がなければ，秩序や平和は保たれない。家族から地域社会，職場，国家に至るまで，ありとあらゆる集団に，決まりや約束事といったものが存在する。決まりや約束事に従って，これらの集団の運営がなされ，秩序が維持されている。国家をはじめ，これら集団の決まりや約束事というものが「**法**」，または広義の「**法律**」というものである。

B 保健師・助産師・看護師と法律とのかかわり

　保健師・助産師・看護師が，専門職として活躍するためには，教養，専門的知識および技術を身につけるとともに，その活動分野であるわが国*の保健医療福祉分野に関する各種の制度を理解したうえで，「**看護**」の専門性がどのように位置づけられているのか，そして保健師・助産師・看護師がどのような役割を担っているのかを認識しておくことが重要である。

　また，看護という業務は人の生命に直接かかわるため，その資格や業務などについて，多岐にわたって法令で規定されている。このため，保健師・助産師・看護師には，その職責を正しく遂行するために，保健・医療・福祉に関する各種の制度や看護職のみならず多職種に関する関係法令を十分に理解しておくことが求められている。特に近年は，看護活動の場が医療施設から地域に広がったことや福祉関係者との連携が強く求められるようになったことから，保健・医療・福祉行政の基礎的知識を踏まえ，地域の健康問題の解決に必要な社会資源の開発や保健・医療・福祉サービスを評価し調整する能力が必要であり，保健・医療・福祉の法的基盤および行財政を理解することが重要である。

C 制度や法を学ぶに際して

▶ **基本的な考え方**　制度や法というと，膨大な活字が並ぶ六法全書などを想像し，とかく難解なものと考えられがちである。地図も持たずにいきなり山歩きをするようなもので，基本的なオリエンテーションを受けずに制度や法律を学習すると，看護に関する重要な法

＊ **わが国**：日本の法制度では，しばしば自国（日本）のことを「わが国」と表現する。本書においても同様とする。

律に出合えなかったり，見落としてしまう。そのためにも，まずは基本的な考え方や構造から学習していくことが重要である。

▶ **実務との関連**　また，法律について学ぶ際は，今学んでいる法律が，実務においてどのような場面で必要になるのか，意識しながら学ぶことも大切である。

◎**法律と看護基礎教育の関わりを確認しよう**
スマートフォンやタブレットで QR コードを読み込んで，本書で扱う法律と看護基礎教育がどのように関わっているかについて，まとめた図を確認してみましょう。

出典／ e-Gov ポータル：https://www.e-gov.go.jp

▶ **頻繁な改正**　次に，制度や法は，近年頻繁に改正が行われていることを認識する必要がある。この背景にあるものは，「**日本社会の高齢化**」と「**技術の進歩**」である。急速な社会の高齢化のため，年金などの給付を受ける人と，それを負担する人との人口割合が急速に変化しており，また，社会保障が財政的に厳しいため，年金法や健康保険法などでは給付内容や保険料などの見直しが行われている。

　一方，技術の進歩による典型的な改正は，伝染病予防法から感染症法への改正である。伝染病予防法は抗菌薬のない時代に誕生したものであり，抗菌薬の投与により簡単に治癒してしまう感染症，MRSA（メチシリン耐性黄色ブドウ球菌）感染症や VRE（バンコマイシン耐性腸球菌）感染症などといった抗菌薬のために新たに課題となった感染症，HIV 感染症や新型コロナウイルス感染症などの新興感染症，再興感染症の出現により，新しい分類が導入されるとともに，人権に配慮した法律となっている。

▶ **制度や法の妥当性**　さらに，制度や法のために看護活動があるのではなく，国民に対して**円滑な看護活動を行うために制度や法が存在する**ということを改めて認識する必要がある。そのためにも，看護の実践では常々問題意識をもって活動することが重要となる。そして何か問題を見つけたとき，その問題の原因が制度や法による規制にあった場合には，規制が生まれた理由を確認したうえで制度や法を変えていこうという姿勢が求められる。国会で制定される「法律」に基づく規制であれば国会での審議が必要であるが，「**省令**」や「**通知**」に基づく規制であればそれぞれの省庁の判断で変えることが可能である。

　看護の現場や実践において，様々な問題を認識することがあると考えられるが，問題となっている決まりや約束事が何に基づいているのかを常々意識することが重要である。

II 法の基礎知識

　生活者の健康に関する法の学習に入る前に，一般的な「**法**」の基礎知識を概説する。

1 人間社会と法
2 健康支援と法律
3 看護職員に関連
4 医療提供に関連
5 医療職，社会福祉職，そのほか関連職に関連
6 疾病予防・健康増進に関連
7 母子に関連
8 高齢者に関連
9 社会福祉および障害者に関連
10 医療保険に関連

1. 社会規範

法とは，**道徳***や**慣習***などと並んで，人が社会生活を営むうえで守らなければならない行動の規則，すなわち**社会規範**である。

2. 正義，強制

法とは，国家などの**全体社会***を基盤として存立しており，正義の実現を最も基本的な使命や目的とする強制的，一般的な社会規範である。その全体社会における組織的強制，ないしはその萌芽（ほうが）形態としての規範は，構成員全体が守らなければならないというその社会共通の意識（**法的意識**または**法的確信**とよばれる）に支えられている。

1 正義

正義とは，広い意味では倫理的な**善**や**正**と考えられるが，法における特有の意義は，共同生活を営む人々の間における利害，権利・義務などの配分や賦与（ふよ）において，場面によって恣意（しいてき）的な差別的処理が行われるのではなく，**ある一定のルールに従って公平な取り扱い**（衡平（こう）：equity）が行われるということにある。

正義の実質的内容については，それぞれの時代と社会において異なった考え方がある。同一の社会でも人々の正義感は異なることがあるが，少なくとも法は「正義を実現すべきである」という考えのもとにある社会規範といえる。

また，生活者の健康に関する法規のような技術的法規のなかには，正義と直接かかわりのないもの，関係の薄いものもあるが，法秩序を全体としてみた場合には，正義の実現を基本的任務としているものといえる。

2 強制

現代の国家のように，国の機関が法的強制の権限を独占するという状態が成立するまでには，長い歴史の経過を必要とした。この間，復讐や自力救済などといったものが，**強制**に代わる法の実効手段としての作用を果たしていた。なお，現代でも，国際社会における法的強制の組織化は未熟な状況にある。

---

* **道徳**：社会生活を営むうえで，一人ひとりが守るべき行為の規範のうち，個人の内面からの自発的ないし自律的意思によるもの。

* **慣習**：ある社会においてあることが繰り返し行われた結果，その社会で広く承認され，しきたりとなる行動様式。

* **全体社会**：法の成立，存立の基盤となりうる社会は，全体社会（例：国家，国際社会など）または共同体（community）である。全体社会または共同体とは，部分社会または機能集団（association）に対する言葉で，①一定の地域を基盤とし，②あらゆる種類の人間の生活活動を一応包括できるような規模の包括性をもち，③種々の利害の対立，分離を含みながらも，根底では利害関係の共同，共属感情により結ばれている社会集団を指すものである。

しかし法の実現は，国の刑罰法規などによる強制によってすべて保障されているわけではなく，多くは一般に遵法を是とする道徳的意識，取り引きにおける信用失墜や社会的非難に対するおそれ，法の必要性についての啓発・広報などによって保障されるものであり，共同体の構成員を遵法へと動機づけるこれらの支えがすべて取り払われた場合には，法秩序は崩壊する。ただ，あるときある人々にとって，これらのすべての動機が無力化した場合に，**強制作用**（刑罰）が最後の切り札として働くことになる。

B 法の理念（条理）

法の形成や実現の指導原理となり，また，その内容が正義にかない，合理的であるかどうかを判断する究極の基準となるものを「**法の理念（条理）**」という。

法の理念は正義のほか，社会の存立，平和，秩序から構成されるが，時として平和や秩序の要求と正義実現の要求とが矛盾し，正義の要求より平和，秩序の要求を重視するのが合理的と判断される場合もある。このように法の理念は，単一的にとらえられるものでは

法の強制力（義務・努力義務・配慮義務）

法は，公的な強制を伴い，公権力によって強行されうる社会規範であると言える[1]。こうした法の「強制力」とでも言うべき要素は，刑罰のほか，強制執行（財産の差し押さえなど）や損害賠償といった方法によっても担保される[2]。ただ，これはあくまでも最終的な手段であって，法が社会規範として規律するのは国家と私人，あるいは私人どうしの間に成立する法的な関係であり，それはすなわち権利義務関係と言える。

たとえば，国家と私人の間で言うと，日本国憲法において規定される各種の基本的人権や国民の三大義務（納税，勤労，教育）がこれに該当する。また各種の法律においても，「〇〇は△△しなければならない」という義務を定める規定が存在する。こうした**「義務」**規定については，「〇〇」が「△△すること」を怠った場合には，法に違反するものとして罰則の対象になる一方で，「〇〇は△△することに努めなければならない」と規定される**「努力義務」**規定については，「△△すること」を怠った場合であっても，ただちに罰則の対象とはならないと考えられる。さらに，「〇〇は□□に配慮するものとする」と規定される**「配慮義務」**規定もあるが，「□□に配慮すること」を怠った場合には，罰則の対象とはならない場合であっても，債務不履行や損害賠償責任を問われる可能性はある。なお，努力義務および配慮義務規定については，障害を理由とする差別の解消の推進に関する法律（障害者に対する合理的配慮の提供義務）のほか，障害者雇用促進法（同左），高年齢者雇用安定法（70歳までの就業機会確保に係る努力義務）など労働に関連する法律においても多く見られるが，これらにはいずれも罰則は設けられていない一方で，事業主が所要の義務を果たしていないと認められる場合には，国は助言，指導または勧告を行うことができることとされている。

文献／1）団藤重光：法学の基礎，有斐閣，p.24，2007.
　　　2）伊藤正己，加藤一郎：現代法学入門，有斐閣，p.19-20，2005.

1 人間社会と法
2 健康支援と法律
3 看護職員に関連
4 医療提供に関連
5 医療職・社会福祉職，そのほか関連職に関連
6 疾病予防・健康増進に関連
7 母子に関連
8 高齢者に関連
9 社会福祉および障害者に関連
10 医療保険に関連

なく，時として相反関係に立ちながら，しかも全体としては法を支える諸要素の複合という形でとらえられるものである。

C 実定法と自然法

法の概念は，実定法（じっていほう）と自然法に大別される。

1 実定法

人為（じんい）（制定，慣習，判定など）によって生成変化し，時間的・場所的に制約された現実の効力をもつ法を**実定法**（例：憲法，各種法律，判例など）という。

2 自然法

実定法の内容が法の理念と矛盾する場合には，実定法の効力を否定する考え方がある。このような考え方は，人為から独立した自然的な事態，秩序または先験的（せんけん）な倫理法則，価値に基づいて必然的に存在する，正しい人間生活のための規範の存在を肯定することになる。こうした規範を**自然法**（例：人を殺してはいけない，など）という。**日本国憲法***においても自然法の考え方が根底にあり，国会といえども基本的人権の尊重，恒久（こうきゅう）平和，国際協調などの憲法の理念に反する法律を制定することはできないと解されている。

D 法の体系

▶ 法体系の分類

法は人間活動を規律する社会規範であるが，人間活動の種類に従って次の3つの体系に分けることができる。通常一つの成文法は次の❶〜❸の複数を含んでおり，たとえば保健師助産師看護師法は，これら3種類の規範を含んでいる。

❶**行為規範**：社会における人の行動を規律する規範（例：刑法，民法）

❷**手続規範，裁判規範**：**手続規範**は，行政における業務執行を規律する規範。**裁判規範**は，裁判における業務執行を規律する規範（例：行政手続法，刑事訴訟法，民事訴訟法）

　日本国憲法第31条は「何人も（なんびと）*，法律の定める手続によらなければ，その生命若しくは自由を奪はれ，又はその他の刑罰を科せられない」と規定している。"due process of law"（**適正手続の保障**）は自然法の考え方の一つであり，手続規範は人権の保障上，大切な役割を果たしている。

❸**組織規範**：行政組織に関する規範（例：国会法，国家行政組織法，裁判所法）

---

* **日本国憲法**：1946（昭和21）年11月3日公布，1947（昭和22）年5月3日に施行された現在のわが国の最高法規。国民主権，恒久平和，基本的人権の尊重が3大基本原理である。第2次世界大戦後のわが国の変革の基本原則を明確にしたもので，これに基づきすべての法の分野で根本的改革がなされた。

* **何人も**：いかなる者でも，誰でも，の意。

E 法の存在形式（法源）

法規には，現代の法の存在形式として，主として立法機関によって制定され，文字で書き表された**成文法**（制定法）と，それ以外の**不文法**がある。不文法には，社会生活のなかで従うべきことを強要される慣習である**慣習法**や，**裁判所の判決**（判例法）も含まれる。

1. 成文法

1 憲法

憲法とは，国の組織および活動の根本的事項を定める法である。

日本国憲法第 25 条は「すべて国民は，健康で文化的な最低限度の生活を営む権利を有する。国は，すべての生活部面について，社会福祉，社会保障及び公衆衛生の向上及び増進に努めなければならない」と規定しており，**すべての保健医療に関する法規は，憲法の本規定の趣旨に沿って制定されている。**

2 法律

法律とは，日本国憲法の定める手続きに従い，国会両院（衆議院および参議院）の議決によって成立する法である。法律案は各議員が発議するほか，内閣も法律案を国会に提出することができる。

3 政令

憲法または法律の規定を実施するため，または法律の委任（いにん）に基づいて，内閣が制定する命令が**政令**である。

4 省令・府令・規則・告示

各大臣は，主任の行政事務について，①法律もしくは政令を施行するため，または②法律もしくは政令の特別の委任に基づいて，**命令**を制定することができる。①を**実施命令**，②を**委任命令**という。この命令は，各省の場合は**省令**，内閣府の場合は**内閣府令**という。

また，国の委員会（国家公安委員会，公正取引委員会など）や庁の長官も同様の命令を制定することができるが，この命令は**規則**（例：国家公安委員会規則，人事院規則）という。

このほか**告示**（こくじ）といって，各行政機関が，先に述べた法令に基づく指定・決定などの処分（たとえば，看護師養成所の指定，看護師国家試験の実施など）を公（おおやけ）に知らせる行為がある。

5 条約

条約は，国家と国家の間の約束であり，国家間において守るべき意思の拘束として定め

1 人間社会と法

2 健康支援と法律

3 看護職員に関連

4 医療提供に関連

5 医療職・社会福祉職，そのほか関連職に関連

6 疾病予防・健康増進に関連

7 母子に関連

8 高齢者に関連

9 社会福祉および障害者に関連

10 医療保険に関連

られるものである。憲法第 98 条は，条約は「誠実に遵守することを必要とする」と規定しており，条約が公布されれば国の法としての効力をもつことになる。

6 地方公共団体の法規（条例および規則）

前述した 1「憲法」から 5「条約」までは，国が制定または締結する法であるが，地方公共団体（都道府県・市町村など）が定める法の種類として，**条例**と**規則**がある。

❶条例：地方公共団体がその団体に属する事務を処理するため，または，法律の委任に基づいてその地方公共団体の議会の議決によって定められる法である。地方自治法第 14 条では，「普通地方公共団体は，法令に違反しない限りにおいて，その処理する事務に関し，条例を制定することができる」としている。

❷規則：地方公共団体の長（都道府県知事・市町村長）が制定する命令である。地方自治法第 15 条は「普通地方公共団体の長は，法令に違反しない限りにおいて，その権限に属する事務に関し，規則を制定することができる」と規定している。なお，国と同様に都道府県および市町村も告示を行うが，これは国の機関が行う告示と同様に，都道府県知事または市町村長が，条例や規則に基づく指定や決定などの処分（たとえば，准看護師試験の実施など）を公示するものである。

2. 不文法

1 慣習法

一般の社会生活において，または行政の運営にあたって，長年にわたる慣習が一般国民の法的意識，法的確信を得て法としての効力を有するに至ることがある。これを**慣習法**という。1898（明治 31）年に制定された法律である**法例**第 2 条は，「**公ノ秩序又ハ善良ノ風俗ニ反セサル慣習ハ法令ノ規定ニ依リテ認メタルモノ及ヒ法令ニ規定ナキ事項ニ関スルモノニ限リ法律ト同一ノ効力ヲ有ス**」と規定し，慣習法の法源としての存在を承認している。

2 判例

裁判上の**判例**も，実質的には法と同様の効力をもつ場合がある。

たとえば，医師法第 17 条では「医師でなければ，医業をなしてはならない」と規定しているが，「医業」とは何かについては規定していない（第 5 章 -A-3-1「業務の独占」参照）。また，保健師助産師看護師法第 5 条では「『看護師』とは，厚生労働大臣の免許を受けて，傷病者若しくはじよく婦に対する療養上の世話又は診療の補助を行うことを業とする者をいう」と規定しているが，「業とする」とは何か，どのような行為が療養上の世話や診療の補助に該当するのかについては規定していない（第 3 章 -I-2-2「定義」参照）。これらの内容を成文法で画一的に規定するのは医学・医術の進歩などからみて不可能だが，医療過誤訴訟などの判例において，これら**法令の解釈***が示されてきている。

3 | 条理

　条理は，法の解釈の基本原理として，また法の欠陥のある場合の補助的法源として，重要な意義をもつ。条理の内容は時代の推移と社会の変遷に伴い，推移し変遷するものであるが，ある時代のある社会において，一般人が条理と認めるところは，それ自体が法としての意味をもつものであり，裁判は究極においてこの条理に従って行われる。

F 法規の効力の優劣

　憲法は，**法規のうち最高の位置にあり**，以下，**法律＞政令＞省令**の順で，それぞれ上位の法規に違反しない範囲で効力を有することになっている。

　同順位の法規では，後に制定された法規が，先に制定された法規に優先することになっている。また一般的に定めた法規（**一般法**）と特別に定めた法規（**特別法**）がある場合には，特別法は一般法に優先して適用することとなっている。

国家試験問題

　1　日本国憲法第 25 条で定められているのはどれか。　　　　　　(104 回 PM35)

　　1. 国民の平等性
　　2. 国民の生存権
　　3. 国民の教育を受ける権利
　　4. 国及び公共団体の賠償責任

▶ 答えは巻末

＊ **法令の解釈**：長い間にわたる裁判所の判決の積み重ねとともに，行政庁（厚生労働省，都道府県など）の通達によって，医業の定義や看護業務の範囲もほぼ確立されているといってよい。

第 2 章

健康支援と法律

この章では

- 健康支援のための法律について，その目的と分類を理解する。
- 法規の目的・内容の実現に取り組む機関や組織について，その概要を理解する。
- 健康増進の観点から，感染症対策等の健康危機管理に関する法律について学ぶ。
- 急速に発展するデジタル社会に対応する力を身につけるため，デジタル社会と医療に関わる法律について学ぶ。

I 健康支援に関する法規

本章では，保健医療，つまり国民の健康の保持・増進に関する法律，政令，省令などの法規を総称して「**健康支援に関する法規**」と位置付ける。これらの法規には，裁判所の判例や行政機関の通達も含まれるものと考えてよい。

健康支援に関する法規のなかには，**感染症の予防及び感染症の患者に対する医療に関する法律**（1998［平成 10］年制定）のように，国民の権利や自由を制限する規定を有するものもあれば，**健康増進法**（2002［平成 14］年制定）のように，もっぱら国民の栄養の改善や健康の増進に積極的に配慮するものもあるが，すべての健康支援に関する法規は，**日本国憲法第 25 条**「国は，すべての生活部面について，社会福祉，社会保障及び公衆衛生の向上及び増進に努めなければならない」の規定の趣旨に沿っている。これらは社会福祉法規，社会保険法規などとならんで，国民の**生存権***を保障するための役割を果たしている。

また，健康支援に関する法規は，専門的・技術的色彩がきわめて強い。今日の行政法規は，いずれの部門においても多かれ少なかれ専門的・技術的色彩を有しているが，特に「健康支援に関する法規」においては，医学，歯学，薬学，看護学，工学，公衆衛生学をはじめとして，健康の保持・増進に関連のある諸科学や技術を広く基盤としているため，その度合いが強い。したがって，健康支援に関する法規は，規制の対象となる疾病や環境などの変化に対応しなければならないのはもとより，これらの関連する諸科学，技術の進歩・発展に伴って改正されていかなければならない。

保健師・助産師・看護師としての業務を的確に遂行するためには，健康支援に関する法規，特に「**医療提供に関連する法律**」「**看護職員に関連する法律**」や「**医療職・社会福祉職，そのほか関連職に関する法律**」を理解しておくとともに，これら法規の改正の動向を十分把握する必要がある。

II 健康支援に関する法規の分類

1. 法規のねらいと分類

健康支援に関する法規の分類のしかたについては，従来，その法規の官庁の所管分野に着目して分類することがよく行われている。官庁の組織は，時代のニーズに合わせて常に機構改革が行われている。そのため本書では，最新の官庁の組織機構をもとに，**表 2-1** の

---

* **生存権**：狭義には憲法第 25 条の「健康で文化的な最低限度の生活を営む権利」。広義には，「国家権力の不行使を要求する自由権が形を変え，人たるに値する生存を確保するために必要な諸条件の整備を国に対して要求する権利」として発展してきたもので，生存権的基本権ともいわれる。

表2-1 官庁の組織機構をもとにした法規の分類（本書の章構成）

分類		対応する本書の章	代表的な法律	所管	概要・目的
医療の提供に関連する法律	[1] 看護職	第3章	保健師助産師看護師法／看護師等の人材確保の促進に関する法律	厚生労働省医政局，社会・援護局所管	病院，診療所などの医療機関における適正な医療の確保を目的とする
	[2] 医療施設	第4章	医療法／個人情報の保護に関連する法律　など		
	[3] 看護以外の医療・福祉職	第5章	医師法／歯科医師法／診療放射線技師法／歯科技工士法／臨床検査技師等に関する法律／臨床工学技士法／救急救命士法／言語聴覚士法／柔道整復師法／社会福祉士及び介護福祉士法　など		
疾病予防・健康増進に関連する法律		第6章	健康増進法／地域保健法／感染症の予防及び感染症の患者に対する医療に関する法律／予防接種法／がん対策基本法／医療的ケア児及びその家族に対する支援に関する法律　など	厚生労働省健康・生活衛生局，社会・援護局所管	特定の疾病の予防，治療を含む国民の健康の保持・増進を目的とする
母子に関連する法律		第7章	母子保健法／母体保護法／児童福祉法／配偶者からの暴力の防止及び被害者の保護に関する法律／児童虐待の防止等に関する法律　など	こども家庭庁所管	母子の健康の保持増進などを目的とする
高齢者に関連する法律		第8章	高齢者の医療の確保に関する法律／介護保険法／老人福祉法／高齢者虐待の防止，高齢者の養護者に対する支援等に関する法律　など	厚生労働省老健局，保険局所管	高齢者の健康の保持増進などを目的とする
社会福祉および障害者に関連する法律		第9章	社会福祉法／生活保護法／社会福祉士及び介護福祉士法／障害者基本法／身体障害者福祉法／知的障害者福祉法／精神保健及び精神障害者福祉に関する法律　など	厚生労働省社会・援護局所管	保健医療サービスとの連携などが重要である
医療保険および年金保険に関連する法律		第10章	健康保険法／国民健康保険法　など	厚生労働省保険局，年金局所管	保健医療サービスの提供の際に必要な医療費などに関係する
医薬品・医療機器・食品に関連する法律		第11章	医薬品，医療機器等の品質，有効性及び安全性の確保等に関する法律／麻薬及び向精神薬取締法／安全な血液製剤の安定供給の確保等に関する法律／食品安全基本法　など	厚生労働省医薬局，健康・生活衛生局所管	医薬品，医療機器，食品その他の物の製造，販売などを規制する
労働に関連する法律		第12章	労働基準法／労働安全衛生法／労働者災害補償保険法／雇用保険法／過労死等防止対策推進法／雇用の分野における男女の均等な機会及び待遇の確保等に関する法律　など	厚生労働省労働基準局，職業安定局，雇用環境・均等局所管	保健師・助産師・看護師が業務遂行する際に労働者として関係がある
その他医療に関連する法律		第13章	教育基本法／学校保健安全法／環境基本法／公害健康被害の補償等に関する法律／石綿による健康被害の救済に関する法律／廃棄物の処理及び清掃に関する法律　など	文部科学省，環境省　など	

ように9種類・11の章に分類し紹介することとした。

　しかしながら，たとえば「労働に関連する法律」の，**雇用の分野における男女の均等な機会及び待遇の確保等に関する法律**（1972［昭和47］年）には，男女の雇用の均等という労働面に関することのほかに，働く女性の母性健康管理という保健衛生面に関することも定め

Ⅱ　健康支援に関する法規の分類　　013

人間社会と法

2 健康支援と法律

看護職員に関連

医療提供に関連

医療職・社会福祉職，そのほか関連職に関連

疾病予防・健康増進に関連

母子に関連

高齢者に関連

9 社会福祉および障害者に関連

医療保険に関連

表2-2 内容・目的に着目した保健医療に関連する法律の分類

分類		代表的な法律
Ⅰ 保健医療提供体制に関するもの	❶マンパワーの資格，業務等に関するもの	保健師助産師看護師法／医師法／歯科医師法／薬剤師法 など
	❷施設の要件，体制等に関するもの	医療法／医薬品，医療機器等の品質，有効性及び安全性の確保等に関する法律／臨床検査技師等に関する法律／地域保健法 など
	❸保健医療に使用する医薬品，医療機器等に関するもの	医薬品，医療機器等の品質，有効性及び安全性の確保等に関する法律／麻薬及び向精神薬取締法 など
	❹特定の保健医療サービスに関するもの	感染症の予防及び感染症の患者に対する医療に関する法律／臓器の移植に関する法律／母子保健法／精神保健及び精神障害者福祉に関する法律／雇用の分野における男女の均等な機会及び待遇の確保等に関する法律 など
Ⅱ 保健医療に係る費用に関するもの	❶医療保険制度	健康保険法／国民健康保険法 など
	❷公衆衛生的医療費負担制度	精神保健及び精神障害者福祉に関する法律 など
	❸社会福祉的医療費負担制度	生活保護法／障害者の日常生活及び社会生活を総合的に支援するための法律 など
	❹国家補償的医療費負担制度	原子爆弾被爆者に対する援護に関する法律／戦傷病者特別援護法 など
	❺民事賠償的医療費負担制度	公害健康被害の補償等に関する法律／石綿による健康被害の救済に関する法律 など
Ⅲ 保健医療に係る紛争等に関するもの	❶損害賠償請求	民法（債務不履行や不法行為による損害賠償請求）／国家賠償法
	❷業務上過失致死，殺人	刑法（作為，不作為）

られているといったように，**内容・目的に着目した法律の分類**も，その法律の意義を一目で理解しやすい分類としては有効といえる。表2-2 に，その分類法を示す。

　なお，本書においては，看護師として特に必要な法規については記述を詳細にし，そのほか看護師業務と関係のある法規については概括的な記述にとどめたが，できる限り広範囲にわたって収載するように努めた。

▌ 2. 法規の目的・内容の実現に取り組む機関・組織

1 ▎保健医療行政の概念とその動向

　健康支援に関する法規の目的や内容は，主に保健医療行政機関を通じて実現される。その反面，保健医療行政機関は衛生法規の定めに従って，その目的や内容を実現する責務を負っている。

　保健医療行政は，**公衆衛生**に立脚して実施されているものである。公衆衛生学者の**ウィンスロー**（Winslow, C.E.A.）によると，公衆衛生とは「環境衛生，感染症の予防，衛生教育，疾病の早期発見・早期治療のための保健医療サービスや，すべての人が健康の保持に適した生活が送れるような，社会機構の形成に対する**組織的な地域の取り組み**を通じて，疾病を予防し，長命を目指し，精神と身体健康の保持・増進を図る科学技術である」とされている。「組織的な地域の取り組み」には，①行政組織による活動，②看護協会や医師会などの民間専門組織による活動，③住民組織による活動などが考えられるが，日本国憲法に

基づく公（おおやけ）の責任においてなされる活動が保健医療行政である。

保健医療行政の概念には，家庭や地域社会が対象の狭義の保健医療行政から，学校保健行政や労働保健行政までを含めた広義の保健医療行政まである。また，救急搬送（はんそう），健康に関連した街づくりなど様々な行政活動が保健医療行政にも関連している。

なお，一般的な保健医療福祉に関連する行政を担当する行政機関は，中央においては厚生労働省，地方においては都道府県および市町村であり，さらに第一線の機関として**保健所，福祉事務所，児童相談所**などが設置されている。

また，介護保険法に基づき，地域住民の心身の健康の保持および生活の安定のために必要な援助を行うことにより，その保健医療の向上および福祉の増進を包括的に支援することを目的とする**地域包括支援センター**がある。

❶ 地方分権と保健医療福祉行政

日本では少子高齢化や東京へのリソース集中の対処，地域社会形成への機運（きうん）などを背景に，地方分権に向けた取り組みが始まった。これらは1993（平成5）年の「地方分権の推進に関する決議」から始まり，2006（平成18）年6月に，医療制度改革関連の医療法や健康保険法等の改正が行われ，医療提供体制に加えて医療保険制度に関しても，都道府県単位を軸とする政策が進められた。

今後，いっそう良質で適切な医療の効率的な提供体制の確保と医療費の適正化とを併（あわ）せた施策を，都道府県が中心となって推進していくことから，医療システムづくりにおける都道府県の役割がいっそう大きくなっていくことに留意する必要がある。

❷ 保健医療福祉の連携・一体化

近年では，保健福祉センターや保健福祉事務所などといった，保健医療福祉に関する総合的な第一線の機関が各自治体に設置されていることが多い。この背景には，疾病構造の変化があると考えられている。

伝染病が大きな課題であった時代には，予防接種や早期発見，隔離（かくり）治療などのような**保健医療活動**と，上下水道の整備や井戸水の検査，食品衛生，鼠（そ）族・昆虫駆除などのような**環境活動**とが一体になって活動したことにより，地域における伝染病が克服されていったものと考えられる。

一方，生活習慣病などの慢性疾患が大きな課題となっている高齢社会の現代では，疾病の早期発見・治療や健康教育，リハビリテーションなどのような保健医療活動に加え，身体機能の低下に対応するために，訪問入浴介護などの居宅サービス，車椅子等の福祉用具の給付などといった**福祉活動**が一体的になされることが必要となってきた。

また，環境の問題が，食品衛生・上下水道から廃棄物対策，公害対策へとシフトしてきたなかで，行政機関の環境・保健部局から環境部局が切り離され，福祉・保健部局へと移行してきたといえよう。

なお，2008（平成20）年以降は，いわゆる医療崩壊への対応，あるいは新型インフルエンザ対策等の健康危機管理など，保健医療行政の課題が急速に増大したことなどにより，

人間社会と法

2 健康支援と法律

看護職員に関連

医療提供に関連

医療職，社会福祉職，その他関連職に関連

疾病予防・健康増進に関連

母子に関連

高齢者に関連

社会福祉および障害者に関連

医療保険に関連

II 健康支援に関する法規の分類　　015

地方自治体の本庁レベルの組織においてより細分化した対応を求められ，保健医療部局と福祉部局との分離を行うところも現れつつある。

さらに，社会の高齢化によって医療と介護の両方を必要とする高齢者が増えたことなどから，2000 年代以降，保健医療福祉関係の法律は，その改正の機会をとらえては，保健，医療，福祉の連携を理念として書き込むようになってきている。2006（平成 18）年 6 月の医療法改正により，医療機関でも福祉サービスその他の関連するサービスとの有機的な連携を図りつつ医療を提供することとされ，病院または診療所の管理者は，退院する患者が引き続き療養を必要とする場合，保健医療サービスまたは福祉サービスを提供する者との連携を図り，患者が適切な環境のもとで療養を継続することができるよう配慮しなければならないこととなり，総合的な保健医療福祉サービスの推進が図られている。

直近では，2014（平成 26）年 6 月に成立した**地域における医療及び介護の総合的な確保を推進するための関係法律の整備等に関する法律**に基づき，①都道府県の事業計画に記載した医療・介護の事業（病床の機能分化・連携，在宅医療・介護の推進等）のため，消費税増収分を活用した新たな基金を都道府県に設置することや，②医療と介護の連携を強化するため，厚生労働大臣が総合確保方針を策定することにより，地域における医療および介護の総合的な確保を促進することが定められている。また地域の実情によって高齢者が，可能な限り住み慣れた地域でその有する能力に応じ，自立した日常生活を営むことができるよう，医療，介護，介護予防，住まい，および自立した日常生活への支援が包括的に確保される体制（**地域包括ケアシステム**）の構築が進められている。

2 保健医療行政機関の概要

❶ 国の保健医療福祉行政組織

（1）厚生労働省

厚生労働省は，社会福祉，社会保障および公衆衛生の向上・増進，ならびに労働条件その他の労働環境の整備および職業の確保を図ることを任務とする国の行政機関である。これらのほか，引揚援護，戦傷病者・戦没者遺族等の援護および旧陸海軍の残務の整理を行うことも任務となっているが，保健・医療・福祉に関する国の行政機関の中心は厚生労働省である。

厚生労働省の内部部局は大臣官房および 10 局あり，**審議会等**として社会保障審議会や中央社会保険医療協議会など，**施設等機関**として検疫所，国立ハンセン病療養所，試験研究機関，福祉施設など，**地方支分部局**として地方厚生局および都道府県労働局，**外局**として中央労働委員会がある。

主要部局のなかで特に医療に関係が深いのは**医政局**および**保険局**である。医政局は，わが国の医療提供体制の基本となる医療法等を所管し，良質で効率的な医療政策の企画立案を行う。一方，保険局は，医療機関の診療収入となる健康保険法や国民健康保険法等の診療報酬制度を所管している。

保健医療福祉行政に関係の深いそのほかの部局としては，感染症・難病等の疾病の克服や健康の増進，食品の安全対策などを担当している**健康・生活衛生局**，薬機法等を所管し，医薬品の安全対策を担当している**医薬局**，労働衛生対策を担当している**労働基準局**，生活保護法，社会福祉法，身体障害者福祉法，知的障害者福祉法，精神保健福祉法などに基づく福祉制度を担当している**社会・援護局**および障害保健福祉部，老人福祉法や介護保険法等を所管し，高齢者福祉や介護保険制度を担当している**老健局**がある。

近年の保健医療技術の進歩は目覚ましく，これら先端技術の進歩を活かすため，行政組織における医学的知見の必要性が高まっている。また，国際保健の分野において，新型コロナウイルス感染症の流行などの公衆衛生危機への対応や，高齢化に関する国境を越えた取り組みの促進等が重要な課題となってきている。このため，医学的知見に基づく一元的な施策の推進を担い，厚生労働省の所掌事務を総括整理する職として，2017（平成29）年7月に**医務技監**という事務次官級の職が新設された。

また，厚生労働省の地方支分部局のうち保健医療福祉に関係の深いものに，**地方厚生局**がある。地方厚生局は，全国に7局（北海道・東北・関東信越・東海北陸・近畿・中国四国・九州）および1支局（四国）あり，保険医療機関の登録や指導監査等の医療保険制度にかかわる事務，医療法人や社会福祉法人等の指導監督，医療職種の国家試験の事務，食の安全・安心の確保，年金基金や企業年金等の年金制度にかかわる事務，麻薬・覚醒剤等の取締業務，地方自治体の支援など，地域における国の**政策実施機関**としての機能を担っている。

（2）その他の保健医療福祉行政に関連する中央省庁

厚生労働省以外の保健医療福祉行政に関連する中央省庁としては，母子保健や児童福祉等を担当する**こども家庭庁**＊，公害に係る疾病対策や環境保全等を担当する**環境省**，学校保健や医学・看護教育，科学技術振興等を担当する**文部科学省**，国際保健医療協力を担当する**外務省**がある。

さらに従来，医療政策は厚生労働省を中心に進められてきたが，近年では首相官邸をはじめ，感染症への危機対応という視点で，**内閣感染症危機管理統括庁**が，科学技術政策という視点で**内閣府総合科学技術・イノベーション会議**が，財政政策という視点で**財務省**が，医療サービス産業の振興という視点で**経済産業省**などが，医療政策に影響を与えている。

❷ 地方公共団体の保健医療福祉行政組織

（1）都道府県・市町村

都道府県および市町村（**地方公共団体**）は，住民の福祉の増進を図ることを基本として，地域における行政を自主的かつ総合的に実施する役割を広く担っている。都道府県および市町村は，上下の関係ではなく，対等・協力の関係にある。また都道府県は，市町村を包括する広域の地方公共団体として，①広域にわたるもの，②市町村に関する連絡調整に関

＊ **こども家庭庁**：2023（令和5）年4月，内閣府に設置。従来，厚生労働省の子ども家庭局が担当していた母子保健法や児童福祉法などに基づく母子保健福祉対策に関する事務（要保護女子の保護更生に関すること等の一部の事務を除く）が移管されている。なお，本庁の設置により子ども家庭局は廃止された。

するもの，③その規模等において市町村が処理することが適当でないと認められるものを処理する地方公共団体とされている。

　特に保健医療分野では，都道府県と市町村の役割分担として，母子保健や高齢者保健，予防接種など住民に身近な保健サービスは市町村を中心に，難病対策や精神保健，医療計画の策定や医療機関整備，医師不足問題への対応など医療サービスに関するものは都道府県を中心になされている。

(2) 保健所・福祉事務所等

　第一線の保健医療福祉行政機関としては，保健所，市町村保健センター，福祉事務所，児童相談所などが置かれている。

❶ 保健所・市町村保健センター　**保健所**は，医療機関にとって保健医療行政に関する各種の届出・申請をはじめ，**医療監視***など身近な行政機関である。保健所は，地域保健法（保健所法，1947［昭和22］年制定）に基づき，都道府県，地方自治法の指定都市，中核市その他の政令で定める市（政令市）または東京都の特別区に設置されており，疾病予防，健康増進，環境衛生等，公衆衛生活動の中心的行政機関である。

　1937（昭和12）年に旧・保健所法が制定されて以降，保健所では，結核，急性伝染病，寄生虫，母子衛生などを主とした相談指導とその予防対策を担ってきたが，衛生状態が改善され平均寿命も延長するに従い，生活習慣病等の対策が重要課題となった。そこで地域保健の広域的・専門的・技術的拠点として機能を強化する必要から，1994（平成6）年に保健所法は**地域保健法**に改正され，**二次医療圏***等を参考にして保健所の所管区域の見直しと整理統合が行われている。

　保健所には原則として，3年以上の公衆衛生の経験（都道府県庁や保健所での公衆衛生医師としての行政経験など）をもった医師である所長のほか，医師，歯科医師，薬剤師，獣医師，保健師，助産師，看護師，診療放射線技師，臨床検査技師，管理栄養士，栄養士，歯科衛生士，統計技術者その他の職員のうち，都道府県知事，政令市の市長または特別区の区長が必要と認める者を置くこととされている。保健所の事業は，表 2-3 に示すとおりである。

　市町村保健センターは，地域保健法に基づき，市町村が設置できることとなっている。市町村保健センターは，住民に対し，健康相談，保健指導および健康診査，その他地域保健に関し必要な事業を行うことを目的とする施設である。

❷ 福祉事務所　**福祉事務所**は，社会福祉行政の中心的な第一線機関である。1951（昭和26）年に社会福祉事業法（現・社会福祉法）に基づいて創設された。都道府県および市（特別区を

---

* **医療監視**：医療法第25条第1項に基づく立入検査のこと。医療機関が，医療法や関連法令で規定される人員や構造設備を有し，適正な管理を行っているか検査を行い，科学的で適正な医療の場にふさわしいものとすることが目的。また検査の実施は，厚生労働省大臣，都道府県知事，保健所を設置する市の市長（または特別区の区長）により任命された医療監視員が行う。

* **二次医療圏**：地域医療計画において，入院など一般的な医療の提供のため設定される地域的単位。地理的要件や交通事情，受療動向などが考慮されたうえで，一般病床と療養病床の基準数が決められる。医療法では「主として病院の病床（特殊な医療を提供する病院の療養病床または一般病床，精神病床，感染症病床及び結核病床を除く）および診療所の病床の整備を図るべき地域的単位として区分する区域」と規定される。

表2-3　都道府県が設置する保健所の事業例

❶健康なまちづくりの推進
- 市町村による保健サービスおよび福祉サービスの一体的提供
- ソーシャルキャピタルの広域的醸成
- 都道府県の医療サービスと市町村による保健サービス・福祉サービスとの連携の調整

❷専門的かつ技術的業務の推進
- 地域保健対策における専門的・技術的業務の機能強化
- 専門的立場からの企画，調整，指導，事業実施，市町村への積極的な支援
- 精神保健，難病対策，エイズ対策等の実施における市町村との十分な連携・協力
- 食品安全，生活衛生，医事，薬事等における監視および指導，検査業務等の専門的かつ技術的な業務

❸情報の収集，整理および活用の推進
- 所管区域にかかわる保健，医療，福祉に関する情報の収集，管理，分析，評価
- 関係機関および地域住民に対する情報提供
- 住民からの相談に対応できる情報ネットワークの構築

❹調査および研究等の推進
- 地域住民の生活に密着した調査および研究，先駆的・模範的な調査および研究の推進

❺市町村に対する援助および市町村相互間の連絡調整の推進
- 保健所の専門技術職員による市町村への専門的かつ技術的な指導および支援
- 市町村保健センター等の運営に関する協力
- 市町村職員等に対する研修等の実施

❻企画および調整の機能の強化
- 医療計画，介護保険事業支援計画，老人福祉計画，障害者計画等の計画策定への関与
- 地域における保健，医療，福祉のシステムの構築
- 医療機関の機能分担と連携，医薬分業等医療提供体制の整備
- 食品安全および生活衛生にかかわるサービスの提供

❼地域における健康危機管理の拠点としての機能の強化
- 平常時からの健康危機の発生の防止
- 職員の人員配置・業務分担，応援職員の受入体制の検討
- 総合的なマネジメントを行う保健師の配置
- 市町村や医師会との連携を図る
- 救急医療の量的・質的提供状況の把握，関係機関との連携による医療提供体制の確保
- 危機管理体制の整備，リスクコミュニケーションに努める
- 広域災害・救急医療情報システム等の活用による情報の収集，提供
- 健康危機発生時における健康被害者に対する適切な医療の確保のための支援
- 発生した健康危機事例に関する科学的根拠に基づく評価および公表
- 健康危機による被害者および健康危機管理従事者に対する精神保健福祉対策等の推進

資料／厚生労働省「地域保健対策の推進に関する基本的な指針」（2024［令和6］年3月改正）をもとに作成.

含む）は，社会福祉法第14条により福祉事務所を設置する。

　福祉事務所は，生活保護法，児童福祉法，母子及び寡婦福祉法，老人福祉法，身体障害者福祉法，知的障害者福祉法に定める援護，育成または更生の措置に関する事務を担当している。福祉事務所には，所長，査察指導員，現業員，老人福祉指導主事，身体障害者福祉司，知的障害者福祉司などが配置されている。

　福祉事務所の業務として生活保護業務の割合は大きく，そのなかでも医療扶助は医療機関と密接に関係しており，福祉事務所をはじめ保健医療福祉行政機関と医療機関との相互連携は，大変重要なことである。

人間社会と法　1

健康支援と法律　2

看護職員に関連　3

医療提供に関連　4

医療職・社会福祉職，そのほか関連職に関連　5

疾病予防・健康増進に関連　6

母子に関連　7

高齢者に関連　8

社会福祉および障害者に関連　9

医療保険に関連　10

保健医療行政に関係のある代表的な国際機関として，**世界保健機関***（World Health Organization：**WHO**）がある。従来から伝染病予防や麻薬取締りの分野では，自国の国民の健康を保持するという見地に立って国際協力が行われてきた。だが，国際間の広範囲にわたる大量の人や物の交流が盛んになった今日においては，これらの伝統的な分野にとどまらず，食品，医薬品に関する情報の収集交換，開発途上国に対する保健医療協力，先進国間の高度医療に関する研究協力などの分野において，2国間のみならず多国間の国際協力がますます重要になってきている。

世界保健機関は国際間の保健医療協力の中核機関として1948（昭和23）年に発足し，わが国は1951（昭和26）年に加盟した。わが国の国際的地位が高まるに従い，加盟国からの期待も大きくなっているので，責任も今後いっそう重大となろう。

III 災害と医療

1. 災害時における保健医療体制

わが国では大災害を経験するごとに，その教訓を生かすため関係法規や国庫補助制度などについて，整備や改正が行われてきている。特に災害時における保健医療対策については，1995（平成7）年1月に発生した阪神・淡路大震災を契機に，1996（平成8）年に災害拠点病院の指定・整備，広域災害・救急医療情報システムの整備など大幅に体制が見直されている。

災害拠点病院は，多数の患者の発生にも対応できる設備と能力をもち，水や電気などのライフラインを維持し，院外の医療救護への対応と，ヘリコプターによる患者搬送を行うことができる病院であり，2024（令和6）年4月現在，776病院（基幹63病院，地域713病院）が指定されている。

広域災害救急医療情報システム（Emergency Medical Information System：**EMIS**）は，大規模災害において行政や医療機関相互で必要とする情報の収集と提供を行うとともに，平常時・災害時を問わず，災害救急医療のポータルサイトとしての役割も担っており，全国すべての都道府県に整備されている。

さらに2005（平成17）年には，災害急性期（災害・事故の発生からおおむね48時間以内）に活動できる機動性・専門性を備えた医療チームとして，厚生労働省主導で**災害派遣医療チーム**（Disaster Medical Assistance Team：**DMAT**）が結成された。

---

* **世界保健機関**：1948年設立の保健衛生分野における国際連合の専門機関。本部はジュネーブ（スイス）。各国の行う保健事業の国際調整，国際的な感染症の情報提供および研究，開発途上国に対する技術援助など，広範な活動を行っている。

2. 災害時における保健医療に関連する法律

災害時における保健医療を含むわが国の防災対策は，**災害対策基本法**に基づく防災基本計画を基本として推進されてきている。

わが国の防災対策は，1946（昭和21）年の南海地震を契機_{けいき}として1947（昭和22）年に**災害救助法**が制定され，1960（昭和35）年以前は，災害救助や復旧に対する資金補助といった事後対策が中心であった。しかし，1959（昭和34）年の伊勢湾台風を契機として1961（昭和36）年に災害対策基本法が制定され，応急，予防，復旧・復興の対策相互の有機的連携，災害対策の総合的・計画的な運用が行われることになり，1962（昭和37）年には**中央防災会議**の設置，1963（昭和38）年には**防災基本計画**が決定された。1962（昭和37）年には**激甚災害に対処するための特別の財政援助等に関する法律**_{げきじん}（略称：激甚災害法）も制定されている。

なお，2011（平成23）年3月に発生した東日本大震災では，大地震と大津波という自然災害によって，東北地方から関東地方の太平洋沿岸の広い範囲に戦後最大級の痛ましい人的被害がもたらされるとともに，家屋などの全壊・半壊，膨大_{ぼうだい}な瓦礫_{がれき}の発生など日常生活に計り知れないほど甚大な影響が及んでいる。それに加えて原子力災害も複合し，大量の放射性物質の拡散によって，被災地にある原子力施設周辺地域からの避難，土壌や農作物などの放射性物質による汚染，それに伴う風評被害など甚大な被害が生じていることから，**東日本大震災に対処するための特別の財政援助及び助成に関する法律**（平成23年制定）などの制定に加え，原子力災害関連の**平成二十三年原子力事故による被害に係る緊急措置に関する法律**（平成23年制定）などが制定されている。また，2024（令和6）年の能登半島地震でも，**令和六年能登半島地震災害の被災者に係る所得税法及び災害被害者に対する租税の減免，徴収猶予等に関する法律の臨時特例に関する法律**（令和6年制定）など，被災者支援のために特例法の制定や地方税法の一部改正が行われた。

1　災害対策基本法（昭和36年制定）

この法律は，国土ならびに国民の生命，身体および財産を**災害**＊から保護するため，防災に関し，国，地方公共団体およびその他の公共機関を通じて必要な体制を確立し，責任の所在を明確にするとともに，防災計画の作成，災害予防，災害応急対策，災害復旧および防災に関する財政金融措置その他必要な災害対策の基本を定めることにより，総合的かつ計画的な防災行政の整備および推進を図り，もって社会の秩序の維持と公共の福祉の確保に資することを目的としている。

＊ **災害**：自然災害として，暴風，竜巻，豪雨，豪雪，洪水，高潮，地震，津波，噴火，その他の異常な自然現象による被害とし，事故災害として，大規模な火事もしくは爆発，または，放射性物質の大量の放出，多数の者の遭難を伴う船舶の沈没などの大規模な事故による被害と定義されている。

人間社会と法

2 健康支援と法律

看護職員に関連

医療提供に関連

医療職・社会福祉職，そのほか関連職に関連

疾病予防・健康増進に関連

母子に関連

高齢者に関連

社会福祉および障害者に関連

医療保険に関連

2 | 災害救助法（昭和22年制定）

この法律は，災害が発生し，または発生するおそれがある場合において，国が地方公共団体，日本赤十字社その他の団体および国民の協力のもとに，応急的に必要な救助を行い，災害により被害を受けまたは被害を受けるおそれのある者の保護と社会の秩序の保全を図ることを目的としている。

3 | 災害時等における船舶を活用した医療提供体制の整備の推進に関する法律（令和3年制定）

この法律は，海に囲まれたわが国では災害や感染症が発生したときなどにおいて船舶を活用した医療の提供が効果的であることに鑑み，災害時等における船舶を活用した医療提供体制の整備の推進に関する基本理念および基本方針，国の責務などを定めるとともに，内閣に船舶活用医療推進本部を設置し，整備推進計画を策定することで，災害時等における船舶を活用した医療提供体制の整備を総合的かつ集中的に推進することを目的としている。

IV　デジタル社会と医療

1. デジタル社会形成基本法（令和3年制定）

デジタル技術の進化や普及に伴い，社会のデジタル化を強力に進めるため，従来の高度情報通信ネットワーク社会形成基本法（略称：IT基本法，平成12年制定）を廃止し，2021（令和3）年に新法として，**デジタル社会形成基本法**が制定された。併せて同年，デジタル社会の形成に関する施策を迅速かつ重点的に推進する新たな司令塔として，内閣府に**デジタル庁**が設置された。

従来から医療・看護分野においても，IT化の推進やビッグデータ活用による**データヘルス改革**が図られてきているが，今回の新法によるデジタル化推進によってそれらがさらに加速され，看護職もいっそう関心をもつことが重要となっている。

2. デジタル社会と医療にかかわる法律

デジタル社会の形成に関する施策を実施するため，**個人情報の保護に関する法律**（略称：**個人情報保護法**，平成15年制定）や，**行政手続における特定の個人を識別するための番号の利用に関する法律**（略称：**マイナンバー法**，平成25年制定）などの関連法の改正が進められている。

特に個人情報保護法は，個人情報の有用性に配慮しつつ個人の権利利益の保護を目的とする法律で，医療介護福祉の業務にもかかわりが深い（本法の趣旨などは第4章-II-D「個人情

報の保護に関する法律」参照）。2021（令和 3）年の法改正で，本法に**行政機関個人情報保護法**，**独立行政法人等個人情報保護法**の 2 法が統合された。本法と地方公共団体の個人情報保護制度の間で共通したルールが定められ，全体の所管は**個人情報保護委員会**となる。また医療・学術分野でも国公立の医療施設や大学に対し，民間立の医療施設や大学と同等の規制が適用されるようになった。

　またマイナンバー法についても，社会保障や税，災害対策の分野において，**マイナンバー（個人番号）***の使用による行政手続きの効率化，国民の利便性の向上を図る**マイナンバー制度**の導入が進められている。2023（令和 5）年の法改正では，看護職をはじめ医療介護福祉関係の国家資格に関する事務へのマイナンバーの利用範囲の拡大が行われ，各種届出時に求められていた戸籍や住民票の写しの添付が省略可能となるなど，医療・看護の現場業務以外でも，デジタル社会が身近なものとなりつつある。

　さらに，**社会保険診療報酬支払基金法**（昭和 23 年制定）は，**社会保険診療報酬支払基金**が行う業務として，診療報酬の審査・支払業務や，保険者の委託を受けて医療保険各法等の規定により実施する事務を行うことに加えて，2019（令和元）年の法改正で，国民の保険医療の向上および福祉の増進に資する情報の収集，整理，分析ならびにその結果の活用の促進に関する事務を行うことが追加された。本基金は，政府が進める「医療 DX」に関す

Column

医療DX

　「医療 DX」とは，保健・医療・介護の各段階（疾病の発症予防，受診，診察・治療・薬剤処方，診断書等の作成，診療報酬の請求，医療介護の連携によるケア，地域医療連携，研究開発など）において発生する情報やデータを，全体最適された基盤（クラウドなど）を通して，保健・医療や介護関係者の業務やシステム，データ保存の外部化・共通化・標準化を図り，国民自身の予防を促進し，より良質な医療やケアを受けられるように，社会や生活の形を変えることであるとされている[1]。

　マイナンバーカードを健康保険証として利用する「オンライン資格確認」は医療 DX の基盤となるものであり，社会保険診療報酬支払基金がシステムを運営するとともに，全国の保険医療機関・薬局で導入が進められている。また，このオンライン資格確認のネットワークを活用して，電子的に処方箋を運用するしくみのほか，複数の医療機関や薬局で直近に処方・調剤された情報の参照やそれらを活用した重複投薬等チェックを行えるようにする「電子処方箋」のサービスが既に始まっている。

　さらに今後，電子カルテや介護サービス利用者の情報の共有（全国医療情報プラットフォーム），予防接種事務のデジタル化に向けた開発のほか，医療情報を治療法の開発や創薬・医療機器開発など二次的に活用するしくみについても検討が進められている。

文献／1）厚生労働省：医療 DX について．https://www.mhlw.go.jp/stf/iryoudx.html（最終アクセス日：2024/9/5）

---

* **マイナンバー**（**個人番号**）：住民票をもつ日本国内の全住民に付番される 12 桁の番号。

1 人間社会と法
2 健康支援と法律
3 看護職員に関連
4 医療提供に関連
5 医療職・社会福祉職，そのほか関連職に関連
6 疾病予防・健康増進に関連
7 母子に関連
8 高齢者に関連
9 社会福祉および障害者に関連
10 医療保険に関連

るシステムの開発，運用主体として，デジタル社会における健康・医療・介護のビッグデータの活用にあたり，中核的な役割を果たすことが期待されている。

参考文献
· Winslow, C. E. A.：The untilled fields of public health, Science, 51（1306）：23-33, 1920.
· 厚生労働省 DMAT 事務局ホームページ：DMAT とは. http://www.dmat.jp/dmat/dmat.html（最終アクセス日：2021/7/2）

国家試験問題

> **1** 保健所の設置主体で正しいのはどれか。 （105 回 AM9）
>
> 1. 国
> 2. 都道府県
> 3. 社会福祉法人
> 4. 独立行政法人
>
> ▶ 答えは巻末

第 **3** 章

看護職員に関連する
法律

この章では

- 医療の提供にかかわる看護職員に関連する法律について学ぶ。
- 保健師助産師看護師法で規定される保健師・助産師・看護師の資格要件や業務範囲，責任などについて学ぶ。
- 看護師等の人材確保の促進に関する法律で規定される，看護師等の確保を促進するための措置について学ぶ。

I 保健師助産師看護師法 (昭和 23 年制定)

1. 背景

第二次世界大戦後，GHQ は日本の看護師制度の改革を行い，保健婦・助産婦・看護婦を統合した新たな看護職法である保健婦助産婦看護婦令を 1947（昭和 22）年に制定した。この政令は，それまで産婆規則，看護婦規則，保健婦規則に別々に定められていたものを総合し，各職種の免許制度，試験制度，業務内容等を規定した。これは，看護の専門性を高めるための大きな転換点であり，看護師の身分・資格の確立に大きな役割を果たした。

保健婦助産婦看護婦令は，基となる国民医療法の改正に伴い，翌 1948（昭和 23）年に，法律へと整備され，名称も保健婦助産婦看護婦法と改められた。その後，准看護婦制度の新設や，男子への業務許可，資格名称の変更など，20 回以上の改正を重ねている。

2. 総則

1 | 目的

保健師助産師看護師法（略称：**保助看法**）は，医師法と同じく医療関係者の一員である保健師，助産師，看護師および准看護師の資格と業務について規定している。

この法律の目的は，保健師，助産師および看護師の資質の向上を図り，それによって医療および公衆衛生の普及向上を実現することにある（法第 1 条）。

2 | 定義

▶ **保健師**　**保健師**とは，厚生労働大臣の免許を受けて，保健師の名称を用いて，**保健指導**に従事することを**業***とする者をいう（法第 2 条）。

▶ **助産師**　**助産師**とは，厚生労働大臣の免許を受けて，助産または妊婦，褥婦もしくは新生児の保健指導を行うことを業とする女子をいう（法第 3 条）。

ここでの「**助産**」とは，分娩の介助，つまり妊婦に分娩の徴候が現れてから後産が終了

---

* **業**：法でいう業とは，不特定多数の人に対して，一定の行為を反復継続の意思をもって行うことをいう。

して完全に分娩が終わるまでの間,産婦の身の回りで分娩の世話をすることである。また,「妊婦」とは,妊娠後から分娩開始までの期間における女子であり,「褥婦」とは,分娩終了後,母体が正常に回復するまでの期間(通常6週間)における女子である。「新生児」とは,出産後,28日を経過しない乳児をいう。

▶ **看護師** **看護師**とは,厚生労働大臣の免許を受けて,傷病者もしくは褥婦に対する**療養上の世話**,または**診療の補助**を行うことを業とする者をいう(法第5条)。

1915(大正4)年に制定された**看護婦規則***では「傷病者または褥婦の看護の業務」のみが看護師の業務とされていたが,保助看法ではこのほか「医師または歯科医師の診療の補助」が看護師の業務であることを明らかにしている。

▶ **准看護師** **准看護師**とは,都道府県知事の免許を受けて,**医師,歯科医師または看護師の指示を受けて**,傷病者または褥婦の療養上の世話,または診療の補助を行うことを業とする者をいう(法第6条)。

准看護師が看護師と異なる点は,業務を行うにあたって医師,歯科医師または看護師の指示を受けるということだけで,法律上の文言に違いはない。1951(昭和26)年以前の旧制度の乙種看護婦については,「急性且つ重症の傷病者又はじよく婦に対する療養上の世話を除く」というように業務内容についての制限の文言があったが,現在の准看護師には法律上,このような文言は設けられていない。

Column ## ナース・プラクティショナー(仮称)制度

　現在の保助看法の規定では,看護師は医師(または歯科医師)の指示がないと医療行為が行えない。一方で社会の高齢化を受け,団塊ジュニア世代が65歳以上となる2040年にはわが国の医療ニーズがピークを迎えるとされ,現在のわが国では医師の不足や地域偏在が深刻な社会問題となっている。一方で,疾病と付き合いながら地域で安心して暮らすという国民のニーズを支えるために看護師に期待される役割は大きく,看護師の業務拡大は医療業種における課題の一つといえる。

　看護師の業務拡大の一つに,ナース・プラクティショナー(仮称)制度がある。これは,一定レベルの診断や治療(医行為)については,医師・歯科医師の指示を受けず,特定の条件を満たした看護師が行えるとするもので,アメリカなどの諸外国ではすでに類似の制度が実施されている。わが国では,2020(令和2)年に日本看護協会が,日本看護系大学協議会と日本NP教育大学院協議会との3団体連名で「ナース・プラクティショナー(仮称)制度の創設に関する要望書」を提出しているが,現段階(2024[令和6]年現在)ではまだ法制度化されていない。今後の動向を注視していく必要がある。

---

* **看護婦規則**:看護婦(現・看護師)の資格要件,業務,免許などについての規定。それまで地方ごとに規則が定められていたが,就業者の増加とともに全国統一的な規則が必要となったため制定された。

3. 免許

免許とは，法規により特定の行為が一般的に禁止されているのを公の機関が特定の資格を有する人に限り許すことである。

1 免許を取得する要件

免許を取得するために備えていなければならない要件には，**積極的要件**と**消極的要件**とがある。

❶ 積極的要件

免許の積極的要件というのは，免許を取得するために積極的に具備（十分に備わること）しなければならない要件である（表3-1）。

❷ 消極的要件

免許の消極的要件というのは，免許を取得するためには備えていてはならない要件，つまり，もしそのような要件を備えていれば免許を取得できないことがある要件のことで，**欠格事由**（相対的欠格事由）ともいう。保健師，助産師，看護師，准看護師に共通の欠格事由は表3-2のとおりである（法第9条）。

表3-1 看護職の免許取得の積極的要件

免許	積極的要件	根拠となる保助看法の条文
保健師免許	保健師国家試験および看護師国家試験の合格	第7条第1項
助産師免許	助産師国家試験および看護師国家試験の合格	第7条第2項
看護師免許	看護師国家試験の合格	第7条第3項
准看護師免許	准看護師試験の合格	第8条

表3-2 看護職に共通の欠格事由

欠格事由	根拠となる保助看法の条文
①罰金以上の刑に処せられた者	第9条第1号
②①の該当以外で，保健師，助産師，看護師または准看護師の業務に関し犯罪または不正の行為があった者	第9条第2号
③心身の障害により，保健師，助産師，看護師または准看護師の業務を適正に行うことができない者として，保健師助産師看護師法施行規則*で定めるもの	第9条第3号
④麻薬，大麻またはあへんの中毒者	第9条第4号

---

* **保健師助産師看護師法施行規則**：「心身の障害により業務を適正に行うことができない者」として本施行規則では，「視覚，聴覚，音声機能もしくは言語機能または精神の機能の障害により，それぞれの業務を適正に行うにあたって必要な認知，判断および意思疎通を適切に行うことができない者」と規定している。ただし，審査に際しては，その者が現に利用している障害を補う手段，またはその者が現に受けている治療などにより障害が補われ，または障害の程度が軽減している状況が考慮されることになっている。

2 籍の登録

❶ 保健師籍, 助産師籍, 看護師籍

保健師, 助産師, 看護師は厚生労働省に籍を備え, 保健師免許, 助産師免許および看護師免許に関する事項を登録する (法第 10 条)。

❷ 准看護師籍

准看護師は都道府県に籍を備え, 准看護師免許に関する事項を登録する (法第 11 条)。

❸ 籍の登録事項

①登録番号および登録年月日

②本籍地都道府県名 (日本の国籍を有しない者についてはその国籍), 氏名, 生年月日 (保健師籍, 看護師籍, 准看護師籍の場合は, 加えて「性別」)

③試験合格の年月 (准看護師試験の場合は, そのほか試験施行地都道府県名)

④免許の取り消し, または業務の停止の処分に関する事項

⑤保健師等再教育研修を修了した旨

⑥その他厚生労働大臣の定める事項

❹ 免許の申請

保健師免許は保健師国家試験および看護師国家試験, **助産師免許**は助産師国家試験および看護師国家試験, **看護師免許**, **准看護師免許**はそれぞれ看護師国家試験または准看護師試験に合格した者の申請により行う (法第 12 条)。

❺ 免許の付与

免許の付与は, 保健師籍, 助産師籍, 看護師籍または准看護師籍に登録することによって行う (法第 12 条)。**籍**とは, 戸籍と同じように一定の事項を記載した公の帳簿を意味する。

Column 免許の申請

保健師, 助産師, 看護師, 准看護師の免許は国家試験や准看護師試験に合格しただけでは取得したことにはならない。試験に合格した者が厚生労働大臣または都道府県知事に免許の申請をし, 厚生労働大臣または都道府県知事が欠格事由に該当しないことを確認したうえで, 氏名, 生年月日, 試験合格の年月などをそれぞれの籍に登録することによって免許を付与したことになり, 初めてそれぞれの業務を行うことができるようになる。

なお, 厚生労働大臣は保健師免許, 助産師免許または看護師免許を申請した者について, 都道府県知事は准看護師免許を申請した者について, 欠格事由「心身の障害」(表3-2 ③) に該当するという理由で免許を与えないこととするときは, あらかじめ, 申請者にその旨を通知し, 申請者から求めがあったときは厚生労働大臣または都道府県知事の指定する職員にその意見を聴取させなければならない (法第 13 条)。

3 | 免許証の交付

　保健師免許，助産師免許または看護師免許を受けたときは厚生労働大臣から免許証が交付され，准看護師免許を受けたときは都道府県知事から免許証が交付される（法第12条第5項）。

4 | 免許に伴う義務

　免許を取得した者には，次のような義務がある（保健師助産師看護師法施行令第3～8条）。

　この義務は，免許に直接関連するものなので，現実に看護業務などに従事していない者，たとえば他の職業に就いたり，職業に就いていない者でもこの義務がある。

　以下，看護師の免許を取得した者を例にあげて説明する。

❶登録事項の変更

　本籍地都道府県名（日本国籍を有しない場合はその国籍），氏名，生年月日，性別に変更があったときは30日以内に，厚生労働大臣に看護師籍の訂正を申請しなければならない。業務に従事している者であれば，就業地の都道府県知事を経由して申請しなければならない。

❷登録の抹消

　看護師籍の抹消（まっしょう）を申請するには，免許を与えた厚生労働大臣に申請書を提出しなければならない。業務に従事している者は，就業地の都道府県知事を経由して申請しなければならない。

❸死亡等の場合の登録抹消

　看護師が死亡し，または失踪（しっそう）の宣告を受けたときは，戸籍法による**届出義務者***は，30日以内に，看護師籍の登録の抹消を申請しなければならない。死亡者（失踪者）が業務に従事していた者の場合は，就業地の都道府県知事を経由して申請しなければならない。

❹免許証の書換交付

　看護師は，免許証の記載事項に変更を生じたときは，厚生労働大臣に免許証の書換交付（かきかえ）を申請することができる。この申請は，就業地の都道府県知事を経由して行うことができる。

❺免許証の再交付

　看護師は，免許証を亡失（ぼうしつ）し，または損傷したときは，厚生労働大臣に免許証の再交付を申請することができる。この申請は，就業地の都道府県知事を経由して行うことができる。

❻免許証の返納

　看護師は，看護師籍の登録の抹消を申請するときは，厚生労働大臣に免許証を返納しなければならない。また，免許の取消処分を受けたときは，取消日から5日以内に厚生労働大臣に免許証を返納しなければならない。

---

* **届出義務者**：親族や同居人，後見人など。

5 | 免許の取り消し，業務の停止，再免許および再教育研修

❶戒告，業務の停止，免許の取消し

　保健師，助産師，看護師または准看護師が欠格事由（じゆう）に該当したり，品位を損するような行為があったときは，保健師，助産師，看護師については厚生労働大臣が，准看護師については都道府県知事が，（ⅰ）**戒告**（かいこく）（一般的に，厳重な注意），（ⅱ）3年以内の**業務の停止**，（ⅲ）**免許の取消し**のいずれかの処分をすることができる（法第14条第1，2項）。

❷再免許

　❶による取消処分を受けた者（取消処分の日から起算して5年を経過しない者を除く）であっても，その者がその取り消しの理由となった事項に該当しなくなったとき，その他その後の事情により再び免許を与えることが適当であると認められるに至ったときは，再免許を与えることができる（法第14条第3項）。

❸再教育研修

- 厚生労働大臣は，❶の処分を受けた保健師，助産師もしくは看護師や，再免許を受けようとする者に対し，保健師，助産師もしくは看護師としての倫理の保持または必要な知識および技能に関する研修として，厚生労働省令で定める**保健師等再教育研修**を受けるよう命じることができる。再教育研修を修了した者については，その申請により，保健師等再教育研修を修了した旨を保健師籍，助産師籍，看護師籍に登録する（法第15条の2第1，3項）。

- 都道府県知事は，❶の処分を受けた准看護師や，再免許を受けようとする者に対し，准看護師としての倫理の保持または准看護師として必要な知識および技能に関する研修として，厚生労働省令で定める**准看護師再教育研修**を受けるよう命じることができる。准看護師再教育研修を修了した者については，その申請により，准看護師再教育研修を修了した旨を准看護師籍に登録する（法第15条の2第2，4項）。

❹弁明の機会の付与（ふよ），および関係者の意見聴取

- 厚生労働大臣または都道府県知事は，前述の❶の処分をしようとするときは，あらかじめその処分を受ける者に，厚生労働大臣または都道府県知事の指定した公務員および**医道審議会**＊の委員または准看護師試験委員に対して，弁明する機会を与えることができる（法第15条第9，11，16項）。

- 厚生労働大臣または都道府県知事は，前述の❶❷の処分をするにあたっては，あらかじめ，厚生労働大臣にあっては医道審議会の，都道府県知事にあっては准看護師試験委員の意見をそれぞれ聴かなければならない（法第15条第1，2項）。

＊ **医道審議会**：厚生労働大臣の諮問に応じて医師，歯科医師の行政処分または医道の向上に関する重要事項を調査審議する機関。「医道分科会」「医師分科会」「歯科医師分科会」「保健師助産師看護師分科会」「理学療法士作業療法士分科会」「あん摩マッサージ指圧師，はり師，きゅう師及び柔道整復師分科会」「薬剤師分科会」「死体解剖資格審査分科会」が置かれ，「医道分科会」で，いわゆる行政処分，重要事項などを審議する。

1 人間社会と法
2 健康支援と法律
3 看護職員に関連
4 医療提供に関連
5 医療職，社会福祉職，そのほか関連職に関連
6 疾病予防・健康増進に関連
7 母子に関連
8 高齢者に関連
9 社会福祉および障害者に関連
10 医療保険に関連

4. 試験

保健師国家試験，助産師国家試験，看護師国家試験，准看護師試験は，それぞれ保健師，助産師，看護師，准看護師として必要な知識および技能について行う（法第17条）。

保健師国家試験，助産師国家試験，看護師国家試験は厚生労働大臣が，准看護師試験は都道府県知事が，毎年少なくとも1回行う（法第18条）。

1 受験資格

❶ 保健師国家試験の受験資格

保健師国家試験は，次の①〜③のいずれかに該当する者でなければ，これを受けることができない（法第19条）。

①文部科学省令・厚生労働省令で定める基準に適合するものとして，文部科学大臣の指定した学校において**1年以上**，保健師になるのに必要な学科を修めた者
②文部科学省令・厚生労働省令で定める基準に適合するものとして，都道府県知事の指定した保健師養成所を卒業した者
③外国の保健師学校もしくは養成所を卒業し，または外国において保健師免許に相当する免許を受けた者で，厚生労働大臣が①②に掲げる者と同等以上の知識および技能を有すると認めたもの

❷ 助産師国家試験の受験資格

助産師国家試験は，次の①〜③のいずれかに該当する者でなければ，これを受けることができない（法第20条）。

①文部科学省令・厚生労働省令で定める基準に適合するものとして，文部科学大臣の指定した学校において**1年以上**，助産に関する学科を修めた者
②文部科学省令，厚生労働省令で定める基準に適合するものとして，都道府県知事の指定した助産師養成所を卒業した者
③外国の助産の業務に関する学校もしくは養成所を卒業し，または外国において助産師免許に相当する免許を受けた者で，厚生労働大臣が①②に掲げる者と同等以上の知識および技能を有すると認めたもの

❸ 看護師国家試験の受験資格

看護師国家試験は，次の①〜⑤のいずれかに該当する者でなければ，これを受けることができない（法第21条）。

①文部科学省令・厚生労働省令で定める基準に適合するものとして，文部科学大臣の指定した学校教育法に基づく大学（短期大学を除く）において看護師になるのに必要な学科を修めて卒業した者
②文部科学省令・厚生労働省令で定める基準に適合するものとして，文部科学大臣の指定した学校において**3年以上**，看護師になるのに必要な学科を修めた者
③文部科学省令・厚生労働省令で定める基準に適合するものとして，都道府県知事の指定した看護師養成所を卒業した者

④免許を得た後**3年以上業務に従事している准看護師**，または学校教育法に基づく高等学校もしくは中等教育学校を卒業している准看護師で，前述の①②または③の大学，学校または養成所において**2年以上修業したもの**（**准看護師から看護師になる**，いわゆる**進学コース**の卒業者）
⑤外国の看護の業務に関する学校もしくは養成所を卒業し，または外国において看護師免許に相当する免許を受けた者で，厚生労働大臣が，前述の①②または③に掲げる者と同等以上の知識および技能を有すると認めたもの

❹ 准看護師試験の受験資格

准看護師試験は，次の①〜④のいずれかに該当する者でなければ受けることができない（法第22条）。

①文部科学省令・厚生労働省令で定める基準に適合するものとして，文部科学大臣の指定した学校において**2年間**，看護に関する学科を修めた者
②文部科学省令・厚生労働省令で定める基準に従い，都道府県知事の指定した准看護師養成所を卒業した者
③看護師国家試験の受験資格のある者（ただし，進学コース在籍者などすでに准看護師免許を有する者を除く）
④外国の看護の業務に関する学校を卒業し，または外国において看護師免許に相当する免許を受けた者のうち，看護師国家試験を受ける資格のない者で，厚生労働大臣の定める基準に従い，都道府県知事が適当と認めたもの

2 | 試験科目

保健師国家試験の試験科目，助産師国家試験の試験科目，看護師国家試験の試験科目，准看護師試験の試験科目は，表3-3のとおりである。

表3-3 試験科目

試験	科目	根拠となる条文
保健師国家試験	①公衆衛生看護学　②疫学 ③保健統計学　④保健医療福祉行政論	保健師助産師看護師法施行規則第20条
助産師国家試験	①基礎助産学　②助産診断・技術学 ③地域母子保健　④助産管理	同上第21条
看護師国家試験	①人体の構造と機能 ②疾病の成り立ちと回復の促進 ③健康支援と社会保障制度 ④基礎看護学　⑤成人看護学 ⑥老年看護学　⑦小児看護学 ⑧母性看護学　⑨精神看護学 ⑩地域・在宅看護論* ⑪看護の統合と実践	同上第22条
准看護師試験	①人体の仕組みと働き　②栄養 ③薬理　④疾病の成り立ち ⑤保健医療福祉の仕組み ⑥看護と法律　⑦基礎看護 ⑧成人看護　⑨老年看護 ⑩母子看護　⑪精神看護	同上第23条

*医療制度において地域包括ケアシステムが推進されるなか，地域看護・在宅看護が重要になるとして2022（令和4）年4月より，看護職の教育カリキュラムを見直す「保健師助産師看護師学校養成所指定規則の一部を改正する省令」（文部科学省・厚生労働省，2019）が適応された。これに伴い保健師助産師看護師法施行規則も改正され，科目名「在宅看護論」が「地域・在宅看護論」に変更，2023（令和5）年度の看護師国家試験では「在宅看護論」と「地域・在宅看護論」双方に適応した試験科目が出題された。なお，2024（令和6）年度の看護師国家試験より「地域・在宅看護論」に統一された。

保健師国家試験，助産師国家試験，看護師国家試験の実施に関する事務を行うための補助機関として，厚生労働省に**保健師助産師看護師試験委員**を置く（法第 24 条）。また，准看護師試験の実施に関する事務を行うための補助機関として，都道府県に**准看護師試験委員***を置く（法第 25 条）。

試験委員は試験の出題，採点などの事務を行うが，試験実施の基本方針の作成などの重要事項は医道審議会の**保健師助産師看護師分科会***が所掌している（本項 -3-5「免許の取り消し，業務の停止，再免許および再教育研修」内の脚注「医道審議会」を参照）。

4 受験手続きなど

保健師・助産師・看護師国家試験の受験手続きについては，**保健師助産師看護師法施行規則**に定められている。

准看護師試験については同法施行規則のほか，都道府県規則などにおいて実施の細目が定められている（法施行規則第 27 条）。

5 臨床研修など

保健師，助産師，看護師および准看護師は，免許を受けた後も，臨床研修その他の研修を受け，その資質の向上を図るように努めなければならない（法第 28 条の 2）。

▌ 5. 学校養成所

本項 -4-1「受験資格」で述べたように，看護師などの国家試験の受験資格，准看護師試験の受験資格を取得するためには，原則として文部科学大臣の指定した学校または都道府県知事の指定した養成所で，一定の期間内に所定の知識，技能を修得することが必要である（図 3-1）。学校養成所の教育内容，施設設備などは，文部科学省および厚生労働省の共同省令である**保健師助産師看護師学校養成所指定規則**において規定されている。

1 学校養成所の指定

❶ 文部科学大臣が指定する教育施設

文部科学大臣が指定するのは，**学校教育法**第 1 条の学校（高等学校，大学，短期大学など），これに付設される同法第 124 条の専修学校，または同法第 134 条第 1 項の各種学校である。

---

* **准看護師試験委員**：2018（平成 30）年の第 8 次地方分権一括法の施行で保助看法の一部が改正され，准看護師試験事務については准看護師試験委員を置くほか，一般財団法人日本准看護師推進センターなどを「指定試験機関」として指定し，試験事務を委託することが 2019（令和元）年度から可能となった。ただし試験問題の作成と採点は，指定試験機関においても厚生労働省令で定めた要件を備えた試験委員が行う。

* **保健師助産師看護師分科会**：看護職員の試験および養成機関の指定に関する重要事項を調査するほか，保健師，助産師，看護師の行政処分に関することを審議する。

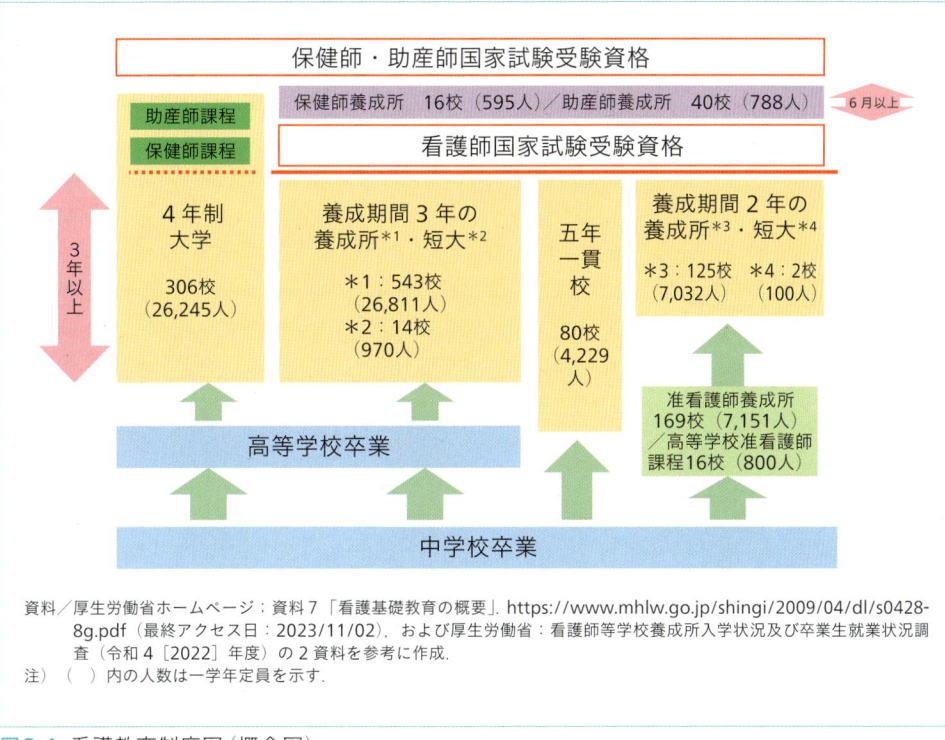

資料／厚生労働省ホームページ：資料7「看護基礎教育の概要」. https://www.mhlw.go.jp/shingi/2009/04/dl/s0428-8g.pdf（最終アクセス日：2023/11/02），および厚生労働省：看護師等学校養成所入学状況及び卒業生就業状況調査（令和4［2022］年度）の2資料を参考に作成.
注）（　）内の人数は一学年定員を示す.

図3-1 看護教育制度図（概念図）

❷都道府県知事が指定する教育施設

文部科学大臣が指定する以外の教育施設である。保助看法では，文部科学大臣が指定するものを「**学校**」，都道府県知事が指定するものを「**養成所**」として両者を区別している。准看護師養成所は都道府県知事が指定する教育施設である。

2 │ 指定の状況

2023（令和5）年度で，保健師，助産師，看護師および准看護師の学校養成所の数は図3-1のとおりである。

6. 業務

1 │ 業務の制限

❶保健師業務の制限

保健師でなければ，保健師またはこれに類似する名称を用いて**保健指導**を業としてはならない（法第29条）。

❷助産師業務の制限

助産師でなければ，**助産師の業務**（「**助産**」および「**保健指導**」）を業としてはならない。ただし，医師が医業として行うことは許される（法第30条）。

　看護師でなければ，**看護業務**（「**療養上の世話**」および「**診療の補助**」）を業としてはならない（法第31条第1項）。ただし，次に掲げる場合には，看護師以外の者が看護業務の全部または一部を行うことが許される。

（1）看護業務の全部（「療養上の世話」および「診療の補助」）

- **医師，歯科医師**が医業，歯科医業として行う場合（法第31条第1項ただし書）
- **保健師，助産師**が看護業務を業として行う場合（法第31条第2項）

（2）看護業務の一部（「診療の補助」）

- **歯科衛生士**が歯科診療の補助を行うことを業とする場合（歯科衛生士法第2条第2項）
- **理学療法士，作業療法士**が診療の補助として理学療法，作業療法を行うことを業とする場合（理学療法士及び作業療法士法第15条）
- **視能訓練士**が診療の補助として両眼視機能の回復のための矯正訓練と必要な検査，眼科検査を行うことを業とする場合（視能訓練士法第17条第2項）
- **臨床検査技師**が診療の補助として，採血，検体採取，厚生労働省令で定める生理学的検査，これらに関連する行為として厚生労働省令で定めるものを行うことを業とする場合（た

Column　看護師・保健師・助産師法律上の業務と実際

　看護師の業務は，保健師助産師看護師法（以下，保助看法）上では「療養上の世話又は診療の補助」とされている。「療養上の世話」とは，たとえば療養中の患者に対して，食事・排泄・更衣・清潔保持などの援助にあたることであり，「診療の補助」とは医師または歯科医師が診察・治療する際に行われる補助行為である。実際の看護の展開に際しては，対象を身体，精神，社会，文化など統合的に捉え，対象が持つ力を最大限発揮し生活できるように必要な看護支援をアセスメントし，実践することが重要である。病院や診療所，訪問看護ステーションや介護・福祉関連施設，保育所や教育機関，企業，官公庁，職能団体，国際機関など，多様な場で看護師として専門性を発揮している。

　保健師の業務は，保助看法により「保健指導」と規定されており，地域において地域住民の健康データを分析し，住民が健康な生活が送れるように予防的関わりを行っている。乳幼児健診や健康相談，生活習慣病予防対策，精神保健活動などを行い，主に保健所や保健センターなどの公的機関で活動している。その他，子育て世代包括支援センター，地域包括支援センター，企業，官公庁，職能団体，教育機関，海外での保健活動などで保健師として専門性を発揮している。

　助産師の業務は，保助看法では「助産または妊婦，褥婦もしくは新生児の保健指導」と規定されており，妊産婦への保健指導や出産の介助，産後の母子のケア，育児指導，不妊治療の相談など行っている。成育基本法に基づく成育基本方針において，女性やカップルを対象として将来の妊娠のための健康管理を促す取組み「プレコンセプションケア」が推進されており，助産師の専門性が期待されている。病院や診療所での活動以外に，助産所を開業することができる。その他，保健所や保健センター，官公庁，職能団体，教育機関，海外での保健活動などで助産師として専門性を発揮している。

だし，厚生労働省令で定める生理学的検査以外は医師または歯科医師の具体的な指示を受けて行うものに限る）（臨床検査技師等に関する法律第 20 条の 2 第 1 項）

- **臨床工学技士**が診療の補助として，生命維持管理装置の操作，およびその装置を用いた治療に関連する医療用装置の操作として厚生労働省令で定めるもの（医師の具体的な指示を受けて行うものに限る）を行うことを業とする場合（臨床工学技士法第 37 条）
- **義肢装具士**（ぎしそうぐし）が診療の補助として，義肢装具の採型（さいけい）・適合などを行うことを業とする場合（義肢装具士法第 37 条）
- **言語聴覚士**が診療の補助として，医師または歯科医師の指示の下（もと）に，嚥下訓練，人工内耳の調整その他厚生労働省令で定める行為を業とする場合（言語聴覚士法第 42 条）
- **救急救命士**が診療の補助として救急救命処置を行うことを業とする場合（救急救命士法第 43 条）

❹ 准看護師業務の制限

准看護師でなければ，准看護師の業務を業としてはならない。ただし，**医師，歯科医師**が**医業，歯科医業**として行うことは許される（法第 32 条）。なお，看護師の業務内容は，本項 -1「目的，定義」で述べたとおり，准看護師の業務内容と法律上は同じ文言なので，准看護師の業務を業として行うことは許される。

2 │ 業務に伴う義務

❶ 就業に関する届出業務

業務に従事する保健師，助産師，看護師または准看護師は，1982（昭和 57）年を初年とする同年以降の 2 年ごとの年の 12 月 31 日現在における，①氏名，性別，生年月日，年齢，②住所，③保健師籍，助産師籍，看護師籍または准看護師籍の登録番号および登録年月日，④主たる業務，⑤業務に従事する場所の所在地および名称，⑥雇用形態，常勤換算（じょうきんかんさん），⑦離職期間，従事期間，⑧卒業養成所等を，その年の翌年 1 月 15 日までに就業地の都道府県知事に届け出なければならない（法第 33 条，法施行規則第 33 条）。

❷ 保健師に対する主治医または保健所長の指示

保健師は，傷病者（しょうびょう）の療養上の指導を行うにあたって主治の医師または歯科医師があるときは，その指示を受けなければならない（法第 35 条）。

保健師は，その業務に関して就業地を管轄（かんかつ）する保健所の長の指示を受けたときは，これに従わなければならない（法第 36 条）。

傷病者の療養上の指導に関して，保健所長の指示と主治医の指示が重なった場合には，主治医の指示は患者の個別性を考慮した具体的なものであるのに対し，保健所長の指示は管内の保健衛生行政の立場からなされる一般的・総括的なものが多いと思われる。このため原則として，主治医の指示が優先されると考えられる。

❸ 医行為の禁止（業務の範囲）

保健師，助産師，看護師，准看護師は，主治の医師または歯科医師の指示があった場合

を除き，診療機械を使用し，医薬品を授与し，医薬品について指示をし，そのほか医師または歯科医師が行うのでなければ，衛生上危害を生じるおそれのある行為をしてはならない。ただし，**臨時応急の手当***をすることは差し支えない（法第37条）。

助産師は，妊婦，産婦，褥婦，胎児または新生児に異常があると認めたときは，臨時応急の手当を除き，自らこれらの者に対して処置をしてはならず，医師の診療を求めなければならない（法第38条）。

保健師，助産師，看護師，准看護師の業務は，医療の一部ないし医療と密接な関係があるものばかりであるが，**医療**（疾病の診断，治療）が医師や歯科医師の「**医行為**」，つまり医師や歯科医師が行うのでなければ，保健衛生上危害を生じるおそれのある行為を中心に行われるという点に着目して，保健師，助産師，看護師，准看護師の業務を次のように分類することができる。

（1）独自の判断で行える業務

保健師は，通常の場合は**保健指導**を独自の判断で行うことができる。

助産師は，**助産**つまり正常な分娩の介助と保健指導を独自の判断で行うことができる。

看護師は，傷病者または褥婦に対する**療養上の世話**の範囲内の行為については独自の判断で行うことができる。なお，准看護師は，医師，歯科医師，看護師の指示を受けて療養上の世話を行うことができる。

（2）主治の医師，歯科医師の指示がなければ行うことのできない業務

第5章-A-3-1「業務の独占」で述べるように，「**医行為**」つまり医師，歯科医師が行うのでなければ保健衛生上危害を生じるおそれのある行為は，医師，歯科医師が自ら行うか，または医師，歯科医師の指揮監督の下で看護師などの**診療補助者**に行わせることが想定されている。一方，保助看法は，主治の医師，歯科医師の**指示***があれば，診療機械の使用などの医行為を看護師などの診療補助者が行えることとしている。

（3）医師，歯科医師の指示があっても行えない業務

疾病の診断，治療方針の決定，手術などは，医師，歯科医師のみが行うことのできる行為である。

❹ 手順書による特定行為の実施

厚生労働大臣が指定する**特定行為**にかかる指定研修機関で，特定行為区分ごとに行われる**特定行為研修**を修了した看護師は，手順書に基づき，特定行為を行うことができる。

---

* **臨時応急の手当**：緊急時，医師の指示を得なくとも緊急避難的に行われる医療行為。この場合，反復継続する意思がないため，医業にはあてはまらないものとみなされる。

* **指示**：医療の現場における指示は，おおむね①面前での直接的指示，②時間的または空間的に常に適切な指示を行いうる状態の下で看護師に診療行為を行わせる指示，③やむを得ない理由で医師がその場に立ち会わず文書（内部規則）または口頭で行う指示，の3つの態様に分けられる。どの程度（態様）の指示でよいかは，対象となる行為の危険性の大小のみならず，補助する看護師の知識，経験によって異なる。また，口頭指示は医療事故のリスクが高く，医療事故予防対策が必要である。米国では医療機関内部において Standing Order（常時約束指示），Standardized Procedure（標準的処置手続），Protocol（施設内協定書）などが作成されており，医療従事者の職務分担もこのなかで定められている。

（1）特定行為とは

　診療の補助であって，看護師が手順書により行う場合には，実践的な理解力，思考力および判断力，ならびに高度かつ専門的な知識，および技能が特に必要とされるものとして，厚生労働省令で定めるものをいう（例：気管カニューレの交換，胸腔ドレーンの抜去など）。

（2）手順書とは

　医師または歯科医師が看護師に**診療の補助**を行わせるために，その指示として厚生労働省令で定めるところにより作成する文書または電磁的記録であって，看護師に診療の補助を行わせる患者の病状の範囲，および診療の補助の内容，その他の厚生労働省令で定める事項が定められているものをいう。

❺ 助産師の応召義務，証明書の交付義務など（5章-A-3-3「業務に伴う義務」参照）

①業務に従事する助産師は，助産または妊婦，褥婦もしくは新生児の**保健指導**の求めがあった場合は，正当な事由がなければこれを拒んではならない（法第39条第1項）。

②分娩の介助または死胎（母体内で死亡した胎児）の検案をした助産師は，**出生証明書，死産証書**または**死胎検案書**の交付の求めがあった場合は，正当な事由がなければ，これを拒んではならない（法第39条第2項）。

③助産師は，自ら分娩の介助または死胎の検案をしないで出生証明書，死産証書または死胎検案書を交付してはならない（法第40条）。

④助産師は，妊娠4月以上の死産児を検案して異常があると認めたときは，24時間以内に所轄警察署にその旨を届け出なければならない（法第41条）。

⑤助産師は，分娩の介助をしたときは，妊婦の氏名，分娩の年月日時分，児の性別および生死の別など助産に関する事項を遅滞なく**助産録**に記載しなければならない。助産録は勤務助産師の場合，病院，診療所または助産所の管理者が，開業助産師の場合は分娩の介助をした助産師が，いずれも5年間保存しなければならない（法第42条）。

❻ 業務上の秘密を守る義務

　保健師，助産師，看護師，准看護師は，業務の性格上，患者や家族の私生活の秘密を知る機会が多いが，業務上知ることのできた他人の秘密を漏らすことは，裁判所で証言を求められた場合などの特別の場合を除いて許されない。多くの法律は業務上知り得た他人の秘密を漏らすことを禁止し，違反した者に対しては罰則を科している。

　たとえば**刑法第134条**では，「医師，薬剤師，医薬品販売業者，助産師，弁護士，弁護人，公証人又はこれらの職にあった者が，正当な理由がないのに，その業務上取り扱ったことについて知り得た人の秘密を漏らしたときは，6月以下の懲役又は10万円以下の罰金に処する」と規定している。

　保助看法では「保健師，看護師又は准看護師は，正当な理由がなく，その業務上知り得た人の秘密を漏らしてはならない。保健師，看護師又は准看護師でなくなった後においても，同様とする」（**守秘義務**）と規定している（法第42条の2）。

　なお，国家公務員法，地方公務員法は，公務員または公務員であった者の職責を重視し，

その職種のいかんにかかわらず，法令による証人，鑑定人となった場合を除き，職務上知ることのできた秘密を漏らしてはならないこととし（国家公務員法第100条，地方公務員法第34条），違反した者には刑罰を科すこととしている。

▍7. 責任

　責任とは一般には，人が社会的にしなければならないとされていること，または自分の行為について，他人や社会に対して制裁ないし不利益を引き受けなければならないことをいうが，ここでは**損害の賠償，刑罰，行政処分という不利益を受けなければならない法律上の地位，つまり法的責任**について説明する。法的責任には，民事上の責任・刑事上の責任・行政上の責任の3つがある。

1 ｜ 民事上の責任（損害賠償責任）

❶民事責任

　医療従事者の故意または過失によって，患者の死亡，傷害，病状の悪化を招いた場合には，医療従事者は患者またはその家族に対し，損害を賠償する責任を負う（民法第709条）。

　医療事故の場合に，特に問題となるのは，過失があったといえるのかどうか，過失と現に発生した損害との間に因果関係を認めることができるかどうか，過失行為に複数の医師，看護師などが関与していた場合に責任分担はどうなるかである。

❷過失の判断

　過失があったかどうかは，**業務上必要な注意義務**を怠らなかったかどうかによって判断する。この判断は，①損害（疾病の発見の遅れ，病状の悪化，死亡）の発生を予見できたかどうか，②損害の発生の回避に最善を尽くしたかどうかの2点について，損害が発生した当時の医療水準，診療場所などの環境条件，および関与した医師，看護師そのほかの医療従事者の知識経験などの個人的条件を考慮して行う。

❸善良な管理者としての注意義務

　注意義務の基本的前提として，個別の医療行為（診断治療）を**民法の契約**という立場から考えてみると，救急医療の場合を除き通常は，①まず患者が自覚症状，既往症などを訴えて医師に診断治療を依頼する，②医師は依頼に応じ患者を診断し，最も適当と考えられる治療を行う，ということで，民法の契約の「準委任」に該当する（民法第656条。ただし，救急医療は民法第697条の「事務管理」に該当）。

　準委任であれば，医療を提供する側と医療を受ける側の双方が相互の信頼関係に立って，医師とそのほかの医療従事者は，受任者として善良な管理者としての注意を払って，診断治療に最善を尽くす義務を負う（民法第644条）が，特に医師法，歯科医師法は，5章-I-A-3-3「業務に伴う義務」でも述べるように，医師，歯科医師に対し受任者の注意義務の一つとして**保健指導の義務**を課している。この受任者の注意義務を尽くさなかったために医療事故が発生すれば，債務不履行ないしは債務の不完全な履行による損害賠償責任が生

じ，故意過失による損害賠償責任と競合することになる。

❹ 民法の関係条文の要旨

▶ **民法第 415 条**〔債務不履行による損害賠償〕 債務者がその債務の本旨(ほんし)に従った履行をしないときは，債権者は損害の賠償の請求をすることができる。

▶ **民法第 643 条**〔委任〕 委任は，当事者の一方が法律行為をすることを相手方に委託(いたく)し，相手方がこれを承諾することによって，その効力を生じる。

▶ **民法第 644 条**〔受任者の注意義務〕 受任者は委任の本旨(ほんし)に従い，善良な管理者の注意を払って委任事務を処理する義務を負う。

▶ **民法第 656 条**〔準委任〕 委任に関する規定は法律行為以外の事務の委託に準用する。

▶ **民法第 697 条**〔事務管理〕 義務なく他人のために事務の管理を始めた者はその事務の性質に従い，最も本人の利益に適した方法によってその事務の管理をしなければならない。

❺ インフォームドコンセント

　個別の医療行為が行われる過程をみると，通常の場合，医師が診断治療に属する行為を実施するにあたってその行為の必要性や内容について説明し，患者，家族が説明に納得してその行為の実施に同意，または拒否するという過程を経ている。

　次に，医療の特性についてみると，医療は診断治療行為自体が患者の身体に侵襲(しんしゅう)を加えるものであり，一歩誤れば患者の死亡や傷病(しょうびょう)の悪化を生じる危険性がある一方，最善を尽くしても患者の死亡や傷病の悪化を回避することを完全に保証できないという本来的特性がある。さらに，前述のように医療提供者側と患者側が相互の信頼関係に立って行われるべきであるという法的特性がある。

　これらの特性に着目し，近年の判例や医事法学界では，受任者である医師の注意義務として**患者の同意**を重要視している。加えて患者や家族が同意するに際して十分な情報が得られるよう，医師は実施しようとする診断治療行為の内容と，診療行為の実施に伴う危険性について，**説明義務**を負うとする考え方（**インフォームドコンセント**：十分な説明を受けたうえでの患者の承諾）が確立されており，がんの告知などの問題を通じて国民に理解されている。

　このため，2006（平成18）年の**医療法**の改正において，病院または診療所の管理者は，入院患者の入院の原因となった傷病名，入院中に行われる治療に関する計画などを記載した書面を作成し，患者またはその家族へ交付し，適切な説明を行う責務が明確にされた。

❻ 因果関係

　過失行為と現に発生した損害との間に因果関係(いんが)があるとされるのは，①過失がなければその損害が生じなかったであろうと認められ，かつ，②過失があれば通常そのような損害が生じるであろうと認められる場合である。

❼ 損害の種類

　賠償すべき損害の種類に，**財産的損害**と**精神的損害**（慰謝料）がある（民法第 709，710 条）。財産的損害には，病状の悪化で必要となった医療費などの積極的損害と，病状が悪化しなければ退院して得られるはずであった利益を失ったこと（**逸失利益**(いっしつ)）による消極的損害とが

1 人間社会と法
2 健康支援と法律
3 看護職員に関連
4 医療提供に関連
5 医療職・社会福祉職，そのほか関連職に関連
6 疾病予防・健康増進に関連
7 母子に関連
8 高齢者に関連
9 障害者に関連および社会福祉
10 医療保険に関連

あるが，いずれも損害として賠償を請求できる。

❽ 使用者責任

医療従事者を使用する者（病院，診療所の開設者など）は，その医療従事者が行った**医療過誤**について原則として損害賠償の責任を負う（民法第715条）。

医療従事者の診療行為は通常，病院や診療所の診療活動として行われるため，その結果はよくても悪くても，病院，診療所の診療活動に帰するのが妥当である。また，医療従事者は通常，支払い能力をもたないので，患者や家族に十分な補償をするため，病院や診療所の開設者にも原則として損害賠償の義務を負わせている。

❾ 共同不法行為と連帯責任

過失行為に医師や看護師など複数の医療従事者が関与していて損害が発生した場合には，関与していた医療従事者の各自が連帯して発生した損害全部について，賠償義務を負う（民法第719条）。これらの医療従事者の一人が損害賠償責任を履行した場合には，ほかの医療従事者に対し，各自の負担部分の償還（返済すること）を求めることができる。

被使用者である医師や看護師などと，使用者である病院や診療所の開設者との間でも，同様の連帯責任が生じる。

2 | 刑事上の責任（業務上過失致死傷責任）

重大な過失があった場合に科されるのが刑事上の責任であり，医療従事者が業務上必要な注意義務を怠（おこた）ったために患者を死に至らしめ，または患者に傷害を与えた場合には，5年以下の懲役もしくは禁固，または100万円以下の罰金に処せられる（刑法第211条）。

民事責任は被害者に生じた損害を加害者に償わせることによって，加害者・被害者間の負担の公平を図るものである。これに比べ，刑事責任は行為者の道義的責任を追及し，行為者の社会に対する責任を国が問うものである。このように両者の性質が異なるので，民事裁判と刑事裁判では結果の異なることが起こりうるが，原則としては刑事責任よりも民事責任のほうが範囲が広い。

業務上過失致死傷責任における「**業務**」は，必ずしも適法な行為，たとえば保助看法第29条〜第42条による業務範囲内の行為である必要はない。実際に医療従事者が行った診療行為に実質的な過失があったと認められれば，業務上過失責任を問われることになる。なお，過失が認められ有罪となった場合でも，刑の執行を一定期間猶予する執行猶予がつくことがある（刑法第25条）。執行猶予の期間に罪を犯さなければ刑罰権は消滅する。

民事上の責任と基本的な差異はないが，刑事責任の性格上，関与した医療従事者各人について実質的に過失があったかどうかという注意義務の懈怠（けたい）（必要な任務・義務を怠ること）および因果関係の認定は，厳格かつ慎重に行われ，各自はそれぞれ別個に刑事責任を負う。

現代の高度医療は，高性能の機械器具や装置を駆使し，医師以外にも多くの職種の医療従事者が参加して共同で行われる。このため，医療事故が発生した場合，原因となった懈怠行為は何か，だれの業務に属する行為なのかなどの認定には困難を伴うことが多い。

民事責任の場合と異なり，被用者である医療従事者の懈怠_{けたい}行為について，使用者は当然に刑事責任を負うわけではない。懈怠行為について使用者自身にも実質的な責任があれば，使用者本人としての刑事責任を負うこととなる。

刑事責任の性格上，民事責任におけるような連帯責任は問われない。

3 | 行政上の責任（免許の取消し，業務の停止等）

行政上の責任とは，本項 -3-5「免許の取消し，業務の停止，再免許および再教育研修」で述べた免許の取消し，業務の停止，再免許および再教育研修という**行政処分**を受ける責任である。民事責任，刑事責任とは別に，行政庁（厚生労働大臣，都道府県知事）が保助看法の目的の遂行という立場から，免許の取り消し，業務の停止，再免許および再教育研修を行う。つまり保健師，助産師，看護師，准看護師が重大な刑事事件を起こしたり，社会的影響の大きな事件に関係したときには，看護師などの社会的使命からみて，そのまま業務を継続させるのが適当かどうかという見地から実施される。

Ⅱ 看護師等の人材確保の促進に関する法律（平成4年制定）

◎条文を見てみよう
スマートフォンやタブレットで QR コードを読み込んで条文から以下の内容を確認してみましょう。
● 法律の目的を確認しよう。
● 看護師等を確保するための国や地方公共団体，看護師の責務を確認しよう。

出典／e-Gov ポータル：https://www.e-gov.go.jp

1. 背景

1990 年代以降，人口の高齢化に伴い，医療分野では医学の進歩による医療内容の高度化・専門化や疾病構造の変化が進行し，保健医療・福祉ニーズが増大している。これに対応するためには，保健医療・福祉分野の人材の質と量の充実が必要である。平成に入ってからは「ゴールドプラン」が策定され，高齢化に対応したサービス基盤の充実が図られてきたが，経済の持続的な拡大や出生率の低下により，特に保健医療・福祉分野での人材確保が喫緊の課題となっていた。看護職員（保健師，助産師，看護師，准看護師）の就業者数は 2020（令和 2）年には約 173.4 万人に達し，1990（平成 2）年の倍以上となったものの，依然として看護職員の不足が深刻な問題であった。夜間勤務や週休などの処遇改善とともに，約 69 万人とされる潜在看護師（資格を持ちながらも現場で働いていない看護師）の再就業促進も課題であった。看護職員の大半を女性が占めており，産前産後の夜勤免除などの制度が整備さ

1 人間社会と法
2 健康支援と法律
3 看護職員に関連
4 医療提供に関連
5 医療職，社会福祉職，そのほか関連職に関連
6 疾病予防・健康増進に関連
7 母子に関連
8 高齢者に関連
9 社会福祉および障害者に関連
10 医療保険に関連

れていなかったため，既婚者や子育て中の看護師が職場を離れるケースが多く見られた。

このような状況を受け，厚生省は1990（平成2）年に「保健医療・福祉マンパワー対策本部」を設置し，1991（平成3）年には処遇改善，就業促進，養成力強化などの緊急対策をまとめた。これを踏まえ，1992（平成4）年の通常国会に「看護師等の人材確保の促進に関する法律」が提出され，同年6月に成立した。

この法律の成立により，看護職員の労働環境の改善や待遇の向上が図られ，全国の自治体では看護学校や看護大学の設置が推進された。また，潜在看護師の再就業を促進するための施策が強化され，さらに，看護職員のスキルアップを図るための継続教育が推進され，看護師が最新の医療知識や技術を習得し，質の高い医療サービスを提供できるようになった。また，最近の看護職員確保の状況を踏まえ，文部科学省・厚生労働省は，「看護師等の確保を促進するための措置に関する基本的な指針」を見直して2023（令和5）年10月26日付けで告示した。

2. 目的

この法律（略称：看護師等人材確保促進法）は，わが国における急速な高齢化の進展および保健医療を取り巻く環境の変化に伴い，**看護師等の確保の重要性**が著（いちじる）しく増大している現状に対処するため，看護師等の確保を促進するための措置に関する基本指針を定めるとともに，看護に対する国民の関心と理解を深めることに配慮しつつ，看護師等の養成，処遇の改善，資質の向上，就業の促進などを図るための措置（そち）を講じることにより，高度な専門知識と技能を有する看護師等を確保することを目的とする。

 ## 行政処分

　医療安全にかかわる**行政処分**には，医療法等に基づく**医療機関という組織に対する処分**と保助看法等に基づく**医療従事者個人に対する処分**とがある。医療機関という組織に対する処分としては，開設許可の取り消し，特定機能病院の指定の取り消しがある。保助看法等に基づく医療従事者個人の処分については，医道審議会が「保健師助産師看護師の行政処分の考え方」を示しており，そのなかで「看護師等が国民の信頼に応えず，当然要求される注意義務を怠り，医療過誤を起こした事案については，専門職としての責任を問う処分がなされるべきである。ただし，医療過誤は，様々なレベルの複合的な管理体制上の問題の集積によることも多く，一人の看護師等の責任に帰することができない場合もある。看護師等の注意義務違反の程度を認定するに当たっては，当然のことながら，病院の管理体制や他の医療従事者における注意義務違反の程度等も勘案する必要がある。」（一部略）とされている。なお，処分を受けた者に対しては，**再教育制度**が設けられている。

3. 定義

看護師等とは，保健師，助産師，看護師，准看護師をいう。

病院等とは，病院，診療所，助産所，介護老人保健施設，介護医療院および指定訪問看護事業を行う事業所をいう。

4. 基本指針の作成と公表

厚生労働大臣および文部科学大臣は次の①〜⑥の事項について，その所管に応じて基本指針を作成し，これを公表しなければならない。

①看護師等の就業の動向に関する事項
②看護師等の養成に関する事項
③病院等に勤務する看護師等の処遇の改善に関する事項
④研修等による看護師等の資質の向上に関する事項
⑤看護師等の就業の促進に関する事項
⑥その他看護師等の確保の促進に関する重要事項

5. 責務

この法律では，国や地方公共団体，病院等の開設者等，看護師等，そして国民のそれぞれについて，表3-4 の責務を定めている。

Column **チーム医療**

2010（平成22）年3月に取りまとめられた厚生労働省の「チーム医療の推進に関する検討会」報告書によると，チーム医療とは，「医療に従事する多種多様な医療スタッフが，おのおのの高い専門性を前提に，目的と情報を共有し，業務を分担しつつも互いに連携・補完し合い，患者の状況に的確に対応した医療を提供すること」とされている。

チーム医療がもたらす具体的な効果としては，①疾病の早期発見・回復促進・重症化予防など医療・生活の質の向上，②医療の効率性の向上による医療従事者の負担の軽減，③医療の標準化・組織化を通じた医療安全の向上，等が期待されている。

また，チーム医療を推進するためには，①各医療スタッフの専門性の向上，②各医療スタッフの役割の拡大，③医療スタッフ間の連携・補完の推進，といった方向を基本として，関係者がそれぞれの立場で様々な取り組みを進め，これを全国に普及させていくことが必要であるとしている。

なお，厚生労働省では，この報告書を受け，2010（平成22）年4月に「医療スタッフの協働・連携によるチーム医療の推進について」という医政局長通知を発出し，各医療スタッフが実施できる業務の具体例を示すなど，チーム医療の推進を図っている。

1　人間社会と法
2　健康支援と法律
3　看護職員に関連
4　医療提供に関連
5　医療職・社会福祉職，そのほか関連職に関連
6　疾病予防・健康増進に関連
7　母子に関連
8　高齢者に関連
9　社会福祉および障害者に関連
10　医療保険に関連

表3-4 看護師等の人材確保の促進に関する責務

国の責務	・看護師等の養成，研修等による資質の向上，就業の促進，ならびに病院等に勤務する看護師等の処遇の改善，その他看護師等の確保の促進のために必要な財政・金融上の措置，その他の措置を講ずるよう努めなければならない。 ・看護師等の処遇の改善に努める病院等の健全な経営が確保されるよう必要な配慮をしなければならない。 ・広報や啓発活動等を通じ，看護の重要性に対する国民の関心と理解を深め，看護業務に対する社会的評価の向上を図るとともに，看護に親しむ活動*への国民の参加を促進することに努めなければならない。
地方公共団体の責務	・看護に対する住民の関心と理解を深めるとともに，看護師等の確保を促進するために必要な措置を講ずるよう努めなければならない。
病院等の開設者等の責務	・勤務する看護師等が適切な処遇の下で，その専門知識と技能を向上させて看護業務に十分に発揮できるよう，病院等に勤務する看護師等の処遇の改善や，新たに業務に従事する看護師等に対する臨床研修その他の研修の実施，看護師等が自ら研修を受ける機会を確保できるようにするために必要な配慮，その他の措置を講ずるよう努めなければならない。 ・看護に親しむ活動への国民の参加を促進するために，必要な協力を行うよう努めなければならない。
看護師等の責務	・看護師等は，保健医療の重要な担い手としての自覚の下，高度化・多様化する国民の保健医療サービスへの需要に対応し，研修を受ける等自ら進んでその能力の開発及び向上を図るとともに，自信と誇りを持ってこれを看護業務に発揮するよう努めなければならない。
国民の責務	・国民は，看護の重要性に対する関心と理解を深め，看護に従事する者への感謝の念を持つよう心がけるとともに，看護に親しむ活動に参加するよう努めなければならない。

＊看護に親しむ活動：この法律では「傷病者等に対しその日常生活において必要な援助を行うこと等を通じて，看護に親しむ活動」を指す.

6. 看護師等の確保のための具体的措置

看護師等を確保するための具体的な措置としては次のようなものがある。

①国および都道府県による，病院等の開設者などに対する基本指針に定める事項に関する指導および助言
②看護師等の員数が著しく不足している病院開設者による，看護師等確保推進者の設置
③公共職業安定所による雇用情報の提供，就職のあっせんなど
④都道府県による看護師等の確保施策，および看護に対する住民の関心と理解の増進施策への協力者としての，看護師等就業協力員の委嘱
⑤病院等の開設者等による看護師等の処遇の改善，新たに業務に従事する看護師等に対する臨床研修，その他の研修の実施

7. 都道府県ナースセンター

都道府県知事は，看護師等の就業の促進，その他の看護師等の確保を図るための活動を行うことにより，保健医療の向上に資することを目的とする一般社団法人または一般財団法人を，都道府県ごとに1個に限り，**都道府県ナースセンター**として指定できる。

都道府県ナースセンターは，次の①〜⑧に掲げる業務を行う。

①病院等における看護師等の確保の動向，就業を希望する看護師等の状況に関する調査
②訪問看護，その他の看護についての知識・技能に関する，看護師等に対する研修
③看護師等への，看護についての知識・技能に関する情報の提供，相談，その他の援助

④病院等の開設者，管理者，看護師等確保推進者等に対する，看護師等の確保に関する情報の提供，相談，その他の援助
⑤看護師等についての，無料の職業紹介事業
⑥看護師等に対する，その就業の促進に関する情報の提供，相談その他の援助
⑦看護に関する啓発活動
⑧その他，看護師等の確保を図るために必要な業務

なお，看護師等は，病院等を離職した場合などに，住所，氏名等を都道府県ナースセンターに届け出るよう努めなければならない。

8. 中央ナースセンター

　厚生労働大臣は，都道府県ナースセンターの業務に関する連絡・援助を行い，センターの健全な発展や看護師等の確保，保健医療の向上をめざし，かつ既定の業務を行えると認められる一般社団法人または一般財団法人を，全国で一つだけ**中央ナースセンター**に指定できる。

参考文献
・日本看護協会 HP：ナース・プラクティショナー（仮称）制度構築 .https://www.nurse.or.jp/nursing/np_system/index.html（最終アクセス日：2023/11/13）.
・日本看護協会；ナース・プラクティショナー（仮称）制度の創設に向けた日本看護協会の考えについて，2022.
・厚生省：厚生白書（平成 4 年版）（第 1 編第 2 部第 1 章第 3 節 保健医療・福祉サービスに従事する人材の確保），1993. https://www.mhlw.go.jp/toukei_hakusho/hakusho/kousei/1992/dl/06.pdf（最終アクセス日：2024/9/25）
・厚生省大臣官房（保健医療・福祉マンパワー対策本部）：保健医療・福祉マンパワー対策本部中間報告（平成 3 年 3 月 18 日），1991. https://www.ipss.go.jp/publication/j/shiryou/no.13/data/shiryou/syakaifukushi/413.pdf（最終アクセス日：2024/9/25）
・厚生労働省：看護師等（看護職員）の確保を巡る状況と看護師等確保基本指針改定の方向性（案）；第 1 回医道審議会 保健師助産師看護師分科会 看護師等確保基本指針検討部会（令和 5 年 5 月 29 日），資料 4. https://www.mhlw.go.jp/content/10800000/001101179.pdf（最終アクセス日：2024/9/24）

国家試験問題

1 保健師助産師看護師法に定められているのはどれか。　　　　　（106 回 PM32）

　1. 免許取得後の臨床研修が義務付けられている。
　2. 心身の障害は免許付与の相対的欠格事由である。
　3. 看護師籍の登録事項に変更があった場合は 2 か月以内に申請する。
　4. 都道府県知事は都道府県ナースセンターを指定することができる。

2 看護師等の人材確保の促進に関する法律で規定されているのはどれか。

（113 回 AM71）

　1. 人員配置基準に基づき看護師を配置する。
　2. 看護師等の資質の向上のための研修等を行う。
　3. 新入職員を雇い入れるときに健康診断を行う。
　4. 年 5 回の年次有給休暇を取得させることが義務付けられている。

▶答えは巻末

第 **4** 章

医療提供に関連する法律

この章では

● 医療の提供の場である，病院や診療所など医療施設に関連する法律について学ぶ。
● 医療を受ける者による医療に関する適切な選択の支援，医療の安全の確保，医療施設相互間の機能分担および業務連携の推進について学ぶ。

I 医療法（昭和23年制定）

　医療法は，第2次世界大戦の最中の1942（昭和17）年に**国民医療法**として制定された。同法は，医療関係者に関する規定と医療を行う施設に関する規定を備えていたが，第2次世界大戦後に医療機関の量的整備が急務とされるなかで，医療水準の確保を図るため，病院の施設基準等を整備するため，両者は分離され，1948（昭和23）年に医療を行う施設に関する法律として医療法が制定された。

表4-1 医療法改正の経緯

改正の時期	内容	
第1次改正（1985年）	・医療計画制度の導入 ・医療資源の効率的活用 ・医療圏内の必要病床数を制限	・病院病床数の総量規制 ・医療機関の機能分担と連携を促進
第2次改正（1992年）	・特定機能病院及び療養型病床群の制度化 ・看護と介護を明確にし，医療の類型化，在宅医療の推進 ・広告規制の緩和	
第3次改正（1997年）	・地域医療支援病院制度の創設 ・在宅における介護サービスの在り方 ・インフォームドコンセントの法制化	・診療所における療養型病床群の設置 ・医療機関相互の機能分担
第4次改正（2000年）	・一般病床と療養病床の区分化 ・適正な入院医療の確保 ・医師の臨床研修必修化	・医療計画制度の見直し ・広告規制の緩和
第5次改正（2006年）	・患者への医療に関する情報提供の推進 ・医療計画制度見直し等を通じた医療機能の分化 ・地域医療の連携体制の構築 ・地域や診療科による医師不足問題対応 ・医療安全支援センターの制度化	・社会医療法人の制度化
第6次改正（2014年）	・病床機能報告制度と地域医療構想の策定 ・特定機能病院の承認の更新制の導入 ・医療事故調査制度創設（医療事故調査・支援センターの制度化） ・臨床研究の推進（臨床研究中核病院の制度化）	・在宅医療の推進 ・医療機関における勤務環境の改善
第7次改正（2015年）	・地域医療連携推進法人制度の創設	
第8次改正（2017年）	・特定機能病院のガバナンス改革に関する規定の創設 ・医療機関開設者に対する監督規定の整備 ・検体検査の品質・精度管理に関する規定の創設 ・医療機関のウェブサイトなどにおける虚偽・誇大などの表示規制の創設	
第9次改正（2021年）	・医師の働き方改革 ・医師養成課程の見直し ・外来機能報告と「医療資源を重点的に活用する外来」	・医療関連職種の業務範囲の見直し ・新興感染症対策の医療計画への追加

その後の度重なる改正を経て，医療法は単なる施設法にとどまることなく，医療供給全般に関する基本法としての性格を強めつつある（表4-1）。

1. 目的

　病院，診療所，助産所の開設および管理という伝統的分野のほかに，**医療を受ける者による医療に関する適切な選択の支援，医療の安全の確保，医療施設相互間の機能分担および業務連携の推進**に至るまで多様な目的が掲げられている。

2. 医療提供の理念

　医療は，生命の尊重と個人の尊厳の保持を旨とし，医師，歯科医師，薬剤師，看護師その他の医療の担(にな)い手と，医療を受ける者との信頼関係に基づき，医療を受ける者の心身の状況に応じて行われる。医療の内容は，単に治療のみならず，疾病(しっぺい)の予防のための措置(そち)およびリハビリテーションを含む，良質かつ適切なものでなければならない。

　医療は，国民自らの健康の保持増進のための努力を基礎として，医療を受ける者の意向を十分に尊重し，病院，診療所，介護老人保健施設，介護医療院，調剤を実施する薬局，その他の医療を提供する施設（**医療提供施設**），医療を受ける者の居宅などにおいて，効率的に，かつ福祉サービスそのほかの関連サービスとの有機的連携を図りつつ提供されなければならない。

3. 医療関係者の責務

1 国および地方公共団体の責務

　国および地方公共団体は国民に対し良質かつ適切な医療を効率的に提供する体制を確保されるよう努めなければならない。

2 医療関係者の責務

▶ **良質な医療の提供**　医療を受ける者に対し，良質かつ適切な医療を行うよう努めなければならない。

▶ **適切な説明**　医療を提供するにあたり適切な説明を行い，医療を受ける者の理解を得る。

3 医療提供施設において診療に従事する医師・歯科医師の責務

▶ **医療施設の紹介**　必要に応じ，医療を受ける者をほかの医療施設に紹介する。

▶ **他施設への情報の提供**　医療を受ける者の診療・調剤に関する情報を，ほかの医療提供施設において診療・調剤に従事する医師，歯科医師，薬剤師に提供する。

1 人間社会と法
2 健康支援と法律
3 看護職員に関連
4 医療提供に関連
5 医療職，社会福祉職，そのほか関連職に関連
6 疾病予防・健康増進に関連
7 母子に関連
8 高齢者に関連
9 社会福祉および障害者に関連
10 医療保険に関連

4 | 病院・診療所の管理者の責務

退院する患者が引き続き療養を必要とする場合には，保健医療サービス，福祉サービスを提供する者との連携を図り，患者が適切な環境の下（もと）で療養を継続することができるよう配慮する。

■ 4. 医療に関する選択の支援（情報提供）

1 | 国，地方公共団体の情報提供の責務

国および地方公共団体は，医療を受ける者が**病院，診療所，助産所**（**病院等**）の選択に関して必要な情報が容易に得られるように，必要な措置を講じるよう努めなければならない。

2 | 病院等の開設者，管理者の情報提供の責務

病院等の開設者や管理者には情報提供に関して次のような責務がある。

①医療を受ける者が保健医療サービスの選択を適切に行うことができるように，その病院等の提供する医療について，正確かつ適切な情報を提供する。
②患者または家族からの相談に適切に応じる。
③医療を受ける者が病院等の選択を適切に行うために必要な情報をその病院等の所在地の都道府県知事に報告し，閲覧（えつらん）に供しなければならない。また，都道府県知事は報告された事項の内容を公表する。
④患者を入院させたときは，その患者の診療を担当する医師・歯科医師により，入院の原因となった傷病名（しょうびょう），主要な症状，入院中に行われる治療に関する計画などを記載した書面を作成し，その患者・家族へ交付し，適切な説明を行う。

3 | 病院等の広告

▶ **広告の制限**　文書，その他いかなる方法によるを問わず，何人（なんびと）も医療法に掲げる事項を除くほか，これを広告してはならない。

▶ **広告の内容**　広告の内容および方法は，厚生労働省令で定める詳細な基準に適合するものでなければならない（本項-19「病院，診療所，助産所の広告」参照）。

■ 5. 医療の安全の確保

1 | 国，都道府県等，病院等の管理者の責務

▶ **国，都道府県等の責務**　国，**都道府県等**（都道府県，保健所を設置する市および特別区）は，医療の安全に関する情報提供，研修の実施，意識の啓発その他医療の安全の確保に関し，必要な措置（そち）を講じる。

▶ **病院等の管理者の責務**　病院等の管理者は，医療の安全を確保するための指針の策定，従

業者に対する研修の実施など，医療の安全を確保するための措置を講じる。

2 | 医療安全支援センターの設置

▶ **設置**　都道府県等は，患者・家族からの医療に関する病院等の苦情相談等に対応するとともに，医療の安全確保に関する必要な情報提供を行うため，**医療安全支援センター**を設ける。

▶ **公示**　医療安全支援センターを設けたときは，その名称および所在地を公示する。

▶ **国の支援**　国は，医療安全支援センターにおける事務の適切な実施に資するため，都道府県等に対し，医療の安全に関する情報提供を行うほか，医療安全支援センターの運営に関し必要な助言その他の援助を行う。

3 | 医療事故調査・支援センターの指定

▶ **厚生労働大臣の指定**　厚生労働大臣は，医療事故調査を行うこと，および**医療事故**＊が発生した病院等の管理者が行う医療事故調査への支援を行うことにより，医療の安全の確保に資することを目的とする**医療事故調査・支援センター**を指定することができる。

▶ **医療事故の報告・調査等**　病院等の管理者は，その病院等に勤務する医療従事者が提供した医療に起因し，または起因すると疑われる死亡・死産であって，その管理者が死亡・死

> ### Column 医療事故の訴訟のうち,看護師の過失が認められた事例
>
> 　医療従事者の故意または過失によって，患者の死亡，傷害，病状の悪化を招いた場合には，医療従事者は，患者またはその家族に対し損害を賠償する責任を負う（民法第709条，不法行為による損害賠償）。医療事故の訴訟のうち，看護師の過失が認められた事例として，以下の判例がある。
>
> > 　複数回自殺を図っており，本来閉鎖病棟に入院されるべきうつ病性の患者について，担当医師は，閉鎖病棟が満床であったため，開放病棟の個室に入院させた。数日後，患者は施錠中の病室で，カーテンレールに備え付けてあった点滴装置用の台フックにヘアードライヤーのコードを掛けて縊死自殺を図り，蘇生後に後遺症の障害を負った。
> >
> > 　看護師は，閉鎖病棟の適応がある患者については，閉鎖病棟での取扱いに準じ，患者および家族らが持ち込む荷物を点検し，ヘアードライヤー等の危険物が持ち込まれないようにすべき義務があるが，荷物の点検をせずにヘアードライヤーを病室に持ち込ませてしまった点に，十分な監護，監視義務を尽くしたとはいえないとして，看護師の過失が認められた（大阪地裁平成16年2月9日）。

＊ **医療事故**：本法では，病院等に勤務する医療従事者が提供した医療に起因する，または起因すると疑われる死亡または死産であって，病院等の管理者がその死亡または死産を予期しなかったものとして厚生労働省令で定めるもの，とされる。

産を予期しなかった医療事故が発生した場合，医療事故調査・支援センターに**報告**したうえで，必要な**調査**等を行い，その結果を同センターに**報告**するとともに，遺族に対して**説明**しなければならない（2015［平成 27］年 8 月，日本医療安全調査機構が「医療事故調査・支援センター」に指定された）。

▌6. 医療提供体制の確保に関する国および都道府県の責任

1 │ 国（厚生労働大臣）による基本方針の策定

厚生労働大臣は，良質かつ適切な医療を効率的に提供する体制の確保（**医療提供体制の確保**）を図るための基本方針を定める。基本方針は次のような事項について定める。

①医療提供体制の確保のため講じようとする施策の基本となるべき事項
②医療提供体制の確保に関する調査・研究に関する基本的な事項
③医療提供体制の確保に係る目標に関する事項
④医療提供施設相互間の機能分担，業務連携，医療を受ける者に対する医療提供施設の機能に関する情報の提供の推進に関する基本的な事項
⑤地域医療構想に関する基本的な事項
⑥地域における病床の機能分化，連携，医療を受ける者に対する病床の機能に関する情報提供の推進に関する基本的な事項
⑦外来医療に係る医療提供体制の確保に関する基本的な事項
⑧医師の確保に関する基本的な事項
⑨医療従事者の確保に関する基本的な事項
⑩医療計画の作成，医療計画に基づく事業の実施状況の評価に関する基本的事項
⑪その他医療提供体制の確保に関する重要事項

厚生労働大臣は，基本方針を策定，変更したときは，遅滞（ちたい）なく公表する。

2 │ 都道府県による医療計画の策定

都道府県は，国の基本方針に即して，かつ地域の実情に応じて，都道府県における医療提供体制の確保を図るための計画（**医療計画**）を定める。

医療計画においては，次に掲げる事項を定める。

①都道府県において達成すべき 5 疾病（しっぺい）・6 事業の事業，在宅医療の確保の目標に関する事項
②5 疾病・6 事業の事業，在宅医療の確保に係る医療連携体制に関する事項
③医療連携体制における医療提供施設の機能に関する情報の提供の推進に関する事項
④生活習慣病などの疾病（がん，脳卒中，心筋梗塞等の心血管疾患，糖尿病，精神疾患の 5 疾病）の治療・予防に係る事業に関する事項
⑤医療の確保に必要な事業（**救急医療等確保事業**＊：救急医療，災害時における医療，へき地の医療，周産期医療，小児医療［小児救急医療を含む］，新興感染症発生・まん延時における医療の 6 事業）に関する事項。そのほか，都

＊ **救急医療等確保事業**：本事業については，2021（令和 3）年の法改正により，2024（令和 6）年 4 月から「そのまん延により国民の生命および健康に重大な影響を与えるおそれがある感染症がまん延し，またはそのおそれがあるときにおける医療」が加わり，6 事業となった。

道府県知事が特に必要と認める事項
⑥居宅等における医療の確保に関する事項（**在宅医療**）
⑦地域における病床の機能分化・連携を推進するための基準に従い定める区域（**構想区域**）における，将来の医療提供体制に関する構想（**地域医療構想**）に関する事項
⑧地域医療構想の達成に向けた病床の機能分化・連携の推進に関する事項
⑨病床機能に関する情報提供の推進に関する事項
⑩外来医療に係る医療提供体制の確保に関する事項
⑪医師の確保に関する事項
⑫医療従事者（医師を除く）の確保に関する事項
⑬医療の安全の確保に関する事項
⑭主として病院・診療所の病床の整備を図るべき地域的単位として区分する区域（**二次医療圏**）の設定に関する事項
⑮2か所以上の二次医療圏を併せた区域であって，特殊な医療を提供する病院の療養病床・一般病床であって，その医療に係るものの整備を図るべき地域的単位としての区域（**三次医療圏**）の設定に関する事項
⑯⑥または⑦に規定する区域を定めた場合には，その区域の設定に関する事項
⑰療養病床・一般病床に係る基準病床数，精神病床に係る基準病床数，感染症病床に係る基準病床数，結核病床に係る基準病床数に関する事項

　なお，基準病床数に関しては，医療圏とともに，その標準が厚生労働省令で定められているが，急激な人口の増加が見込まれるなどの特別の事情があるときは，政令で定める特別の手続きに従って，この標準によらないことができる。

　また都道府県は，6年ごと（在宅医療は3年ごと）に医療計画で定められている事項について調査，分析，評価を行い，必要があると認めるときは医療計画を変更する。

3 ｜ 医療計画の公開等

　都道府県は，医療計画を制定，変更しようとするときは，あらかじめ**都道府県医療審議会***，市町村，保険者協議会の意見を聴かなければならない。

　また，医療計画を策定，変更したときは，遅滞なくこれを厚生労働大臣に提出するとともに，その内容を公示しなければならない。

4 ｜ 地域医療対策協議会の設置，医療の確保に関する施策の策定

　都道府県は，特定機能病院，地域医療支援病院，公的医療機関（自治体病院，日本赤十字社病院，済生会病院等），診療に関する学識経験者の団体，大学その他の医療従事者の養成機関などの管理者，その他の関係者との協議の場（**地域医療対策協議会**）を設け，救急医療，へき地医療等を確保するために必要な医療従事者の確保その他都道府県において必要とされる医療の確保に関し必要な施策を定め，これを公表しなければならない。

---

* **都道府県医療審議会**：医療法による医療計画，医療法人にかかわる規定により，その権限に属された事項を調査審議するほか，都道府県知事の諮問に応じ，医療提供体制の確保に関する重要事項を調査審議するために設けられた機関。

人間社会と法

健康支援と法律

看護職員に関連

4
医療提供に関連

医療職・社会福祉職，そのほか関連職に関連

疾病予防・健康増進に関連

母子に関連

高齢者に関連

社会福祉および障害者に関連

医療保険に関連

7. 地域における病床機能の分化，連携の推進

1 | 病床機能報告制度

　一般病床・療養病床を有する病院・診療所（**病床機能報告対象病院等**）の管理者は，**病床の機能区分**（高度急性期，急性期，回復期，慢性期）に従い，基準日における病床の機能，基準日から一定期間が経過した日における病床機能の予定，入院患者に提供する医療の内容等の情報を都道府県知事に報告する。

2 | 地域医療構想（ビジョン）の策定

　都道府県は，医療計画において，**地域医療構想***に関する事項，地域医療構想の達成に向けた病床の機能分化，連携の推進に関する事項等を定める。

3 | 地域医療構想（ビジョン）を実現するために必要な措置

　都道府県は，構想区域等ごとに，診療に関する学識経験者の団体その他の医療関係者，医療保険者等の関係者との協議の場を設け，地域医療構想の達成の推進に必要な事項について協議を行う。

8. 地域における外来医療に係る医療提供体制の確保

　病床機能報告対象病院等のなかで，外来医療を提供する施設を**外来機能報告対象病院等**という。この管理者は，地域の外来医療に係る病院や診療所の機能の分化，および連携の推進のため，外来医療提供に関して厚生労働省令で定めた事項や，外来医療提供に関する意向などを年に1回，施設所在地の都道府県知事に報告しなければならない。

　また無床診療所の管理者は，外来機能報告対象病院等と同様の事項や意向を年に1回，**任意で**施設所在地の都道府県知事に報告できる。

　都道府県は，二次医療圏を基本とする区域ごとに，診療に関する学識経験者の団体そのほかの医療関係者，医療保険者等との協議の場を設け，関係者との連携を図りつつ，医師数に関する情報を踏まえた**外来医療に係る医療提供体制の状況**や，複数の医師が連携して行う診療の推進に関する事項などを協議し，その結果を取りまとめ，公表する。

　これにより，**外来医療機能の偏在・不足等の情報を可視化**し，**夜間救急体制の連携構築**など，地域における外来医療機関間の機能分化・連携を目指している。

---

* **地域医療構想**：各都道府県が二次医療圏ごとに 2025（令和 7）年の医療需要と必要病床数を推計し，目指すべき医療提供体制を実現するための施策を定めた地域医療ビジョンのこと。地域における医療及び介護の総合的な確保を推進するための関係法律の整備等に関する法律（2014［平成 26］年 6 月）制定の一環で，医療法が改正され，医療計画の一部として地域医療構想の策定が都道府県に義務づけられた。2015（平成 27）年 3 月に厚生労働省がガイドラインを作成し，これに基づいて 2016（平成 28）年度末までにすべての都道府県で策定されている。

9. 医療従事者の確保等に関する施策等

厚生労働大臣は，臨床研修等修了医師の申請に基づき，その医師が，医師の確保を特に図るべき区域（**医師少数区域**）における医療の提供に関する知見を有するために必要な経験などを有するものであることを認定できる。これは，医師少数区域等における一定期間の勤務経験を通じた地域医療への知見を有する医師を厚生労働大臣が認定し，その医師が**地域医療支援病院等の管理者**としてふさわしいと評価されるしくみを導入したものである。

また，都道府県の医師確保対策の実施体制の強化策として，国が定める医師偏在指標を踏まえた医師確保数の目標・対策を含む医師確保計画の策定，**キャリア形成支援プログラム**[*]の策定，大学・医師会・主要医療機関等を構成員とする**地域医療対策協議会**での具体的な医師確保対策の協議などが規定されている。

10. 災害・感染症医療確保事業に係る人材の確保

厚生労働大臣は，都道府県知事の求めに応じ，災害または感染症が発生している区域に派遣されて災害・感染症医療確保事業に係る業務に従事する旨の承諾をした者（医師，看護師等で研修修了等の基準を満たすもの）を災害・感染症医療業務従事者として登録するものとしている。

11. 医師の労働時間の短縮，健康確保のための制度等

2021（令和3）年の法改正により，医師に対する時間外労働が上限規制が2024（令和6）年から適用された。また，①勤務する医師が長時間労働となる医療機関で**医師労働時間短縮計画**を作成すること，②**健康確保措置**（面接指導，連続勤務時間の制限，勤務間インターバル規制など）を実施すること，③やむを得ず高い上限時間を適用する医療機関を都道府県知事が指定する制度，④**医療機関勤務環境評価センター**を厚生労働大臣が指定する制度が開始された。

12. 病院，診療所，助産所，地域医療支援病院，特定機能病院等の定義

1 | 病院

病院とは，医師・歯科医師が，公衆または特定多数人のために，医業・歯科医業を行う場所であって，**20人以上**の患者を入院させるための施設（**病床**）を有するものをいう。

医療法では，病院の果たすべき使命とその運営のために必要な経営規模という観点から，病院の有すべき病床数は20床以上と規定され，また，組織医療を行うために必要な医療

---

* キャリア形成支援プログラム：医師が不足している地域における医師の確保に資するとともに，その地域に派遣される医師の能力の開発・向上を図ることを目的とする計画。

設備や人員などの基準が設けられている。

2 病床の種類

❶**精神病床**　病院の病床のうち，精神疾患を有する者を入院させるためのもの
❷**感染症病床**　病院の病床のうち，感染症の予防及び感染症の患者に対する医療に関する法律に規定する 1・2 類感染症（結核を除く），新型インフルエンザ等感染症，指定感染症の患者，新感染症の所見がある者を入院させるためのもの
❸**結核病床**　病院の病床のうち，結核の患者を入院させるためのもの
❹**療養病床**　病院・診療所の病床のうち，❶〜❸以外の病床であって，主として長期にわたり療養を必要とする患者を入院させるためのもの
❺**一般病床**　病院・診療所の病床のうち，❶〜❹の病床以外のもの

3 診療所

　診療所とは，患者を入院させるための施設をもたないもの（**無床診療所**），または **19 人以下**の患者を入院させるための施設を有するもの（**有床診療所**）をいう。

　有床診療所の管理者は，入院患者の病状が急変した場合においても適切な治療を提供することができるよう，その診療所の医師が速やかに診療を行う体制を確保するよう努めるとともに，ほかの病院・診療所と緊密な連携を確保しておかなければならない。

4 助産所

　助産所とは，助産師が公衆または特定多数人のため，その業務を行う場所であって，病院・診療所以外のものをいう。助産所は，妊婦，産婦，褥婦 **10 人以上の入所施設を有してはならない**。

5 地域医療支援病院

　地域医療支援病院とは，①国，都道府県，市町村，社会医療法人などが開設する病院であって，②**200 床**以上の病床を有し，③ほかの病院・診療所から紹介された患者への医療の提供，④その病院に勤務しない医師などへの施設設備の開放，⑤救急医療の提供，⑥地域の医療従事者の研修など，地域医療の確保のために必要な支援を行う能力を有するものとして都道府県知事の承認を得たものをいう。

6 特定機能病院

　特定機能病院とは，① **400 床**以上の病床，② **16 以上の診療科名**，③ほかの病院等の人員設備の基準を上回る基準に合致する人員設備を有し，④高度の医療提供能力，⑤研修実施能力，⑥医療技術の開発・評価能力を有するものとして厚生労働大臣の承認を得た病院をいう。

なお，特定機能病院には，いっそう高度な医療安全管理体制の確保が求められており，管理者権限の明確化，管理者の選任方法の透明化，病院運営に関する合議体の設置などの規定があり，ガバナンス体制（管理体制）の強化が図られている。

7 臨床研究中核病院

臨床研究中核病院とは，厚生労働省令で定める基準に従って行う臨床研究（**特定臨床研究**）に関する計画を立案，実施する能力を有し，特定臨床研究の主導的な役割，情報提供，助言，研修の実施などができる病院で，**厚生労働大臣**の承認を得たものをいう。

13. 病院，診療所，助産所の開設，廃止など

1 都道府県知事の許可

開設者が都道府県知事の**許可**を受ける必要があるのは，次の場合である。

①**病院**を開設しようとするとき
②**診療所**に病床を設けようとするとき，診療所の病床数，病床の種別を変更しようとするとき
③臨床研修修了医師，臨床研修修了歯科医師でない者が診療所を開設しようとするとき
④助産師でない者が助産所を開設しようとするとき
⑤病床数，病床の種別（精神病床，感染症病床，結核病床，療養病床，一般病床），構造設備，医師・看護師，そのほかの医療従事者の定員などを変更しようとするとき

2 都道府県知事への届出

開設者が都道府県知事へ**届出**をしなければならないのは，次の場合である。

①臨床研修修了医師，臨床研修修了歯科医師が診療所を開設したとき
②助産師が助産所を開設したとき
③病院，診療所，助産所を休止・廃止したとき（休止の期間は，正当な理由がある場合を除き，1 年以内）
④休止した病院，診療所，助産所を再開したとき（10 日以内）

14. 病院，診療所，助産所の管理

1 管理者の要件

病院，診療所，助産所については，**開設者**と**管理者**という，法律上別個の責任者が要求される。開設者とは，文字どおり病院などを開設した者であり，**自然人***である場合と**法人***である場合とがある。一方，管理者は，病院などの医療機関の運営，安全管理など一

＊ **自然人**：権利・義務の主体である個人。自然人は，出生から死亡に至るまですべての者が完全な権利能力を認められる。

1 人間社会と法
2 健康支援と法律
3 看護職員に関連
4 医療提供に関連
5 医療職，社会福祉職，そのほか関連職に関連
6 疾病予防・健康増進に関連
7 母子に関連
8 高齢者に関連
9 社会福祉および障害者に関連
10 医療保険に関連

切の業務についての責任者であるから，自然人でなければならない。

病院，診療所の管理者は，原則として，医業を行う医療機関については**臨床研修等修了医師**であり，歯科医業を行う機関については**臨床研修等修了歯科医師**であることを要する。また，助産所の管理者は**助産師**でなければならない。

医師少数区域の医療の確保のために必要な支援を行う病院の開設者は，原則として，**医師少数区域での一定期間の勤務経験**を通じた地域医療への知見を有する医師として，厚生労働大臣の認定を受けた臨床研修等修了医師に管理させなければならない。

2　必要事項の掲示

病院，診療所，助産所の管理者は，管理者の氏名，診療に従事する医師や歯科医師，助産の業務に従事する助産師の氏名，これらの者の診療日時（助産師は就業日時），建物の内部に関する案内（病院の場合），助産所の嘱託医師の氏名をその病院，診療所，助産所内に見やすいように掲示しなければならない。

3　業務の委託

病院，診療所，助産所の管理者は，病院，診療所，助産所の業務のうち，診療，助産の業務や，患者，妊産婦，産婦，褥婦の入院・入所に著しい影響を与えるもの（**各種の検査**業務，**滅菌消毒**業務，**食事提供**業務，**洗濯清掃**業務，**患者搬送**業務，**設備機器の点検**業務）を委託しようとするときは，その業務を適正に行う能力のある者として，人員，施設設備，運営などにわたる事項について基準に適合するものに委託しなければならない。

4　地域医療支援病院，特定機能病院の責務

地域医療支援病院の開設者は**都道府県知事**に，特定機能病院の開設者は**厚生労働大臣**に，それぞれの業務に関する報告書を提出しなければならない。

地域医療支援病院，特定機能病院の管理者は，本項-12「病院，診療所，助産所，地域医療支援病院，特定機能病院等の定義」で述べた地域医療支援病院，特定機能病院としての機能を発揮する責務を負うほか，診療に関する諸記録，病院の管理運営に関する諸記録を体系的に備える。

病院に患者を紹介しようとする医師などからこれらの諸記録の閲覧を求められたときは，正当な理由がある場合を除き，患者の秘密を害するおそれのないものを閲覧させる。また，ほかの病院，診療所から紹介された患者に医療を提供する，医療の高度の安全を確保するなどの責務を負う。

特定機能病院の開設者は，病院の管理運営の重要事項を合議体の決定に基づいて行うなど，ガバナンス体制（管理体制）の強化を図らなければならない。

＊ **法人**：法律によって権利義務の主体となることを認められているもの。

15. 病院等の施設および人員

1 病院等の人員

病院等の人員については，表4-2 の**人員配置標準**のとおりである。

2 病院の施設・記録

病院は次の①〜⑪に掲げる施設を有し，かつ記録を備えて置かなければならない。

①各科専門の診察室，②手術室，③処置室，④臨床検査施設，⑤Ｘ線装置，⑥調剤所，⑦給食施設，⑧診療に関する諸記録，⑨（診療科名中に産婦人科または産科を有する病院の場合）分娩室，新生児の入浴施設，⑩（療養病床を有する病院の場合）機能訓練室，⑪その他都道府県の条例で定める施設

療養病床の構造設備については，長期療養患者の療養環境の保全（ほぜん）という見地から，病室の定員，病室面積，廊下の幅について通常の一般病床の場合より厳格な基準が定められ，また，食堂，談話室，浴室の設置が義務づけられている。

表4-2 医療施設別,病床区分別の人員配置標準

病床区分		職種							
		医師	歯科医師（歯科,矯正歯科,小児歯科,歯科口腔外科の入院患者を有する場合）	薬剤師	看護師および准看護師	看護補助者	管理栄養士,栄養士	診療放射線技師,事務員その他従業員	理学療法士,作業療法士
一般病院	一般	16：1	16：1	70：1	3：1	—	病床数100床以上の病院に栄養士または管理栄養士1人	適当数	適当数
	療養	48：1	16：1	150：1	4：1	4：1			
	外来	40：1（注1）	病院の実状に応じて必要と認められる数	取扱処方箋の数75：1	30：1	—			
特定機能病院	入院（病床区分による区別はなし）	すべて（歯科,矯正歯科,小児歯科,歯科口腔外科を除く）の入院患者	歯科,矯正歯科,小児歯科,歯科口腔外科の入院患者	すべての入院患者	すべての入院患者	—	管理栄養士1人以上	適当数	—
		8：1	8：1	30：1	2：1				
	外来	20：1	病院の実状に応じて必要と認められる数	調剤数80：1（標準）	30：1				
療養病床を有する診療所		1人	—	—	4：1	4：1	—	適当数（事務員その他の従業員）	—

（注1）耳鼻咽喉科，眼科に係る一般病院の医師配置基準は，80：1である.

16. 地域医療支援病院の施設および人員, 記録

地域医療支援病院は, 本項-15「病院等の施設および人員」に記した人員および施設を有するほか, 次の①〜⑨に掲げる施設, 記録を有しなければならない。

①集中治療室, ②診療に関する諸記録, ③病院の管理・運営に関する諸記録, ④化学, 細菌, 病理の検査施設, ⑤病理解剖室, ⑥研究室, ⑦講義室, ⑧図書室, ⑨その他厚生労働省令で定める施設

17. 医療法人

医療法人は, 医療法によって設立される特別の法人で, 自主的にその運営基盤の強化を図るとともに, その提供する**医療の質の向上**およびその**運営の透明性の確保**を図り, その地域における医療の重要な担い手としての役割を積極的に果たすことが期待されている。2006 (平成18) 年の医療法改正ではこのような期待にこたえるため, **社会医療法人制度**が発足した。

医療法人のうち, **都道府県知事の認定を受けた社会医療法人**は, その開設する病院, 診療所, 介護老人保健施設, 介護医療院の業務に支障のない限り, 収益業務を行うことができる。

社会医療法人は, 救急医療等確保事業の実施に資するため, その社会医療法人を債務者とする金銭債権である**社会医療法人債**を発行できる。

また, 租税特別措置法に基づく**特定医療法人**がある。これは, その事業が医療の普及と向上, 社会福祉への貢献, その他公益の増進に著しく寄与し, 公的に運営されていることなどの要件を満たすとして国税庁長官の承認を受けた法人で, **税制上の優遇措置**を受けられる。

18. 地域医療連携推進法人

地域医療構想の区域単位で病院等の連携を推進するため, 地域で良質・適切な医療を効率的に提供する参加法人を社員とし, 開設する病院, 診療所, 介護老人保健施設, 介護医療院の業務の連携を推進するための方針 (**医療連携推進方針**) を定め, **医療従事者の研修, 医薬品等の物資の供給, 資金貸付**その他の業務を行うことを目的とする一般社団法人を**地域医療連携推進法人**として, 都道府県知事が認定できる。

医療連携推進方針では, 病院等相互間の**機能分担, 業務連携**に関する事項, その目標等を記載する。また, 介護事業その他の地域包括ケアシステムの構築に資する事業の連携を推進する旨を記載した場合は, その事業等を行う法人も参加できる。

19. 病院, 診療所, 助産所の広告

広告とは, 顧客を誘致するために大衆にある事柄を知らせるための手段だが, 医療に関する広告には, ①患者によって千差万別の医療が必要, ②医療の効果をあらかじめ正確に

知ることは患者も担当する医師も不可能，という特性が配慮されなければならない。したがって本法は本項 -14-2「必要事項の掲示」で述べたように，病院，診療所，助産所の管理者に必要な事項の院内・所内での掲示を義務づける一方，広告の内容・方法を規制している。

1 | 広告できる事項

医業，歯科医業または病院，診療所に関して広告できる事項は次のとおりである。

①医師，歯科医師である旨
②診療科名（表4-3）
③病院・診療所の名称，電話番号，所在の場所を表示する事項，病院・診療所の管理者の氏名
④診療日，診療時間，予約による診療の実施の有無
⑤法令の規定に基づき一定の医療を担うものとして指定を受けた病院・診療所，医師・歯科医師である場合には，その旨
⑥入院設備の有無，病床の種別ごとの数，医師，歯科医師，薬剤師，看護師その他の従業者の員数，その他の病院・診療所の施設，設備，従業者に関する事項
⑦病院・診療所において診療に従事する医師，歯科医師，薬剤師，看護師その他の医療従事者の氏名，年齢，性別，役職，略歴，その他のこれらの者に関する事項であって，医療を受ける者による医療に関する適切な選択に資するもの
⑧患者・その家族からの医療に関する相談に応ずるための措置，医療の安全を確保するための措置，個人情報の適正な取扱いを確保するための措置，その他の病院または診療所の管理または運営に関する事項
⑨紹介できる他の病院・診療所，その他の保健医療サービス，福祉サービスを提供する者の名称，これらの者と病院・診療所との間における施設，設備，器具の共同利用の状況，その他の病院・診療所と保健医療サービス，福祉サービスを提供する者との連携に関する事項
⑩診療録その他の診療に関する諸記録に係る情報提供，退院後の療養に必要な保健医療サービス，福祉サービスに関する事項を記載した書面の交付，その他の病院・診療所における医療に関する情報提供に関する事項
⑪病院・診療所において提供される医療の内容に関する事項（検査，手術その他の治療の方法については，医療を受ける者による医療に関する適切な選択に資するものに限る）
⑫病院・診療所での患者の平均的な入院日数，平均的な外来患者，入院患者数，その他の医療の提供の結果に関する事項であり，医療を受ける者による医療に関する適切な選択に資するもの
⑬その他①〜⑫に掲げる事項に準ずるものとして**厚生労働大臣が定める事項**＊

2 | 広告の方法・内容に関する基準

厚生労働大臣は，適正な医療を受けることができることを確保するため，本項 -1「広告できる事項」に掲げた事項について，その広告の方法・内容に関する基準を定めることができる。この基準を定める際には，あらかじめ診療に関する学識経験者の団体の意見を聴かなければならない。広告の方法・内容については，次のように基準が定められている。

＊ **厚生労働大臣が定める事項**：診療に従事する医師の略歴，専門性に関する資格，病床数，設備の概要，紹介することができる居宅介護支援事業者の名称など，40項目以上にわたって列挙されている。

人間社会と法　1
健康支援と法律　2
看護職員に関連　3
医療提供に関連　4
医療職・社会福祉職，そのほか関連職に関連　5
疾病予防・健康増進に関連　6
母子に関連　7
高齢者に関連　8
社会福祉および障害者に関連　9
医療保険に関連　10

表4-3 診療科名具体例

医科			歯科
内科	外科	皮膚科	歯科
呼吸器内科	呼吸器外科	泌尿器科	小児歯科
循環器内科	心臓血管外科	産婦人科	矯正歯科
消化器内科	心臓外科	産科	歯科口腔外科
心臓内科	消化器外科	婦人科	
血液内科	乳腺外科	眼科	
気管食道内科	小児外科	耳鼻いんこう科	
胃腸内科	気管食道外科	リハビリテーション科	
腫瘍内科	肛門外科	放射線科	
糖尿病内科	整形外科	放射線診断科	
代謝内科	脳神経外科	放射線治療科	
内分泌内科	形成外科	病理診断科	
脂質代謝内科	美容外科	臨床検査科	
腎臓内科	腫瘍外科	救急科	
神経内科	移植外科	児童精神科	
心療内科	頭頸部外科	老年精神科	
感染症内科	胸部外科	小児眼科	
漢方内科	腹部外科	小児耳鼻いんこう科	
老年内科	肝臓外科	小児皮膚科	
女性内科	膵臓外科	気管食道・耳鼻いんこう科	
新生児内科	胆のう外科	腫瘍放射線科	
性感染症内科	食道外科	男性泌尿器科	
内視鏡内科	胃外科	神経泌尿器科	
人工透析内科	大腸外科	小児泌尿器科	
疼痛緩和内科	内視鏡外科	小児（新生児）	
ペインクリニック内科	ペインクリニック外科	泌尿器科（不妊治療）	
アレルギー疾患内科	外科（内視鏡）	泌尿器科（人工透析）	
内科（ペインクリニック）	外科（がん）	産婦人科（生殖医療）	
内科（循環器）	精神科	美容皮膚科	
内科（薬物療法）	アレルギー科	など	
内科（感染症）	リウマチ科		
内科（骨髄移植）	小児科		

資料／厚生労働省：広告可能な診療科名の改正について（別表），2008をもとに作成.

> ①提供する医療の内容がほかの病院，診療所と比較して，**優良である旨を広告してはならない**。
> ②提供する医療の内容に関して**誇大な広告を行ってはならない**。
> ③客観的事実であることを証明できない内容の広告を行ってはならない。
> ④公の秩序，善良の風俗に反する内容の広告を行ってはならない。

　また，美容医療サービスに関する消費者トラブルの相談件数が増加していることを踏まえ，虚偽，誇大等の不適切な内容の広告を禁止するため，2017（平成29）年6月に本法の改正が行われ，2018（平成30）年5月に「医業若しくは歯科医業又は病院若しくは診療所に関する広告等に関する指針（**医療広告ガイドライン**）」が策定され，不適切な医療広告の実施者への行政指導などに活用されている。

3 ｜ 助産師，助産所に関する広告の制限

　助産師の業務，助産所に関する広告についても，広告できる項目は本項-2「広告の方法・内容に関する基準」と同様に制限されている。また掲示を義務づけられる事項や，広告の

方法・内容に関する基準を定められることも，病院や診療所の場合と同じである。

20. 病院，診療所，助産所の監督

病院，診療所，助産所の監督のために，厚生労働大臣，都道府県知事，保健所設置市長，特別区長は，次のような権限を有する。

1 報告命令

都道府県知事，保健所設置市長（および特別区長）は，病院，診療所，助産所の開設者・管理者に必要な報告を命じることができる。厚生労働大臣は，特定機能病院，臨床研究中核病院の開設者・管理者に必要な報告を命じることができる。

2 医療監視員などによる立入検査

都道府県知事，保健所設置市長（および特別区長）は，必要があると認めるときは，その職員に，病院，診療所，助産所に立ち入らせ，その人員，清潔保持の状況，構造設備，診療録などを検査させることができる。このような業務に従事する職員が**医療監視員**である。厚生労働大臣は，その職員に特定機能病院，臨床研究中核病院に立ち入らせ，その人員，清潔保持の状況，構造設備，診療録などを検査させることができる。

3 人員の増員，業務の停止命令

都道府県知事は，病院，療養病床を有する診療所について，その人員の配置が本節 -14-1「病院等の人員」で述べた基準からみて著しく不十分であり，適正な医療の提供に著しい支障が生じる場合に，開設者に対し期限を定めて**人員の増員**を命じ，期間を定めて**業務の停止**を命じることができる。

4 使用の制限，使用の禁止，修繕・改築の命令

都道府県知事は，病院，診療所，助産所が清潔を欠くとき，構造設備が規定に違反するとき，衛生上有害なとき，保安上危険であると認めるときは，病院，診療所，助産所の開設者に対して，期間を定めて，**使用の制限・禁止，修繕・改築**を命じることができる。

厚生労働大臣は，特定機能病院，臨床研究中核病院の構造設備が基準に違反するときは，その開設者に対し，期限を定めて修繕・改築を命じることができる。

5 管理者の変更命令

都道府県知事は，病院，診療所，助産所の管理者に犯罪，医事に関する不正行為があり，その人が管理するのに適しないと認めるときは，開設者に対して**管理者の変更**を命じることができる。

❶開設許可の取り消しなど

　次に掲げる事項①〜④の一つに該当するときは，都道府県知事は，病院，診療所，助産所の開設許可を取り消し，または開設者に対し期間を定めて，その閉鎖を命じることができる。

①開設許可を受けたのち，正当な理由がないのに6か月以上その業務を開始しないとき
②休止した後，正当な理由がないのに1年以上業務を再開しないとき
③開設者が，使用期限，使用禁止，修繕，改築の命令，管理者の変更命令に違反したとき
④開設者に犯罪，医事に関する不正の行為があったとき

❷地域医療支援病院の承認の取り消し

　都道府県知事は，①地域医療支援病院がその承認要件を欠くに至ったとき，②開設者・管理者が地域医療支援病院の責務を果たさなかったとき，③構造設備の修繕，改築命令に違反したときは，その承認を取り消すことができる。

❸特定機能病院，臨床研究中核病院の承認の取り消し

　厚生労働大臣は，①特定機能病院，臨床研究中核病院がその承認要件を欠くに至ったとき，②特定機能病院，臨床研究中核病院の開設者が修繕，改築命令に違反したとき，③特定機能病院，臨床研究中核病院の管理者がその責務を果たさなかったときなどには，その承認を取り消すことができる。

┃ 21. 公的医療機関

　本法は，**公的医療機関**について特別に節を設け，都道府県が定めた施策の実施に協力しなければならないと規定している。

　公的医療機関とは，都道府県，市町村，国民健康保険団体連合会，国民健康保険組合，日本赤十字社，済生会，厚生農業協同組合連合会，北海道社会事業協会の開設する病院・診療所をいう。

　厚生労働大臣は，医療の普及を図るため，特に必要があると認めるときは公的医療機関の設置に要する費用の一部を補助するとともに，都道府県等に対し，公的医療機関の設置を命じることができる。

　厚生労働大臣，都道府県知事は，公的医療機関の設置者・開設者に対し，業務に支障のない範囲で，**建物・設備・器械器具を院外の医師・歯科医師に研究・診療のために利用させる**こと，**医師・歯科医師の実地修練・臨床研修を行わせるのに必要な条件を整備させる**ことなどを命じることができる。

II　その他の医療の提供に関連する法律

A　地域における医療及び介護の総合的な確保の促進に関する法律（平成元年制定）

　この法律（略称：**医療介護総合確保法**）は，国民の健康の保持および福祉の増進にかかる多様なサービスへの需要が増大していることに鑑み，地域における創意工夫を生かしつつ，地域において効率的かつ質の高い医療提供体制を構築するとともに，**地域包括ケアシステム***を構築することを通じ，地域における医療および介護の総合的な確保を促進する措置を講じ，もって高齢者をはじめとする国民の健康の保持および福祉の増進を図り，あわせて国民が生きがいをもち，健康で安らかな生活を営むことができる地域社会の形成に資することを目的としている。

　本法では，①都道府県の事業計画に記載した医療・介護の事業（病床の機能分化・連携，在宅医療・介護の推進等）のため，2014（平成26）年からの増税による消費税増収分を活用した新たな基金（**地域医療介護総合確保基金**）を都道府県に設置し，②医療と介護の連携を強化するため，厚生労働大臣が「地域における医療及び介護を総合的に確保するための基本的な方針（**総合確保方針**）」を策定することとなっている。2022（令和4）年には，電子処方箋のしくみが定められた。

B　独立行政法人国立病院機構法（平成14年制定）

　国立病院機構は，医療の提供，医療に関する調査，および研究，ならびに技術者の研修等の業務を行うことで，国民の健康に重大な影響のある疾病に関する医療，その他の医療で国の医療政策として機構が担うべきものの向上を図り，公衆衛生の向上および増進に寄与することを目的とする**独立行政法人***である。

　これらの医療機関は，もとは国立病院または国立療養所として運営されていたが，昭和末期（1985年頃）から編成の見直し（再編成）が行われ始めた。複数の医療機関の統合や改組が行われた後，2002（平成14）年に本法が成立し，2004（平成16）年に全国の国立病院，および国立療養所が独立行政法人に移行した（**国立高度専門医療センター*****と国立ハンセン病療養所***

---

*　**地域包括ケアシステム**：地域の実情に応じて，高齢者が可能な限り住み慣れた地域で，その有する能力に応じ自立した日常生活を営むことができるよう，医療，介護，介護予防，住まいおよび自立した日常生活の支援が包括的に確保される体制をいう。体制の構築のためには，高齢者個人に対する支援の充実とともに，サービスを提供する医療や介護などの関係機関が十分に連携していくことが必要である。

*　**独立行政法人**：公共上必要な業務について，各府省の行政活動から一定の事務・事業を分離し，その運営を独立した法人に任せて，業務の質の向上や活性化，効率性の向上，自律的な運営，透明性の向上を図ることを目的とするもの。財政措置については国が行う。

を除く）。国立病院機構は 2024（令和 6）年 4 月現在，全国に 140 か所設置されている。

C 地域包括ケアシステムの強化のための介護保険法等の一部を改正する法律（平成 29 年制定）

　地域包括ケアシステムを強化するために介護保険法のほか，医療法，健康保険法，社会福祉法，障害者総合支援法，児童福祉法などを一体的に改正した法律。①自立支援・重度化防止に向けた保険者機能の強化等の取り組みの推進，②医療・介護の連携の推進等，③地域共生社会の実現に向けた取り組みの推進等，④**介護サービスの 2 割負担者のうち，特に所得の高い層の負担割合を 3 割とする**，⑤各医療保険者が納付する介護納付金（40 〜 64 歳の保険料）への総報酬割の導入，などを主な内容としている。このうち医療・介護の連携については，長期にわたる療養が必要な要介護者に対し，「日常的な医学管理」や「看取り・ターミナル」等の医療機能と，「生活施設」としての機能とを兼ね備えた新たな介護保険施設として，**介護医療院**が創設された。

D 個人情報の保護に関する法律（平成 15 年制定）

　この法律（略称：**個人情報保護法**）は，デジタル社会の進展に伴い**個人情報***の利用が著しく拡大していることに鑑み，個人情報の適正な取り扱いに関し，基本理念，および政府による基本方針の作成その他の個人情報の保護に関する施策の基本となる事項を定め，国および地方公共団体の責務等を明らかにし，個人情報を取り扱う事業者および行政機関等について，これらの特性に応じて遵守すべき義務等を定めている。また**個人情報保護委員会***を設置することにより，行政機関等の事務および事業の適正かつ円滑な運営を図り，ならびに個人情報の適正かつ効果的な活用が，新たな産業の創出，ならびに活力ある経済社会，および豊かな国民生活の実現に資するものであること，その他の個人情報の有用性

---

* **国立高度専門医療センター**：国立がん研究センター，国立循環器病研究センター，国立精神・神経医療研究センター，国立国際医療研究センター，国立成育医療研究センター，国立長寿医療研究センターの 6 施設をさす。これらの施設については，高度専門医療に関する研究等を行う国立研究開発法人に関する法律（平成 20 年制定）で規定されている。

* **国立ハンセン病療養所**：明治後期から昭和前期にかけて，ハンセン病患者の隔離・収容を目的に設立された施設。1996（平成 8）年のらい予防法廃止により隔離・収容制度は完全に廃止され，現在では元ハンセン病患者へのプライマリケアや後遺症の治療，また元患者の生活の場として全国で 13 施設が運営されている。

* **個人情報**：本法においては，生存する個人に関する情報であって，次の①②のいずれかに該当するものをいう。①当該情報に含まれる氏名，生年月日その他の記述等（文書，図画もしくは電磁的記録に記載もしくは記録され，または音声，動作その他の方法を用いて表された一切の事項をいう）により特定の個人を識別することができるもの（他の情報と容易に照合することができ，それにより特定の個人を識別することができることとなるものを含む），②個人識別符号（個人の身体の一部の特徴を電子計算機の用に供するために変換した文字，番号，記号その他の符号であって，特定の個人を識別できるもの。または，個人の役務や商品購入に際し割り当てられるか，あるいは発行されるカードなどに記載もしくは記録され，特定の個人を識別できるもの）が含まれるもの。

* **個人情報保護委員会**：個人情報の適正な取扱いの確保を図ることを任務とする。個人情報の保護に関する基本方針の策定・推進や個人情報等の取扱いに関する監視・監督などを行う。

に配慮しつつ，個人の権利利益を保護することを目的としている。

医療・介護分野は個人情報の性質や利用方法等から，特に本法に基づく適正な取り扱いの厳格な実施を確保する必要がある分野の一つであり，医療機関や介護事業所等における個人情報の適正な取り扱いに対する積極的な取り組みが求められている。

また厚生労働省では，本法と，本法を踏まえ制定された「個人情報の保護に関する法律についてのガイドライン」をもとに「**医療・介護関係事業者における個人情報の適切な取扱いのためのガイダンス**」(2017［平成29］年) を作成し，病院・診療所，薬局や（介護保険法に規定する) 居宅サービス事業における個人情報の適正な取り扱いの確保に向けた具体的な留意点・事例などを示している。

Ⓔ 死因究明等推進基本法（令和元年制定）

この法律は，死因究明等に関する施策に関して基本理念，責務，施策の基本となる事項，施策に関する推進計画の策定について定めるとともに，死因究明等推進本部を設置すること等により，死因究明等に関する施策を総合的かつ計画的に推進し，もって安全で安心して暮らせる社会，および生命が尊重され個人の尊厳が保持される社会の実現に寄与することを目的としている。

なお，本法では，医療の提供に関連して死亡した者の死因究明に係る制度については，別に法律で定めるところによると規定され，死体の解剖または科学調査が適切に選択されるようにするための方策について，本法施行 (2020［令和2］年4月1日) 後3年を目途として検討を加えることとされている。2023（令和5) 年にも死因究明等推進本部が開催され，体制，計画の見直しが図られている。

Ⓕ その他の関連法規

その他の医療の提供に関連する法律としては，民間の医療機関に長期固定金利の資金を貸し付ける独立行政法人福祉医療機構の組織，業務などについて規定する**独立行政法人福祉医療機構法** (平成14年制定)，死体の解剖および死因調査の適正を期するとともに，死体を医学の教育または研究に役立たせることを目的とする**死体解剖保存法** (昭和24年制定)，警察等が取り扱う死体に関し，解剖などによる死因究明や身元調査などについて定めた**警察等が取り扱う死体の死因又は身元の調査等に関する法律** (略称：死因・身元調査法，平成24年制定) などがある。

また2023 (令和5) 年には，新型コロナウイルス感染症の流行を受け，今後の感染症対策機関の設置に向けて，**国立健康危機管理研究機構法**が制定された。この法律により従来の国立感染症研究所と国立研究開発法人国立国際医療研究センターが統合され，**国立健康危機管理研究機構**として，感染症その他の疾患の発生・まん延に向けた研究・調査を総合

的に実施することになる（設置は法公布から3年以内）。

参考文献

・東京都医師会地域福祉委員会：かかりつけ医機能ハンドブック2009，東京都医師会，2009.

国家試験問題

> **1** 医療法に規定されている診療所とは，患者を入院させるための施設を有しないもの
> 又は（　　）人以下の患者を入院させるための施設を有するものをいう。
> （　　）に入る数字はどれか。 （113回 AM10）
>
> 1. 17
> 2. 18
> 3. 19
> 4. 20
>
> ▶ 答えは巻末

第 5 章

医療職・社会福祉職，そのほか関連職に関する法律

● 医療の提供にかかわる，看護職員以外の医療職・社会福祉職に関連する法律について学ぶ。

医師法（昭和23年制定）

現在の医師法は，第2次世界大戦中に制定された国民医療法に代わって，1948（昭和23）年に保健婦助産婦看護婦法と同時に公布された。

医療法が医療を行う場所に関する法律であるのに対し，医師法は医療を行う人に関する法律，つまり医師の資格を定め，業務について規定する法律である。

医師法は，総則，免許，試験，研修，業務，医師試験委員，雑則，罰則の8つの章に分かれている。

1. 総則

医師は，**医療および保健指導**をつかさどることによって，**公衆衛生の向上および増進**に寄与し，もって国民の健康な生活を確保するものとする。

国，都道府県，病院または診療所の管理者，大学，医学医術に関する学術団体，診療に関する学識経験者の団体その他の関係者は，公衆衛生の向上および増進を図り，国民の健康な生活を確保するため，医師がその資質の向上を図ることができるよう，適切な役割分担を行うとともに，相互に連携を図りながら協力するよう努めなければならない。

2. 免許・試験・研修

1 医師の任務

医師は，医療および保健指導を司ることによって，公衆衛生の向上および増進に寄与し，それによって国民の健康な生活を確保することを任務とする。

2 医師免許を受ける要件

医師になろうとする者は，医師国家試験に合格し，厚生労働大臣の免許を受けなければならない（医師免許の**積極的要件**）。

医師国家試験の合格者であっても，未成年者には免許が与えられない（医師免許の**絶対的欠格事由**）。また，看護師などと同様に，次のような者には医師免許が与えられないことがある（医師免許の**相対的欠格事由**）。

①心身の障害により医師の業務を適正に行うことができない者として**厚生労働省令で定めるもの***
②麻薬，大麻またはあへんの中毒者
③罰金以上の刑に処せられた者
④①～③の者を除くほか，医事に関し犯罪または不正の行為のあった者

3　医籍の登録

医籍とは，医師免許を得た者の氏名・本籍などを登録する厚生労働省の帳簿のことをいう。医師の業務，つまり**医業***は**医籍に登録した日**から行える。

4　医師免許の取り消し，医業の停止，再免許および再教育研修

厚生労働大臣は，医師が相対的欠格事由のいずれかに該当し，または医師としての品位を損するような行為があった場合には，①戒告，②3年以内の医業の停止，③免許の取り消し，のいずれかの処分をすることができる。

また，厚生労働大臣は，次の①②の者に対し，医師としての倫理の保持または医師として備えるべき知識・技能に関する研修（**再教育研修**）を受けるよう命じることができる。

①戒告もしくは3年以内の医業の停止の処分を受けた医師
②免許の取り消し処分を受けた医師であって，取り消し処分の日から起算して5年が経過していて再免許を受けようとしている者

再教育研修を修了した者については，その申請により，再教育研修を修了した旨を医籍に登録する。

医師免許の取り消し，医業の停止などの処分を行うときは，厚生労働大臣はあらかじめ，処分を受ける当事者に**弁明の機会**を与えるとともに，**医道審議会**の意見を聴取しなければならない。

5　試験

医師国家試験は，毎年少なくとも1回，厚生労働大臣が，臨床上必要な医療および公衆衛生に関し，医師として必要な知識，技能について行う。

医師国家試験の受験資格のある者は，次のいずれかに該当する者である。

①大学において医学の正規の課程を修めて卒業した者

＊ **厚生労働省令で定めるもの**：厚生労働省令（医師法施行規則）では，「視覚，聴覚，音声機能若しくは言語機能又は精神の機能の障害により医師の業務を適正に行うに当たって必要な認知，判断及び意思疎通を適切に行うことができない者」と規定している。
＊ **医業**：ただし，医学生は臨床実習において，知識・技術の修得のため，医師の指導下で医業を行える（次項3「業務」参照）。

なお，2021（令和 3）年の法改正により，2025（令和 7）年度から，受験資格要件に厚生労働大臣が定める**共用試験**[*]の合格が加わる。

6 | 研修

診療に従事しようとする医師は，**プライマリケア**[*]の基本的な診療能力を修得するため，免許を受けた後も 2 年以上，都道府県知事の指定する病院または外国の病院で厚生労働大臣の指定する施設において，**臨床研修**を受けなければならない。

厚生労働大臣は，臨床研修を修了した者からの申請により，臨床研修を修了した旨を医籍に登録するとともに，**臨床研修修了登録証**を交付する。

臨床研修修了の登録を受けた医師でなければ，**医療法**に基づく病院または診療所の管理者にはなれず，また，登録を受けていない医師が診療所を開設する場合には，都道府県知事の許可を受けなければならない。

なお，医師の臨床研修制度は，大学卒業後で医師国家試験受験前の実地修練（インターン）制度に代わって 1968（昭和 43）年に導入された。診療に従事しようとするすべての医師がプライマリケアの基本的診療能力を身につけるためには，臨床研修を必修とするとともに，その内容の大幅な改善を図る必要があるという理由から，2000（平成 12）年に本法の改正が行われ，2004（平成 16）年から医師の臨床研修は必修化され，研修プログラム，研修病院の施設・人員の基準，研修医の処遇などが大幅に改善された。

▎3. 業務

1 | 業務の独占

医師は業務独占の資格であり，医師でなければ，医業をなしてはならない。

医業とは，医行為を不特定人または特定多数人に対して反復継続（はんぷくけいぞく）の意思をもって行うことをいう。**医行為**とは，医師が行うのでなければ，保健衛生上，危害を生じるおそれのある行為をいう。

---

[*] **共用試験**：臨床実習の前後に実施される。医学生の場合，実習前に知識の試験（CBT）と技能・態度の試験（OSCE）の 2 つを行い，実習後に再度 OSCE を行う。

[*] **プライマリケア**：米国国立科学アカデミーによると「患者の抱える問題の大部分に対処でき，かつ継続的なパートナーシップを築き，家族及び地域という枠組みの中で責任を持って診療する臨床医によって提供される，総合性と受診のしやすさを特徴とするヘルスケアサービス」（日本プライマリ・ケア連合学会訳）とされる。ほかにも幅広く意味・定義をもつ用語であり，用いられる状況でニュアンスが異なる。

実際にいかなる行為が医行為の範囲に属するのか，医行為のうちどの部分を医師の指揮監督の下で**診療補助者**に行わせることができるのかについては，第3章-I-5-1「業務の制限」でも述べたように，看護師，臨床検査技師，理学療法士などの診療補助者の業務との関連で問題となることが多い（第1章-II-E-2-2「判例」を参照）。

なお，医療の分野における国際交流の進展と開発途上国の医療水準の向上に寄与するため，1987（昭和62）年に**外国医師等が行う臨床修練等に係る医師法第17条等の特例等に関する法律**が制定され，厚生労働大臣から臨床修練の許可を受ければ，外国の医師や歯科医師も一定の条件の下で医業（臨床修練）ができることになった。

・また2021（令和3）年の法改正により，2023（令和5）年度から共用試験（CBT，OSCE）に合格した医学生が臨床実習として医業を行うことができるようになった。

2 名称の独占

医師は名称独占の資格でもあり，医師でなければ，医師またはこれに紛らわしい名称を用いてはならない。

たとえば，はり師・きゅう師・柔道整復師が，はりきゅう医・接骨医などと称するのは，医師法違反となる。

3 業務に伴う義務

❶応召義務

診察に従事している医師は，診察治療の求めがあったときは，正当な事由がなければ，これを拒んではならない。

診察を拒否できる「**正当な事由**」とは，医師が不在または病気であるために**事実上診療が不可能な場合**などであって，診療時間外の診療の求めがあったというだけではこれに該当しない。また診療費を払わない場合であっても，直ちにそれを理由として診療を拒むことはできない。

なお，この規定は当事者に努力すべき事柄を示す，いわゆる訓示的な規定で，これに違反しただけでは罰則の適用は受けないが，行政処分や第3章-I-6「責任」で述べた**医療過誤の責任**において問題となることがある。

❷証明文書交付の義務

診察もしくは死体の検案をし，または出産に立ち会った医師は，**診断書，検案書，出生証明書，死産証書**の交付の求めがあった場合には，正当な事由がなければこれを拒んではならない。前述の応召義務とともに医師の業務に伴う義務ではないが，本法が医師に課した特別の義務である。この規定も訓示的規定で罰則はない。

❸無診察治療等の禁止

医師は，自ら診察をしないで治療をし，または診断書，**処方箋**を交付してはならない（例：同じ疾患のため定期的に通院する患者に，診察をせずに薬の処方箋だけ交付する）。また，自ら出産に

人間社会と法

健康支援と法律

看護職員に関連

医療提供に関連

5 医療職・社会福祉職，そのほか関連職に関連

疾病予防・健康増進に関連

母子に関連

高齢者に関連

社会福祉および障害者に関連

医療保険に関連

立ち会わないで出生証明書，死産証書を交付してはならず，自ら検案をしないで検案書を交付してはならない。ただし，診察中の患者が**受診後 24 時間以内に死亡**した場合には，改めて診察しなくても死亡診断書を交付できる。

　この規定の違反には罰則（50 万円以下の罰金）があるが，**歯科医師法**には自ら診察をしないで治療をし，または診断書，処方箋を交付してはならないこととその罰則に関する規定のみがある。

❹ 異状死体などの届出義務

　医師は，**死体***または妊娠 4 か月以上の死産児を検案して異状があると認めたときは，24 時間以内に所轄(しょかつ)警察署に届け出なければならない。この規定は本法が医師に課した特別の義務であり，規定違反には罰則（50 万円以下の罰金）がある。

　なお，歯科医師には，その業務の内容上このような義務はない。

❺ 処方箋交付の義務

　医師は患者に対し，治療上，薬剤を調剤して投与する必要があると認めた場合には，患者または現にその看護にあたっている者に対して**処方箋(せん)**を交付しなければならない。ただし，①患者または現にその看護にあたっている者が処方箋の交付を必要としない旨を申し出た場合，②処方箋の交付が診療や疾病(しっぺい)の予後について不安を与えるなど，治療上支障を生じるおそれがある場合など**本法に特別に定める事由(じゆう)***に該当する場合には，処方箋を交付しなくてもよい。

医師不足

　厚生労働省の「医師・歯科医師・薬剤師統計」では，日本の届出医師数は 34 万3275 人，人口 10 万人当たり約 275 人（2022 ［令和 4］年 12 月 31 日現在）であり，これは経済協力開発機構（OECD）参加国中の比較では，人口当たりの医師数が少ない群に属している。医師数は年々増加しているにもかかわらず，過疎地，小規模医療施設，特定の診療科等の医療現場では，医師不足の悪化が指摘されているところである。日本の医師不足の要素には，医師総数の絶対数の不足，地域偏在による不足，診療科別の医師の需給不均衡による不足などが考えられる。

　その対策には，女性医師の働きやすい職場環境づくり，高度な技術を有するコメディカルの育成，地域別・診療科別の医師の需給規制など様々な方法が議論されている。なお，地域間の医師偏在等を解消するため，都道府県の医療計画における医師の確保に関する事項の策定，臨床研修病院の指定権限および研修医定員の決定権限の都道府県への移譲等の措置を講ずる医療法・医師法の改正が 2018（平成 30）年 7 月に行われた。

---

* **死体**：自己が診察中の患者の死体である場合も含まれる（最高裁 2004［平成 16］年 4 月 13 日判決）。
* **本法（医師法）に特別に定める事由**：①暗示的効果を期待する場合，②処方箋交付が患者を不安にし治療が困難になる場合，③短時間での病状変化への対応，④診断・治療方法が未決定，⑤応急措置，⑥安静患者以外に薬剤の受け手がいない場合，⑦覚醒剤の投与，⑧薬剤師がいない船舶内

この規定はいわゆる**医薬分業***に関するものであるが，この規定の違反については罰則（50 万円以下の罰金）がある。

❻ 保健指導の義務（療養方法などの指導）

医師は，診療をしたときは，本人またはその保護者に対し，療養の方法，その他保健の向上に必要な事項の指導をしなければならない。

この規定の違反について罰則はないが，医師の任務の基本にかかわる重要な義務であり，医療事故の訴訟が提起された場合などにおいては，医師の注意義務ないし説明義務として，最終的には医師として最善を尽くしたかどうか，という見地から問題となることが多い（第 3 章 -I-7「責任」参照）。

❼ 現況届の提出

医師は，2 年ごとの年の 12 月 31 日現在における氏名，住所等を，翌年 1 月 15 日までに，その住所地の都道府県知事を経由して厚生労働大臣に届け出なければならない。ただし，電子情報処理組織を使用して届出を行うときは，都道府県知事を経由することを要しない。なお，この規定の違反については罰則（50 万円以下の罰金）がある。

❽ 診療録の記載および保存の義務

医師は，診療をしたときは，速やかに患者の氏名，病名および主要症状，治療方法，診療年月日など診療に関する事項を**診療録**に記載しなければならない。診療録は，診療した医師（開業医の場合），または病院や診療所の管理者（勤務医の場合）において **5 年間保存**しなければならない。

診療録は，従来は医師の単なる備忘録にすぎないと考えられていたが，医療過誤事件が多くなるにつれてその法的性格が問題にされるようになった。後日，医療過誤訴訟が提起された場合には，診療内容が適当であったかどうかを判断するための重要な証拠文書と位置づけられている。なお，この規定の違反については罰則（50 万円以下の罰金）がある。

Ⓑ 歯科医師法 （昭和 23 年制定）

◎条文を見てみよう

スマートフォンやタブレットで QR コードを読み込んで条文から以下の内容を確認してみましょう。

• 歯科医師の免許について確認しよう。
• 歯科医師の業務を確認し医師との共通点を確認しよう。

出典／e-Gov ポータル：https://www.e-gov.go.jp

---

* **医薬分業**：「患者の診察治療は医師が」「調剤は医師の処方箋に基づき薬剤師が」と，医療において「医」と「薬」を専門職が分担して行う制度。医師と薬剤師がお互いの専門分野で業務を分担することで，医療の質の向上を目指している。また，外来診療において院外薬局で調剤を受けた割合を処方箋受取率（または医薬分業率）と呼び，70％以上が完全分業の目安とされている。

1. 任務

歯科医師は，**歯科医療**および**保健指導**をつかさどることによって，公衆衛生の向上および増進に寄与(きよ)し，それによって国民の健康な生活を確保することを任務としている。

2. 免許

歯科医師になるには，大学において歯学の正規の課程を修めて卒業したのち，歯科医師国家試験に合格し，厚生労働大臣の免許を受けなければならない。

なお，安全，安心な医療を提供し，国民の医療に対する信頼を確保するため，処分を受けた歯科医師に対する再教育制度がある。

欠格事由については，絶対的，相対的ともに医師と同様である（本章 -A-2-2「医師免許を受ける要件」参照）。

3. 臨床研修

診療に従事しようとする歯科医師は，免許を受けたのちも，1年以上歯学もしくは医学を履修する課程を置く大学の附属病院（歯科医業を行わないものを除く），または厚生労働大臣の指定する病院・診療所で，**臨床研修***を受けなければならない。

4. 業務

業務については，医師と同様に**業務独占**および**名称独占**であり，また医師と同じような**業務上の義務***がある。

C 歯科衛生士法（昭和23年制定）

◎条文を見てみよう
スマートフォンやタブレットで QR コードを読み込んで条文から以下の内容を確認してみましょう。
- 法律の目的を確認しよう。
- 歯科衛生士の業務の制限と，業務に伴う義務を確認しよう。

出典／e-Gov ポータル：https://www.e-gov.go.jp

1. 目的

歯科衛生士の資格を定めることにより，歯科疾患の予防および口腔衛生の向上を図る。

---

* **臨床研修**：診療に従事しようとする歯科医師については，2006（平成18）年4月1日から臨床研修が必修化された。これに伴い歯科の病院・診療所の管理者は，臨床研修を修了した歯科医師でなければならなくなった。
* **業務上の義務**：①療養の指導，②応召義務，③診断書の交付，④無診療治療の禁止，⑤処方箋の交付（医師同様に例外規定もある），⑥歯科医師の現状届の提出，⑦診療録の記載および保存

2. 定義

歯科衛生士とは，厚生労働大臣の免許を受けて，歯科医師の指導の下_{もと}に，歯牙_{しが}および口腔の疾患の予防処置として，①歯牙露出面および正常な歯ぐきの遊離縁下_{ゆうりえんか}の付着物や沈着物（歯石_{しせき}，歯垢_{しこう}など）を機械的操作によって除去すること，②歯牙および口腔に対して薬物を塗布することを業とする者をいう。

また，歯科衛生士は以上のような業務を行うほかに，保健師助産師看護師法の規定（第3章-I-6-1「業務の制限」参照）にかかわらず，歯科診療の補助を業として行うことができ，歯科衛生士の名称を用いて歯科保健指導を業として行える。

3. 免許

歯科衛生士の免許は，厚生労働大臣の行う歯科衛生士試験に合格した者であって，欠格事由に該当しない者に与えられる。

免許の欠格事由_{じゆう}，免許の取り消し，業務の停止手続きなどについてはすべて保健師助産師看護師法に準じており，ほとんど同様である（第3章-I-3-1「免許を取得する要件」参照）。

4. 受験資格

受験資格は，①文部科学大臣の指定した学校，または都道府県知事の指定した養成所を卒業した者，および②外国の歯科衛生士学校を卒業するか，または外国において歯科衛生士免許を得た者で，①の者と同等以上の知識，技能を有すると厚生労働大臣が認めた者に与えられる。

これらの学校・養成所は，大学入学資格を有する者などを入学または入所の資格としており，修業年限2年以上，指定規則で定める教育内容を有することが必要である。

5. 業務

1 | 業務の制限

歯科衛生士でなければ，歯科衛生士に許されている業務を行うことができない。ただし歯科医師であれば，歯科医師の業務の一部としてこれを行うことができる。

2 | 業務に伴う義務

▶ **業務上の制限**　歯科衛生士は，臨時応急の手当を除き，主治の歯科医師の指示がない限り，衛生上危害が生じるおそれのある行為をしてはならない。

▶ **秘密を守る義務**　歯科衛生士は，正当な理由がなく，業務上知り得た人の秘密を漏らしてはならない。

6. 名称の使用制限

歯科衛生士でなければ，歯科衛生士またはこれと紛らわしい名称を使用してはならない。

D 診療放射線技師法（昭和26年制定）

◎条文を見てみよう
スマートフォンやタブレットでQRコードを読み込んで条文から以下の内容を
確認してみましょう。
• 診療放射線技師の定義を確認しよう。
• 診療放射線技師の業務の制限と，業務に伴う義務を確認しよう。

出典／e-Govポータル：https://www.e-gov.go.jp

1. 制度の沿革

1951（昭和26）年に**診療エックス線技師**の資格が法制化された。その後，放射線医療の普及に対処して，1968（昭和43）年にその業務が適正に行われるように診療放射線技師の制度が併せて設けられ，診療放射線技師及び診療エックス線技師法となった。

しかし，診療エックス線技師の制度は，行政事務の簡素合理化などの理由により，1984（昭和59）年10月に廃止され，現在の診療放射線技師法となった。ただし，旧法の規定により診療エックス線技師の免許を受けていた者は，引き続き業をすることができることとされた。

2. 定義

診療放射線技師とは，厚生労働大臣の免許を受けて，医師または歯科医師の指示の下に，**放射線***の人体に対する照射（撮影を含み，照射機器を人体内に挿入して行うものを除く）をすることを業とする者をいう。

3. 免許

免許の積極的要件としては，厚生労働大臣の行う診療放射線技師国家試験に合格することである。

また免許は，①心身の障害により診療放射線技師の業務を適正に行うことができない者として厚生労働省令で定めるもの，②診療放射線技師の業務に関して犯罪または不正行為のあった者には与えられないことがある（ともに相対的欠格事由）。

免許の取消し，業務の停止，再免許などの手続きについては，保健師助産師看護師法の

---

* **放射線**：次の電磁波または粒子線をいう。①アルファ線およびベータ線，②ガンマ線，③百万電子ボルト以上のエネルギーを有する電子線，④エックス線，⑤その他政令で定める電磁波または粒子線（本法第2条第1項）。

場合と同様である。

4. 受験資格

　受験資格は，大学入学資格を有する者などであって，文部科学大臣の指定した学校または都道府県知事の指定した養成所で3年以上修習したもの，および外国でこれと同等以上の学力および技能を有するものである。

5. 業務

1　業務の制限

　診療放射線技師でなければ放射線を人体に照射することができない。この人体への放射線の照射は，看護師の診療の補助業務に含まれない診療放射線技師の独占業務部分となっている。ただし，医師または歯科医師は，自ら放射線を人体に照射することができる。

2　業務に伴う義務

▶ **業務上の制限**　診療放射線技師は，医師または歯科医師の指示を受けなければ，放射線を人体に照射してはならない。また，医師または歯科医師の指示により出張して照射する場合，および集団検診などの場合以外は，病院または診療所以外の場所で業務を行ってはならない。

▶ **照射録の作成**　放射線を人体に照射したときは，一定の事項を記載した**照射録**を作成し，指示した医師，歯科医師の署名を受けなければならない。

▶ **秘密を守る義務**　正当な理由がなく，業務上知り得た人の秘密を漏らしてはならない。

6. 名称の使用制限

　診療放射線技師でない者は，診療放射線技師，診療エックス線技師，またはこれと紛らわしい名称を用いてはならない。

E　歯科技工士法（昭和30年制定）

◎条文を見てみよう
スマートフォンやタブレットでQRコードを読み込んで条文から以下の内容を確認してみましょう。
●歯科技工士の定義を確認しよう。
●歯科技工士の業務の制限と，業務に伴う義務を確認しよう。

出典／e-Gov ポータル：https://www.e-gov.go.jp

人間社会と法
健康支援と法律
看護職員に関連
医療提供に関連
5　医療職・社会福祉職，そのほか関連職に関連
疾病予防・健康増進に関連
母子に関連
高齢者に関連
社会福祉および障害者に関連
医療保険に関連

1. 目的

歯科技工士の資格を定めるとともに，歯科技工の業務が適正に行われるように規制することにより，歯科医療の普及向上に寄与する。

2. 定義

歯科技工とは，特定人に対する歯科医療の用に供する補綴物，充塡物または矯正装置を作成し，修理し，または加工することをいう。

歯科技工士とは，厚生労働大臣の免許を受けて，歯科技工を業とする者をいう。

歯科技工所とは，歯科医師または歯科技工士が業として歯科技工を行う場所をいう。

3. 免許

歯科技工士の免許は，厚生労働大臣の行う歯科技工士国家試験に合格した者であって，欠格事由に該当しない者に与えられる。

免許の欠格事由，免許の取り消し，業務の停止手続きなどについてはすべて保健師助産師看護師法に準じており，ほとんど同様である。

4. 受験資格

文部科学大臣の指定した学校，または都道府県知事の指定した養成所を卒業した者，歯科医師国家試験，または予備試験の受験資格を有する者，外国でこれに準じる資格を得て前記の者と同等以上の知識，技能を有すると厚生労働大臣が認める者に対して与えられる。

5. 業務

1 業務の制限

歯科医師または歯科技工士でなければ，歯科技工を業として行ってはならない。

2 業務に伴う義務

▶ **業務上の制限**　歯科技工士は，自己の業務を行うにあたって，一定事項を記載した歯科医師の指示書によるか，またはその直接の指示によるのでなければ，歯科技工を行ってはならない。また，この場合の指示書は，病院・診療所または歯科技工所の管理者が 2 年間保存しなければならない。

▶ **業務上の注意**　歯科技工士は，その業務を行うにあたり，印象採得（口腔内の型をとること），咬合採得（噛み合わせの確認），試適（人工歯などの仮テスト），装着，そのほか歯科医師が行うのでなければ衛生上危害を生じるおそれのある行為をしてはならない。

6. 歯科技工所

▶ **届出** 歯科技工所を開設した者は，10日以内に一定の事項を，その歯科技工所の所在地の都道府県知事（保健所を設置する市または特別区では，市長または区長）に届け出なければならない。届け出た事項の変更，歯科技工所の休廃止の場合も同様である。

▶ **管理者** 歯科技工所には，歯科医師または歯科技工士が自ら開設者となる場合を除き，歯科医師または歯科技工士の資格をもつ管理者を置かなければならない。

▶ **報告徴収および立入検査など** 歯科技工所に対しては，都道府県知事の報告徴収，立入検査，改善命令，使用禁止などの権限が認められている。

7. 広告の制限

歯科技工所の広告では，病院・診療所と同様に一定事項以外の広告は禁じられている。

 臨床検査技師等に関する法律（昭和33年制定）

◎**条文を見てみよう**
スマートフォンやタブレットでQRコードを読み込んで条文から以下の内容を確認してみましょう。
● 臨床検査技師の定義を確認しよう。
● 臨床検査技師の業務を確認しよう。

出典／e-Govポータル：https://www.e-gov.go.jp

1. 制度の沿革

1958（昭和33）年に衛生検査技師制度が創設された。1970（昭和45）年の法改正によって，新たに臨床検査技師の資格制度および登録衛生検査所の制度がこの法律で規定されることとなり，名称も臨床検査技師，衛生検査技師等に関する法律と改められた。

その後，2005（平成17）年の法改正で衛生検査技師制度が廃止されたことに伴い，名称が**臨床検査技師等に関する法律**に再度改められた。

2. 定義

臨床検査技師とは，厚生労働大臣の免許を受けて，臨床検査技師の名称を用いて，医師または歯科医師の指示の下に，微生物学的検査，血清学的検査，血液学的検査，病理学的検査，寄生虫学的検査，生化学的検査，および脳波計，心電計などを使用する生理学的検査を行うことを業とする者をいう。

▋3. 免許

臨床検査技師の免許は，厚生労働大臣の行う臨床検査技師国家試験に合格した者であって，欠格事由（じゅう）に該当しない者に与えられる。欠格事由は保健師助産師看護師法の場合とほぼ同様である。

▋4. 受験資格

大学入学資格を有する者などであって，文部科学大臣の指定した学校，または都道府県知事の指定した臨床検査技師養成所において，3年以上臨床検査に必要な知識および技能を修得した者，または外国でこれらと同等以上の知識，技能を修得したと厚生労働大臣が認める者であることが必要とされる。

▋5. 名称の使用制限

臨床検査技師でない者は，臨床検査技師という名称，またはこれと紛（まぎ）らわしい名称を使用してはならない。

▋6. 衛生検査所

▶ **衛生検査所の登録**　人体から排出，または採取された検体について，衛生検査を業として行う**衛生検査所**（病院，診療所内の施設を除く）を開設しようとする者は，所在地の都道府県知事の**登録**を受けなければならない。都道府県知事は，衛生検査所の構造設備，管理組織などが厚生労働省令で定める基準に適合しないと認めるときは，登録をしてはならない。

▶ **登録の取消し等**　都道府県知事は，登録を受けた衛生検査所の構造設備，管理組織，その他の事項が厚生労働省令で定める基準に適合しなくなったときなどは，その衛生検査所の登録を取り消し，または期間を定めて，その業務の全部もしくは一部の停止を命ずることができる。

Ｇ 理学療法士及び作業療法士法（昭和40年制定）

◎**条文を見てみよう**
スマートフォンやタブレットで QR コードを読み込んで条文から以下の内容を確認してみましょう。
• 理学療法士および作業療法士の定義を確認しよう。
• 理学療法士および作業療法士の業務を確認しよう。

出典／ e-Gov ポータル：https://www.e-gov.go.jp

1. 目的

理学療法士および作業療法士の資格を定めるとともに，その業務が適正に行われるように規律することにより，医療の普及，および向上に寄与する。

2. 定義

▶ 理学療法士　**理学療法士**とは，厚生労働大臣の免許を受けて，理学療法士の名称を用いて，医師の指示の下に，理学療法を行うことを業とする者をいう。

理学療法とは，身体に障害のある者に対し，主としてその基本的動作能力の回復を図るため，治療体操そのほかの運動を行わせ，および電気刺激，マッサージ，温熱，そのほかの物理的手段を加えることをいう。

▶ 作業療法士　**作業療法士**とは，厚生労働大臣の免許を受けて，作業療法士の名称を用いて，医師の指示の下に，作業療法を行うことを業とする者をいう。

作業療法とは，身体または精神に障害のある者に対し，主としてその応用的動作能力または社会的適応能力の回復を図るため，手芸，工作そのほかの作業を行わせることをいう。

3. 免許

免許の積極的要件は，理学療法士国家試験または作業療法士国家試験に合格することである。また，欠格事由は保健師助産師看護師法の場合とほぼ同様である。

4. 受験資格

理学療法士および作業療法士国家試験の受験資格は，大学入学資格を有する者などであって，文部科学大臣の指定した学校，または都道府県知事の指定した養成所で，3年以上（すでに作業療法士または理学療法士のいずれかの資格を有する者にあっては2年以上）必要な知識，技能を修得した者，または外国においてこれらと同等以上の知識および技能を有すると厚生労働大臣が認める者である。

5. 業務

▶ 業務　理学療法士または作業療法士は，保健師助産師看護師法の規定（第3章-I-6-1「業務の制限」参照）にかかわらず，診療の補助として理学療法または作業療法を行うことを業とすることができる。なお，理学療法士が，病院，診療所において，または医師の具体的な指示を受けて，理学療法として行うマッサージについては，あん摩マッサージ指圧師の免許を必要としない。

▶ 秘密を守る義務　理学療法士または作業療法士は，正当な理由がある場合を除き，業務上知り得た人の秘密を漏らしてはならない。

6. 名称の使用制限

理学療法士または作業療法士でない者は，理学療法士，作業療法士またはこれと紛らわしい名称を用いてはならない。

H 視能訓練士法（昭和46年制定）

◎条文を見てみよう
スマートフォンやタブレットでQRコードを読み込んで条文から以下の内容を
確認してみましょう。
● 視能訓練士の定義を確認しよう。
● 視能訓練士の業務を確認しよう。

出典／e-Govポータル：https://www.e-gov.go.jp

1. 目的

視能訓練士の資格を定めるとともに，その業務が適正に運用されるように規律することにより，医療の普及および向上に寄与する。

2. 定義

視能訓練士とは，厚生労働大臣の免許を受けて，視能訓練士の名称を用いて，医師の指示の下に，両眼視機能に障害のある者に対するその両眼視機能の回復のための矯正訓練，およびこれに必要な検査を行うことを業とする者をいう。

3. 免許

視能訓練士の免許は，厚生労働大臣の行う視能訓練士国家試験に合格した者であって，欠格事由に該当しない者に与えられる。欠格事由は，保健師助産師看護師法の場合とほぼ同様である。

4. 受験資格

視能訓練士の試験は次のいずれかに該当する者でなければ受験することができない。

①大学入学資格を有する者などであって，文部科学大臣の指定した学校，または都道府県知事の指定した視能訓練士養成所において，3年以上視能訓練士として必要な知識および技能を修得したもの
②大学，短期大学，保育士養成所，看護師養成所などにおいて2年以上修業し，かつ，厚生労働大臣の指定する科目を修めた者で，文部科学大臣の指定した学校または都道府県知事の指定した視能訓練士養成所において，1年以上視能訓練士として必要な知識および技能を修得したもの
③外国で①②の者と同等以上の知識，技能を修得したと厚生労働大臣が認めたもの

5. 業務

▶ **業務**　視能訓練士は，保健師助産師看護師法の規定（第3章-I-6-1「業務の制限」参照）にかかわらず，診療の補助として，両眼視機能の回復のための矯正訓練，およびこれに必要な検査や眼科検査を業として行うことができる。

▶ **特定行為の制限**　医師の具体的な指示を受けなければ，厚生労働省令で定める矯正訓練，または検査を行うことはできない。

▶ **秘密を守る義務**　業務上知り得た人の秘密を，正当な理由がなく他に漏らしてはならない。

6. 名称の使用制限

視能訓練士でない者は，視能訓練士またはこれと紛らわしい名称を使用してはならない。

臨床工学技士法（昭和62年制定）

> ◎条文を見てみよう
> スマートフォンやタブレットでQRコードを読み込んで条文から以下の内容を確認してみましょう。
> ● 臨床工学技士の定義を確認しよう。
> ● 臨床工学技士の業務に伴う義務を確認しよう。

出典／e-Govポータル：https://www.e-gov.go.jp

1. 制度の沿革

医学・医術の進歩のなかで医療機器の高度化には目覚ましいものがあるが，特に人工透析装置，人工心肺装置，人工呼吸装置などの生命維持管理装置は，医療の分野に新たな可能性を開くものとして大きな役割を果たしている。

一方，これらの生命維持管理装置の操作や保守点検には，単に医学的知識のみでなく工学的な専門知識も必要とされ，専門職種の制度化が痛感されるに至って，この法律が制定された。

2. 定義

臨床工学技士とは，厚生労働大臣の免許を受けて，臨床工学技士の名称を用いて，医師の指示の下に，**生命維持管理装置**（人の呼吸，循環または代謝の機能の一部を代替し，または補助することが目的とされている装置）の操作および保守点検を行うことを業*とする者をいう。

人間社会と法

健康支援と法律

看護職員に関連

医療提供に関連

5 医療職・社会福祉職，そのほか関連職に関連

疾病予防・健康増進に関連

母子に関連

高齢者に関連

社会福祉および障害者に関連

医療保険に関連

3. 免許

　臨床工学技士の免許は，臨床工学技士国家試験に合格した者であって欠格事由（じゆう）に該当しない者に与えられる。欠格事由は保健師助産師看護師法の場合とほぼ同様である。

4. 受験資格

　臨床工学技士の試験は次のいずれかに該当する者でなければ受験することができない。

①大学の入学資格を有する者で，文部科学大臣の指定した学校または都道府県知事の指定した臨床工学技士養成所において，3年以上臨床工学技士として必要な知識および技能を修得したもの
②大学または厚生労働省令で定める養成所などにおいて2年（高等専門学校にあっては5年）以上修業し，かつ，厚生労働大臣の指定する科目を修めた者で，文部科学大臣の指定した学校または都道府県知事の指定した臨床工学技士養成所において，1年以上臨床工学技士として必要な知識および技能を修得したもの
③大学または厚生労働省令で定める養成所などにおいて1年（高等専門学校にあっては4年）以上修業し，かつ，厚生労働大臣の指定する科目を修めた者で，文部科学大臣の指定した学校または都道府県知事の指定した臨床工学技士養成所において，2年以上臨床工学技士として必要な知識および技能を修得したもの
④大学（短期大学を除く）において，厚生労働大臣が指定する科目を修めて卒業した者
⑤外国の生命維持管理装置の操作および保守点検に関する学校・養成所を卒業し，または，外国で臨床工学技士の免許に相当する免許を受けた者で，厚生労働大臣が①から④までに掲げる者と，同等以上の知識および技能を有すると認定したもの

5. 業務に伴う義務

▶ **他の医療関係者との連携**　臨床工学技士は，その業を行うにあたっては，医師そのほかの医療関係者と密接に連携し，適正な医療の確保に努めなければならない。特に厚生労働省令で定める生命維持管理装置の操作にあたっては，医師の具体的な指示を受けなければならない。

▶ **秘密を守る義務**　臨床工学技士は正当な理由がなく，業務上知り得た人の秘密を漏らしてはならない。

6. 名称の使用制限

　臨床工学技士でない者は，臨床工学技士またはこれと紛らわしい名称を使用してはならない。

＊**（臨床工学技士の）業**：2021（令和3）年の法改正により，生命維持管理装置を用いた治療において，関連する（生命維持管理装置以外の）次の医療用装置操作が新たに業務の対象となった。①静脈路への輸液・シリンジポンプの接続，②身体に電気的刺激を負荷する装置の操作，③内視鏡ビデオカメラ，など。

J 義肢装具士法 (昭和62年制定)

◎条文を見てみよう
スマートフォンやタブレットで QR コードを読み込んで条文から以下の内容を
確認してみましょう。
- 義肢装具士の定義を確認しよう。
- 義肢装具士の業務に伴う義務を確認しよう。

出典／e-Gov ポータル：https://www.e-gov.go.jp

1. 制度の沿革

　近年，リハビリテーション医療の分野において，**義肢装具***を手術直後の患者に装着して早期訓練を行う，いわゆる**超早期リハビリテーション**が普及定着しつつあるが，これに伴い，義肢装具の製作，および身体への適合などの業務に従事する者が臨床の場において重要視されるようになり，義肢装具の製作，適合などを行う高度の専門的技術者としての義肢装具士の資格が制度化された。

2. 定義

　義肢装具士とは，厚生労働大臣の免許を受けて，義肢装具士の名称を用いて，医師の指示の下に，義肢および装具の装着部位の採型，ならびに義肢や装具の製作，および身体への適合を行うことを業とする者をいう。

3. 免許

　義肢装具士の免許は，義肢装具士国家試験に合格した者であって欠格事由に該当しない者に与えられる。欠格事由は保健師助産師看護師法の場合とほぼ同様である。

4. 業務に伴う義務など

　受験資格，試験の実施方法，業務に関する規制，名称の使用制限などに関する規定がおかれているが，その内容は，臨床工学技士法の内容とほぼ同様である。

---

* **義肢装具**：本法で「義肢」とは，上肢・下肢の全部，または一部に欠損のある者に装着して欠損を補てんしたり，その欠損で失われた機能を代替するための器具器械を指す。また「装具」とは，上肢・下肢の全部もしくは一部，または体幹機能に障害のある者に装着し，その機能の回復や機能低下の抑制，またはその機能を補完するための器具器械を指す。

1 人間社会と法
2 健康支援と法律
3 看護職員に関連
4 医療提供に関連
5 医療職・社会福祉職，そのほか関連職に関連
6 疾病予防・健康増進に関連
7 母子に関連
8 高齢者に関連
9 社会福祉および障害者に関連
10 医療保険に関連

K 救急救命士法（平成3年制定）

◎条文を見てみよう
スマートフォンやタブレットでQRコードを読み込んで条文から以下の内容を
確認してみましょう。
• 救急救命士の定義を確認しよう。
• 救急救命士の業務を確認しよう。

出典／e-Govポータル：https://www.e-gov.go.jp

1. 目的

救急救命士の資格を定めるとともに，その業務が適正に運用されるように規律することにより，医療の普及および向上に寄与する。

2. 定義

救急救命士とは，厚生労働大臣の免許を受けて，救急救命士の名称を用いて，医師の指示の下で救急救命処置を行うことを業とする者をいう。

救急救命処置とは，重度傷病者が病院もしくは診療所に搬送されるまでの間，または入院するまでの間に，その傷病者に対して行われる気道の確保，心拍の回復，そのほかの処置であって，その傷病者の症状の著しい悪化を防止し，またはその生命の危険を回避するために緊急に必要なものをいう。

3. 免許

救急救命士の免許を受けるための要件は，救急救命士国家試験に合格するとともに，保健師助産師看護師法の場合と同様の一定の欠格事由に該当しないことである。

4. 受験資格

救急救命士の試験は次のいずれかに該当する者でなければ受験することができない。

①大学入学資格を有する者であって，文部科学大臣の指定した大学または都道府県知事の指定した救急救命士養成施設において，2年以上救急救命士として必要な知識および技能を修得したもの
②大学もしくは高等専門学校，厚生労働省令で定める学校，文教研修施設もしくは養成所などにおいて1年（高等専門学校にあっては4年）以上修業し，かつ，厚生労働大臣の指定する科目を修めた者で，文部科学大臣の指定した学校または都道府県知事の指定した救急救命士養成所において，1年以上救急救命士として必要な知識および技能を修得したもの
③大学（短期大学を除く）において厚生労働大臣が指定する科目を修めて卒業した者
④救急業務に関する講習で，厚生労働省令で定める課程を修了したうえ，文部科学大臣の指定した学校または都道府県知事の指定した養成所において，1年（厚生労働省令で定める学校，養成所にあっては6

か月）以上，救急救命士として必要な知識および技能を修得したもの
⑤外国で相当の学校養成所を卒業し，または相当の免許を受け，①〜④に掲げる者と同等以上の知識
および技能を有すると厚生労働大臣が認定したもの

5. 業務

▶ **業務**　救急救命士は，保健師助産師看護師法の規定にかかわらず（第3章 -I-6-1「業務の制限」参照），診療の補助として救急救命処置を業とすることができる。

▶ **特定行為等の制限**　**厚生労働省令で定める救急救命処置***については，医師の具体的な指示を受けなければ行ってはならない。また，救急救命士は，**救急用自動車等以外の場所***において業務を行ってはならない。

▶ **秘密を守る義務**　救急救命士は，正当な理由がなく，業務上知り得た人の秘密を漏らしてはならない。

6. 名称の使用制限

救急救命士でない者は，救急救命士またはこれと紛らわしい名称を使用してはならない。

 言語聴覚士法（平成9年制定）

◎条文を見てみよう
スマートフォンやタブレットでQRコードを読み込んで条文から以下の内容を
確認してみましょう。
• 言語聴覚士の定義を確認しよう。
• 言語聴覚士の業務を確認しよう。

出典／ e-Gov ポータル：https://www.e-gov.go.jp

1. 目的

言語聴覚士の資格を定めて，その業務が適正に行われるようにすることにより，医療の普及および向上に寄与する。

---

*　**厚生労働省令で定める救急救命処置**：心肺機能停止状態の患者に対する①厚生労働大臣の指定する薬剤（乳酸リンゲル液）を用いた輸液，②厚生労働大臣の指定する器具（食道閉鎖式エアウェイ，ラリンゲアルマスクまたは気管内チューブ）による気道確保，③厚生労働大臣の指定する薬剤（エピネフリン）の投与が指定されている（心肺停止状態でない患者に対しては①③）。

*　**救急用自動車等以外の場所**：ただし重度傷病者を，①病院・診療所への搬送のため救急用自動車等に乗せるまでの間，②病院・診療所に到着し入院するまでの間に救急救命処置が必要と認められる場合，業務を行える。

人間社会と法
健康支援と法律
看護職員に関連
医療提供に関連
5 医療職，社会福祉職，そのほか関連職に関連
疾病予防・健康増進に関連
母子に関連
高齢者に関連
社会福祉および障害者に関連
医療保険に関連

2. 定義

言語聴覚士は，厚生労働大臣の免許を受け，言語聴覚士の名称を用いて，音声機能，言語機能または聴覚に障害のある者について，その機能の維持向上を図るため，言語訓練その他の訓練，これに必要な検査，助言，指導，その他の援助を行うことを業とする者をいう。

3. 免許資格

厚生労働大臣が行う言語聴覚士国家試験に合格した者で，欠格事由に該当しない者に与えられる。本法における欠格事由は，保健師助産師看護師法の場合とほぼ同様である。

4. 受験資格

言語聴覚士の試験は次のいずれかに該当する者でなければ受験することができない。

①大学入学資格を有する者などで，文部科学大臣の指定した学校または都道府県知事の指定した言語聴覚士養成所において，3年以上言語聴覚士として必要な知識および技能を修得したもの
②大学（短期大学を除く）において，厚生労働大臣の指定する科目を修めて卒業した者
③大学（短期大学を除く）を卒業した者などで，文部科学大臣の指定した学校または都道府県知事の指定した言語聴覚士養成所において，2年以上言語聴覚士として必要な知識および技能を修得したもの
④外国で相当の学校養成所を卒業し，または相当の免許を受け，①～③に掲げる者と同等以上の能力を有すると厚生労働大臣が認定したもの

5. 業務

言語聴覚士は，名称の使用停止を命ぜられている場合を除き，保健師助産師看護師法の規定（第3章-I-6-1「業務の制限」参照）にかかわらず，診療の補助として，医師または歯科医師の指示の下に，嚥下訓練および人工内耳の調整などの行為を行うことを業とすることができる。

▶ 連携等　言語聴覚士は，医師，歯科医師，そのほかの医療関係者と緊密な連携を図り，適正な医療の確保に努めるとともに，福祉に関する業務を行う者等との連携も保たなければならない。また，言語聴覚士は，音声機能，言語機能または聴覚に障害のある者に主治の医師または歯科医師があるときは，その指導を受けなければならない。

▶ 秘密保持の義務　言語聴覚士は，正当な理由がなく，業務上知り得た人の秘密を漏らしてはならない。

6. 名称の使用制限

言語聴覚士でない者は，言語聴覚士，またはこれと紛らわしい名称を使用してはならない。

あん摩マッサージ指圧師, はり師, きゆう師等に関する法律（昭和22年制定）

◎条文を見てみよう
スマートフォンやタブレットでQRコードを読み込んで条文から以下の内容を
確認してみましょう。
●あん摩マッサージ師, はり師, きゅう師の業務を確認しよう。

出典／e-Govポータル：https://www.e-gov.go.jp

1. 制度の沿革

　あん摩, マッサージ, 指圧, はり, きゅう, 柔道整復などの業は, 医師による本来の医療行為の補助行為として日本においては古来より伝統的に存続してきたものであるが, その施療が患者の健康に及ぼす影響の重要性からみて, 明治以来, これらの業務については行政面からいろいろな規制が加えられていた。1947（昭和22）年に**あん摩マッサージ指圧師, はり師, きゆう師, 柔道整復師等に関する法律**が制定され, その資格要件などが統一的に定められた。その後, 1970（昭和45）年, **柔道整復師法**が分離独立した。

2. 免許

　免許は厚生労働省に備えたあん摩マッサージ指圧師名簿, はり師名簿, きゅう師名簿に登録することにより行う。免許の積極的要件は, 以下である。

　大学に入学できる者で, 文部科学大臣の認定した学校, または次の①②にあげる者の認定した養成施設において3年以上修業し, 厚生労働大臣の行うそれぞれの国家試験に合格した者に与えられる。
①厚生労働大臣の認定する施設：あん摩マッサージ指圧師の養成施設, あん摩マッサージ指圧師・はり師の養成施設, あん摩マッサージ指圧師・きゅう師の養成施設, あん摩マッサージ指圧師・はり師・きゅう師の養成施設
②都道府県知事の認定する施設：はり師の養成施設, きゅう師の養成施設, はり師・きゅう師の養成施設

　免許の消極的要件（欠格事由）は, 保健師助産師看護師法とほぼ同様である。

3. 業務

1　業務の制限

　あん摩マッサージ指圧師の免許をもっていなければ, あん摩, マッサージ, 指圧を業として行ってはならず, また, はり師, きゅう師の免許をもっていなければ, はり, きゅうを業として行ってはならない。ただし, 医師がこれらを業として行うことは差し支えない。

人間社会と法

健康支援と法律

看護職員に関連

医療提供に関連

5 医療職・社会福祉職, そのほか関連職に関連

疾病予防・健康増進に関連

母子に関連

高齢者に関連

社会福祉および障害者に関連

医療保険に関連

▶ **業務上の制限**　あん摩マッサージ指圧師，はり師，きゅう師は，外科手術，薬品の投与，薬品の投与の指示などの行為をしてはならない。

▶ **あん摩マッサージ指圧師の業務上の制限**　あん摩マッサージ指圧師は，医師の同意を得た場合のほか，脱臼（だっきゅう）または骨折の患者に施術してはならない。

▶ **はり師の業務上の義務**　はり師ははりを施（ほどこ）そうとするときは，はり，手指および施術の局部を消毒しなければならない。

▶ **秘密保持の義務**　施術者は，正当な理由がなく，業務上知り得た人の秘密を漏らしてはならない。

4. 施術所

▶ **届出**　施術所の開設，届出事項の変更，休廃止をした際には10日以内に所在地の都道府県知事に届け出なければならない。

▶ **構造設備**　施術所の構造設備は，厚生労働省令で定める基準に適合していなければならない。

▶ **広告**　施術所の名称，施術者，施術時間など特に定められた事項以外の事項については広告してはならない。

5. 医業類似行為

　あん摩，マッサージ，指圧，はり，きゅう以外のいわゆる療術（りょうじゅつ）行為も，古来（こらい）から日本において行われてきたが，これら**医業類似行為**＊（電気療法・光線療法など）は，本法施行前からその届出をしていた者については，この法律により引き続き業務を行うことが認められている。

 柔道整復師法（昭和45年制定）

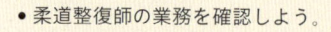

◎**条文を見てみよう**
スマートフォンやタブレットでQRコードを読み込んで条文から以下の内容を確認してみましょう。
● 柔道整復師の業務を確認しよう。

出典／e-Govポータル：https://www.e-gov.go.jp

＊ **医業類似行為**：一般には医師，歯科医師，あん摩マッサージ指圧師，はり師，きゅう師，柔道整復師など，法律に正式に資格の認められた者がその業務として行う行為以外の行為で，疾病の治療または保健の目的で行うものをいう。

■ 1. 免許

　免許は，厚生労働省に備えた柔道整復師名簿（せいふく）に登録することにより行う。免許の積極的要件は，厚生労働大臣の行う柔道整復師国家試験に合格することである。

　柔道整復師国家試験の受験資格は，大学入学資格を有する者などで，文部科学大臣の指定した学校または都道府県知事の指定した養成所で3年以上，柔道整復師として必要な知識および技能を修得した者となっている。

　免許の消極的要件（欠格事由（じゆう））は，保健師助産師看護師法とほぼ同様である。

■ 2. 業務

1 ｜ 業務の制限

　柔道整復師の免許をもっていなければ，柔道整復を業として行ってはならない。ただし，医師が柔道整復を業として行うことは差し支えない。

2 ｜ 業務に伴う義務

▶ **業務上の制限**　柔道整復師は，外科手術，薬品の投与，その指示をする等の行為をしてはならない。また，柔道整復師は，医師の同意を得た場合のほか，脱臼（だっきゅう）または骨折の患部に施術をしてはならない。ただし応急手当をする場合は，この限りでない。

▶ **秘密の保持の義務**　柔道整復師は正当な理由がなく，その業務上知り得た人の秘密を漏らしてはならない。

■ 3. 施術所

　施術所に関しては，あん摩マッサージ指圧師などの場合とほぼ同様の規制がある。

ⓞ 薬剤師法（昭和35年制定）

◎条文を見てみよう
スマートフォンやタブレットでQRコードを読み込んで条文から以下の内容を
確認してみましょう。
●薬剤師の業務を確認しよう。

出典／e-Gov ポータル：https://www.e-gov.go.jp

　薬剤師は，調剤，医薬品の供給，その他薬事衛生をつかさどることによって，公衆衛生の向上および増進に寄与（きよ）し，もって国民の健康な生活を確保する任務をもっている。

人間社会と法　健康支援と法律　看護職員に関連　医療提供に関連　**5** 医療職・社会福祉職，その他関連職に関連　疾病予防・健康増進に関連　母子に関連　高齢者に関連　社会福祉および障害者に関連　医療保険に関連

1. 免許

　薬剤師になるためには,厚生労働大臣の免許を受けなければならない。薬剤師の免許は,薬剤師国家試験に合格した者にのみ与えられる。

　免許の**絶対的欠格事由**は,未成年者である。

　相対的欠格事由は,①心身の障害により薬剤師の業務を適正に行うことができない者として厚生労働省令で定めるもの,②麻薬,大麻またはあへんの中毒者,③罰金以上の刑に処せられた者,④薬事に関する犯罪または不正の行為があった者とされている。

　正規に免許を受けた薬剤師が,相対的欠格事由のいずれかに該当し,または薬剤師として品位を損するような行為があった場合には,①戒告,②3年以内の業務停止,③免許の取り消し,のいずれかの処分をすることができる。

2. 受験資格

　薬剤師国家試験の受験資格は,大学で6年間薬学の正規の課程を修めて卒業した者,または外国の薬学校を卒業し,もしくは外国の薬剤師免許を受けた者で,厚生労働大臣が大学卒業と同等以上の学力・技能を有すると認定したものとなっている。

3. 業務

1 業務独占など

　薬剤師でない者は,販売または授与の目的で調剤してはならない。ただし医師や歯科医師が,自分で診療している患者から特に依頼されたとき,および臨時応急そのほか特別の事由があるときには,医師や歯科医師が自ら調剤しても差し支えないことになっている。獣医師が自己の処方箋により自ら調剤するときも同様である。

2 名称独占

　薬剤師でなければ,薬剤師またはこれと紛らわしい名称を用いてはならない。

3 調剤に関する義務

　調剤に従事する薬剤師は,調剤の求めがあった場合には,正当な理由がない限り,これを拒んではならない。

4 調剤を行う場所

　薬剤師は,厚生労働省で定める場合を除き,薬局以外の場所で販売または授与の目的で調剤してはならない。ただし,病院・診療所などで,その病院・診療所などの医師・歯科医師または獣医師の処方箋によって調剤する場合などはこの限りでない。

5 処方箋による調剤

薬剤師は，医師・歯科医師または獣医師の処方箋によらず，販売または授与の目的で，自分の判断で薬剤を処方して調剤することは許されない。また，処方箋の内容を変更することも同様に禁じられており，例外的に許されるのは，処方箋に記載されている医薬品について，その処方箋を交付した医師などの同意を得た場合に限られる。

6 処方箋中の疑問点の確認

薬剤師は，処方箋中に疑わしい点があるときは，その処方箋を交付した医師・歯科医師または獣医師に問い合わせて（**疑義照会**），その疑わしい点を確かめた後でなければ，調剤してはならない。

7 調剤した薬剤などへの表示

薬剤師は，調剤したときは，調剤した薬剤の容器または被包に，処方箋に記載された患者の氏名，用法・用量，そのほかの一定事項を記載しなければならない。また，その処方箋に調剤済みの旨や，調剤年月日，そのほかの一定事項を書き入れなければならない。

8 調剤した薬剤に関する情報の提供・指導

薬剤師は，販売などの目的で調剤したときは，患者などに対し，調剤した薬剤の適正な使用のために必要な情報の提供，指導をしなければならない。

また，調剤後も，調剤した薬剤の適正な使用のため必要があると認める場合には，患者のその薬剤の使用の状況を継続的かつ的確に把握するとともに，患者などに対し，必要な情報の提供，指導を行わなければならない。

9 処方箋の保存期間

薬局開設者は，その薬局で調剤済みになった処方箋を，調剤済みになった日から**3年間保存**しなければならない。

＊　　＊　　＊

そのほかの規制として，薬局開設者は薬局に**調剤録**を備え，一定事項をこれに記入する義務などがある。

P 栄養士法（昭和22年制定）

1. 定義

1 栄養士

栄養士とは，都道府県知事の免許を受けて，栄養士の名称を用いて栄養の指導に従事することを業とする者をいう。

2 管理栄養士

管理栄養士は，厚生労働大臣の免許を受け，管理栄養士の名称を用いて，次の業務を行う者と定義づけられている。

①傷病者<small>（しょうびょう）</small>に対する療養のため必要な栄養の指導
②高度の専門的知識と技術を要する，個人の身体の状況・栄養状態などに応じた健康の保持増進のための栄養指導
③特定多数人に対して継続的に食事を供給する施設での，利用者の身体状況，栄養状態，利用状況などに応じた特別の配慮を必要とする給食管理と，施設に対する栄養改善上必要な指導

2. 免許

▶ **栄養士の免許**　大学入学資格者（高等学校卒業）であって，都道府県知事の指定した栄養士の養成施設において，2年以上栄養士として必要な知識および技能を修得した者に与えられるが，一定の欠格事由に該当しないことが条件となる。

▶ **管理栄養士の免許**　栄養士であって**管理栄養士国家試験**に合格した者に与えられるが，一定の欠格事由<small>（じゆう）</small>に該当しないことが条件となる。管理栄養士国家試験の受験資格は栄養士であって，次のいずれかに該当する者に与えられる。

• 修業年限が2年の養成施設を卒業して栄養士の免許を受けた後，厚生労働省令で定める施設において，3年以上栄養指導の実務に従事した者
• 修業年限が3年の養成施設を卒業して栄養士の免許を受けた後，厚生労働省令で定める施設におい

人間社会と法

健康支援と法律

看護職員に関連

医療提供に関連

医療職，社会福祉職，
そのほか関連職に関連

疾病予防・健康
増進に関連

母子に関連

高齢者に関連

社会福祉および
障害者に関連

医療保険に関連

て，2年以上栄養指導の実務に従事した者
- 修業年限が4年の養成施設を卒業して栄養士の免許を受けた後，1年以上厚生労働省令で定める施設で実務に従事した者
- 修業年限が4年の管理栄養士養成施設を卒業した者

3. 業務

管理栄養士は，傷病者に対する療養のため必要な栄養の指導を行うにあたっては，主治の医師の指導を受けなければならない（本法第5条の5）。

4. 名称の使用制限，配置

▶ **名称独占**　栄養士，管理栄養士でない者は，栄養士，管理栄養士またはこれに類似する名称を使用してはならない（本法第6条）。

▶ **病院への配置**　病床数100床以上の病院には，**栄養士または管理栄養士**1人以上を置かなければならない（**医療法施行規則**第19条第2項第4号）。

▶ **特定給食施設への配置**　**特定給食施設**（特定かつ多数の者に対して継続的に食事を供給する施設のうち，栄養管理が必要なものとして**厚生労働省令**で定めるもの）であって，特別の栄養管理が必要なものとして都道府県知事が指定するものの設置者は，その特定給食施設に管理栄養士を置かなければならない（**健康増進法**第21条第1項）。また，都道府県知事が指定する以外の特定給食施設の設置者は，その特定給食施設に栄養士または管理栄養士を置くように努めなければならない（健康増進法第21条第2項）。

> **Q** 精神保健福祉士法（平成9年制定）

◎**条文を見てみよう**
スマートフォンやタブレットでQRコードを読み込んで条文から以下の内容を確認してみましょう。
- 精神保健福祉士の定義を確認しよう。
- 精神保健福祉士の業務に伴う義務を確認しよう。

出典／e-Govポータル：https://www.e-gov.go.jp

1. 目的

精神保健福祉士の資格を定めて，その業務が適正に行われるようにすることにより，精神保健の向上と精神障害者の福祉の増進に寄与する。

2. 定義

精神保健福祉士は，厚生労働省に備える精神保健福祉士登録簿に登録を受け，精神保健福祉士の名称を用いて，精神障害者の保健福祉に関する専門的知識・技術をもって，精神科病院その他の医療施設において精神障害の医療を受け，もしくは精神障害者の社会復帰のための施設を利用している者の地域相談支援の利用についての相談や，精神障害者および精神保健に課題を抱える者の精神保健に関する相談に応じて，助言，指導，日常生活の適応のために必要な訓練そのほかの援助を行うことを業とする。

3. 登録資格

精神保健福祉士の資格は厚生労働大臣が行う精神保健福祉士試験に合格した者に与えられる。

4. 受験資格

精神保健福祉士試験の受験資格は，次のいずれかに該当する者に与えられる。

- 4年制の大学などにおいて，文部科学省令，厚生労働省令で指定する精神障害者の保健および福祉に関する科目を修めて卒業した者
- 4年制の大学などを卒業した者であって，都道府県知事の指定した精神保健福祉士一般養成施設などにおいて，1年以上精神保健福祉士として必要な知識および技能を修得したもの
- 3年制の短期大学などにおいて，文部科学省令，厚生労働省令で指定する科目を修めて卒業した者などであって，厚生労働省令で指定した施設において，1年以上相談援助の業務に従事したもの
- 社会福祉士であって，都道府県知事の指定した精神保健福祉士短期養成施設などにおいて，6か月以上精神保健福祉士として必要な知識および技能を修得したもの

5. 業務に伴う義務

▶ **誠実義務**　精神保健福祉士は，その担当する者が個人の尊厳を保持し，自立した生活を営むことができるよう，常にその者の立場に立って，誠実にその業務を行わなければならない。

▶ **信用失墜行為の禁止**　精神保健福祉士は，精神保健福祉士の信用を傷つけるような行為をしてはならない。

▶ **秘密保持の義務**　精神保健福祉士は，正当な理由がなく，その業務に関して知り得た人の秘密を漏らしてはならない。精神保健福祉士でなくなった後においても，同様とする。

▶ **連携等**　精神保健福祉士は，その業務を行うにあたっては，その担当する者に対し，保健医療サービス，障害福祉サービス，地域相談支援に関するサービス，その他のサービスが密接な連携の下で総合的かつ適切に提供されるよう，これらのサービスを提供する者，その他の関係者等との連携を保たなければならない。また，精神保健福祉士は，業務を行うにあたって精神障害者に主治の医師があるときは，その指導を受けなければならない。

▶ **資質向上の責務**　精神保健福祉士は，精神保健および精神障害者の福祉を取り巻く環境の変化による業務の内容の変化に適応するため，相談援助に関する知識および技能の向上に努めなければならない。

6. 名称の使用制限

精神保健福祉士でない者は，精神保健福祉士という名称を使用してはならない。

Ⓡ　公認心理師法（平成27年制定）

◎**条文を見てみよう**
スマートフォンやタブレットでQRコードを読み込んで条文から以下の内容を
確認してみましょう。
● 公認心理師の定義を確認しよう。
● 公認心理師の業務に伴う義務を確認しよう。

出典／e-Govポータル：https://www.e-gov.go.jp

1. 目的

公認心理師の資格を定めて，その業務の適正を図り，もって国民の心の健康の保持増進に寄与^きする。

2. 定義

この法律において**公認心理師**とは，公認心理師の名称を用いて，保健医療，福祉，教育その他の分野において，心理学に関する専門的知識および技術をもって，次の①～④に掲げる行為を行うことを業とするものをいう。

①心理に関する支援を要する者の心理状態を観察し，その結果を分析すること
②心理に関する支援を要する者に対し，その心理に関する相談に応じ，助言，指導その他の援助を行うこと
③心理に関する支援を要する者の関係者に対し，その相談に応じ，助言，指導その他の援助を行うこと
④心の健康に関する知識の普及を図るための教育および情報の提供を行うこと

3. 登録資格

この資格は，文部科学大臣および厚生労働大臣が行う公認心理師試験に合格し，文部科学省および厚生労働省に備えられた公認心理師登録簿に登録を行うことにより，文部科学大臣および厚生労働大臣から公認心理師登録証が交付されることによって得られる。

4. 業務に伴う義務

公認心理師の業務に伴う責務は，①信用失墜行為の禁止，②秘密保持の義務，③**関係者との連携等***，④**資質向上の責務***と，（誠実義務を除いて）精神保健福祉士とほぼ同様である（本章 Q-5「業務に伴う義務」参照）。

5. 名称の使用制限

公認心理師でない者は，公認心理師という名称または心理師という文字を用いた名称を使用してはならない。

S 社会福祉士及び介護福祉士法（昭和62年制定）

◎**条文を見てみよう**
スマートフォンやタブレットでQRコードを読み込んで条文から以下の内容を確認してみましょう。
- 社会福祉士および介護福祉士の定義を確認しよう。
- 社会福祉士および介護福祉士の業務に伴う義務を確認しよう。

出典／ e-Gov ポータル：https://www.e-gov.go.jp

1. 定義

1 社会福祉士

社会福祉士は，社会福祉士の名称を用いて，専門的知識・技術をもって，身体上，精神上の障害，または環境上の理由により，日常生活を営むのに支障がある者の福祉に関する相談に応じ，助言，指導，福祉サービスを提供する。また，必要に応じて医師その他の保健医療サービスを提供する者，その他の関係者との連絡，調整，その他の援助を行うことを業とする。社会福祉士となるには社会福祉士登録簿への登録が必要となる。

2 介護福祉士

介護福祉士は，介護福祉士の名称を用いて，専門的知識・技術をもって，身体上，精神上の障害があることで日常生活を営むのに支障がある者に対し，心身の状況に応じた介護（喀痰吸引その他のその者が日常生活を営むのに必要な行為で，医師の指示の下に行われるものを含む）

---

* **関係者との連携等**：公認心理師の連携等にかかわる関係者は，（公認心理師が）担当する者に対して「保健医療，福祉，教育等を提供する者その他関係者等」とされる。また，業務の実施にあたり，心理に関する支援を要する者に主治医がある場合には，その指示を受ける必要がある。
* **資質向上の責務**：公認心理師は，国民の心の健康を取り巻く環境の変化による業務の内容変化に適応するため，本項2「定義」で述べた業とする行為について，知識・技能の向上に努める。

を行い，また本人やその介護者に対して介護に関する指導を行うことを業とする。介護福祉士となるには介護福祉士登録簿への登録が必要となる。

2. 登録資格

1 社会福祉士

厚生労働大臣が行う社会福祉士試験に合格した者

2 介護福祉士

2017（平成29）年度から，原則として介護福祉士試験の合格者だけが介護福祉士の資格を有することとなっている。ただし，養成施設を2026（令和8）年度末までに卒業する者は，卒業後5年間を経過措置期間として，国家試験を受験しなくても，また合格しなくても，介護福祉士の資格を得られる。この間，国家試験に合格するか，5年間続けて介護福祉士の業務に従事すれば，5年経過後も登録を継続できる。

3. 受験資格

1 社会福祉士

社会福祉士試験の受験資格には以下にあげる要件などがある。

- 大学（短期大学を除く）などにおいて，文部科学省令・厚生労働省令で指定する社会福祉に関する科目を修めて卒業した者
- 大学などを卒業した者であって，文部科学大臣および厚生労働大臣の指定した学校または都道府県知事の指定した養成施設において，1年以上社会福祉士として必要な知識，技能を修得したもの
- 短期大学などにおいて指定科目を修めて卒業した者であって，厚生労働省令で定める指定施設において，1年以上相談援助の業務に従事したもの
- 短期大学などにおいて厚生労働大臣の指定する社会福祉に関する基礎科目を修めて卒業した者であって，指定施設において2年以上相談援助の業務に従事した後，社会福祉士短期養成施設などにおいて，6か月以上社会福祉士として必要な知識，技能を修得したもの
- 短期大学などを卒業した者であって，指定施設において2年以上相談援助の業務に従事した後，社会福祉士短期養成施設などにおいて，1年以上社会福祉士として必要な知識，技能を修得したもの
- 指定施設において4年以上相談援助の業務に従事した後，社会福祉士一般養成施設などにおいて，1年以上社会福祉士として必要な知識，技能を修得した者
- 児童福祉司*，身体障害者福祉司などであった期間が4年以上の者で，社会福祉士短期養成施設において，6か月以上，社会福祉士として必要な知識および技能を修得したもの

＊ 児童福祉司：都道府県が児童相談所に置く児童福祉専門のケースワーカー。職務内容は，担当区域の児童に関する実情の把握，要保護児童の発見，通告および個別指導などで，児童の保護や福祉の増進のために相談に応じ，専門的技術に基づいて必要な指導を行っている。

1 人間社会と法
2 健康支援と法律
2 看護職員に関連
4 医療提供に関連
5 医療職・社会福祉職，そのほか関連職に関連
6 疾病予防・健康増進に関連
7 母子に関連
8 高齢者に関連
9 社会福祉および障害者に関連
10 医療保険に関連

介護福祉士試験の受験資格には以下にあげる要件などがある。

- 学校教育法の規定により大学に入学することができる者であって，文部科学大臣および厚生労働大臣の指定した学校，または都道府県知事の指定した養成施設において，2年以上介護福祉士として必要な知識および技能を修得したもの
- 文部科学大臣および厚生労働大臣の指定した高等学校，または中等教育学校において，3年以上（専攻科において2年以上必要な知識・技能を修得する場合は，2年以上），介護福祉士として必要な知識・技能を修得したもの
- 3年以上介護などの業務に従事した者であって，文部科学大臣および厚生労働大臣の指定した学校，または都道府県知事の指定した養成施設において，6か月以上介護福祉士として必要な知識・技能を修得したもの

4. 業務に伴う義務

社会福祉士および介護福祉士の業務に伴う義務は，①誠実義務，②信用失墜行為の禁止，③秘密保持の義務，④**関係者との連携***，⑤**資質向上の責務***であり，精神保健福祉士とほぼ同様である（本章 Q-5「業務に伴う義務」参照）。

Column 介護職員と医療行為

　これまで，介護福祉士を含む介護職員等による痰の吸引等の医療行為は，介護現場におけるニーズ等も踏まえ，当面のやむを得ない措置として，在宅，特別養護老人ホーム，特別支援学校において，一定の要件のもとの運用によって認められてきた。しかしながら，こうした運用による対応（実質的違法性阻却）については，「そもそも法律において位置付けるべきではないか」「グループホーム，有料老人ホームや障害者支援施設等においては対応できていないのではないか」「在宅でもホームヘルパーの業務として位置付けるべきではないか」などの課題が指摘されていたことから，2010（平成22）年7月に「介護職員等によるたんの吸引等の実施のための制度の在り方に関する検討会」が厚生労働省に設置され，2010（平成22）年12月に「中間まとめ」が取りまとめられた。これを踏まえて，2011（平成23）年8月，社会福祉士及び介護福祉士法の改正が行われ，この改正により，①介護福祉士と，②介護福祉士以外の介護職員で，都道府県等の研修を修了した「認定特定行為業務従事者」に，医師の指示のもとに診療の補助として，医療行為としての喀痰吸引や経管栄養が認められることとなった。

---

* **関係者との連携**：社会福祉士は，福祉サービスおよび関連する保健医療サービスその他のサービスが総合的かつ適切に提供されるよう，地域に即した創意と工夫を行いつつ，福祉サービス関係者等との連携を保たなければならない。また介護福祉士は，認知症であること等の心身の状況その他の状況に応じ，福祉サービス等が総合的かつ適切に提供されるよう，福祉サービス関係者等との連携を保たなければならない。

* **資質向上の責務**：社会福祉士と介護福祉士は，社会福祉および介護を取り巻く環境の変化による業務の内容変化に適応するため，相談援助や介護等に関する知識・技能の向上に努める。

┃ 5. 名称の使用制限

社会福祉士でない者は，社会福祉士という名称を使用してはならない。

介護福祉士でない者は，介護福祉士という名称を使用してはならない。

＊　　＊　　＊

表 5-1 に，医療機関等に勤務する専門職種の資格取得条件を示す。

表5-1　医療機関等に勤務する専門職種の資格取得条件

名称	養成施設における修業期間	試験実施者	免許証又は登録証交付者
医師	6 年	厚生労働大臣	厚生労働大臣
歯科医師			
薬剤師			
保健師	1 年以上	厚生労働大臣	厚生労働大臣
助産師			
看護師	3 年以上	厚生労働大臣	厚生労働大臣
准看護師	2 年	都道府県知事〈（一財）日本准看護師推進センター〉	都道府県知事
理学療法士（PT）	3 年以上	厚生労働大臣	厚生労働大臣
作業療法士（OT）			
言語聴覚士（ST）	3 年以上	厚生労働大臣〈（公財）医療研修推進財団〉	厚生労働大臣
視能訓練士	3 年以上	厚生労働大臣	厚生労働大臣
義肢装具士	3 年以上	厚生労働大臣〈（公財）テクノエイド協会〉	厚生労働大臣
歯科衛生士	3 年以上	厚生労働大臣〈（一財）歯科医療振興財団〉	厚生労働大臣
歯科技工士	2 年以上	厚生労働大臣〈（一財）歯科医療振興財団〉	厚生労働大臣
診療放射線技師	3 年以上	厚生労働大臣	厚生労働大臣
臨床検査技師			
臨床工学技士	3 年以上	厚生労働大臣〈（公財）医療機器センター〉	厚生労働大臣
あん摩マツサージ指圧師	3 年以上	厚生労働大臣〈（公財）東洋療法研修試験財団〉	厚生労働大臣
はり師	3 年以上	厚生労働大臣〈（公財）東洋療法研修試験財団〉	厚生労働大臣
きゆう師			
柔道整復師	3 年以上	厚生労働大臣〈（公財）柔道整復研修試験財団〉	厚生労働大臣
管理栄養士	2 年以上＋実務	厚生労働大臣	厚生労働大臣
栄養士	2 年以上	（無試験）	都道府県知事
精神保健福祉士	6 月以上＋実務	厚生労働大臣〈（公財）社会福祉振興・試験センター〉	厚生労働大臣
公認心理師	6 年	文部科学大臣・厚生労働大臣〈（一財）日本心理研修センター〉	文部科学大臣厚生労働大臣
社会福祉士	6 月以上	厚生労働大臣〈（公財）社会福祉振興・試験センター〉	厚生労働大臣
介護福祉士	2 年以上	厚生労働大臣〈（公財）社会福祉振興・試験センター〉	厚生労働大臣
保育士	2 年以上	（無試験）および都道府県知事	都道府県知事
救急救命士	2 年以上	厚生労働大臣〈（一財）日本救急医療財団〉	厚生労働大臣

＊〈　　〉内は試験事務を行う指定試験機関。

S　社会福祉士及び介護福祉士法　　105

人間社会と法　健康支援と法律　看護職員に関連　医療提供に関連　5 医療職・社会福祉職、そのほか関連職に関連　疾病予防・健康増進に関連　母子に関連　高齢者に関連　社会福祉および障害者に関連　医療保険に関連

1 社会福祉士及び介護福祉士法に基づき，介護福祉士が一定の条件を満たす場合に行うことができる医療行為はどれか。 (107回 PM81)

1. 摘便
2. 創処置
3. 血糖測定
4. 喀痰吸引
5. インスリン注射

▷ 答えは巻末

第 **6** 章

疾病予防・健康増進に関連する法律

この章では

- 健康増進法，地域保健法をはじめとする，疾病予防・健康増進に関連する法律について学ぶ。
- 感染症の予防および感染症の患者への医療に関する法律の基本理念，および国や地方公共団体，医師などの責務について学ぶ。
- 予防接種法に定められた対象疾病，接種時期などについて学ぶ。

健康増進法（平成14年制定）

◎条文を見てみよう
スマートフォンやタブレットで QR コードを読み込んで条文から以下の内容を
確認してみましょう。
- 法律の目的を確認しよう。
- 健康増進における，国民・国・地方公共団体等の責務を確認しよう。

出典／e-Gov ポータル：https://www.e-gov.go.jp

1. 総則

1 | 目的

この法律は，わが国における急速な高齢化の進展および疾病構造の変化に伴い，国民の
健康増進の重要性が著しく増大していることに配慮し，国民の健康増進の総合的な推進
に関して基本的な事項を定めるとともに，国民の栄養の改善，その他の国民の健康増進を
図るための措置を講じることで，国民保健の向上を図ることを目的とする。

2 | 国民の責務

国民は，健康な生活習慣の重要性に対する関心と理解を深め，生涯にわたって自らの健
康状態を自覚するとともに，健康増進に努めなければならない。

3 | 国および地方公共団体の責務

国および地方公共団体は，教育活動と広報活動を通じた健康増進に関する正しい知識の
普及，健康増進に関する情報の収集，整理，分析，提供，研究の推進と，健康増進に関係
する人材の養成，資質の向上を図るとともに，**健康増進事業実施者**その他の関係者に対し，
必要な技術的援助を与えることに努めなければならない。

4 | 健康増進事業実施者の責務

事業所，学校，市町村等において健康増進事業を実施する者は，健康教育，健康相談そ
の他国民の健康増進のために必要な事業を，積極的に推進するよう努めなければならない。

5 | 関係者の協力

国，都道府県，市町村（特別区を含む），健康増進事業実施者，医療機関その他の関係者は，
国民の健康増進の総合的な推進を図るため，相互に連携を図りながら協力するよう努めな
ければならない。

2. 基本方針など

1 厚生労働大臣による基本方針の策定

厚生労働大臣は，国民の健康増進の推進の基本的方向，増進の目標，都道府県と市町村健康増進計画の策定に関する基本的事項，国民健康・栄養調査，健康増進事業実施者間における連携・協力に関する基本的事項，生活習慣に関する正しい知識の普及その他国民の健康の増進に関する重要事項について，基本方針を定め，公表する。

2 都道府県および市町村健康増進計画の策定

▶ **都道府県の健康増進計画**　国の基本方針を勘案して，都道府県の住民の健康増進の推進に関する施策についての基本的な計画を定める。

▶ **市町村の健康増進計画**　国の基本方針や都道府県健康増進計画を勘案して，市町村の住民の健康増進の推進に関する施策についての計画を定めるよう努める。

3 健康診査の実施等に関する指針の策定

厚生労働大臣は，国民の生涯にわたる健康の増進に向けた自主的努力を促進するため，健康診査の実施などに関する健康増進事業実施者に対する指針を定める。指針を定め，またはこれを変更しようとするときは，あらかじめ，総務大臣，財務大臣，文部科学大臣に協議する。

3. 国民健康・栄養調査など

1 国民健康・栄養調査の実施

厚生労働大臣は，国民の身体の状況，栄養摂取量，生活習慣の状況を明らかにするため，**国民健康・栄養調査**を行う。

2 生活習慣病の発生状況の把握

国と地方公共団体は，国民の生活習慣とがん，循環器病その他の政令で定める生活習慣病との相関関係を明らかにするため，**生活習慣病**の発生状況の把握に努めなければならない。

4. 保健指導

1 市町村による生活習慣相談などの実施

市町村は，住民の健康の増進を図るため，医師・保健師・助産師・看護師・准看護師そ

の他の職員に，生活習慣の改善に関する住民からの相談に応じさせ，必要な栄養指導やそのほかの保健指導を行わせる。

2 │ 都道府県による専門的な指導の実施

都道府県，保健所を設置する市と特別区は，医師または管理栄養士の資格をもつ職員に，特に専門的な知識と技術を必要とする保健指導業務を行わせるとともに，特定かつ多数の者に対して継続的に食事を供給する施設に対し，栄養管理の実施について必要な指導および助言を行わせる。

5. 受動喫煙の防止

望まない**受動喫煙**（人が他人の喫煙により，たばこから発生した煙にさらされること）の防止を図るため，多数の者が利用する施設等の区分に応じ，その施設等の一定の場所を除き喫煙を禁止するとともに，その施設等の管理者が講ずべき措置（そち）等について定められている。特に，20歳未満の者や患者等は受動喫煙による健康影響が大きいことが考慮され，施設の類型・場所ごとに，主たる利用者の違いや，受動喫煙が他人に与える健康影響の程度に応じ，禁煙措置や喫煙場所の特定を行うとともに，掲示の義務付けなどが規定されている。その際，既存の飲食店のうち経営規模が小さい事業者が運営するものについては事業継続に配慮し，必要な措置が講じられている。

1 │ 国および地方公共団体の責務等

受動喫煙の防止のため，国や地方公共団体には次のような責務がある。

①国および地方公共団体は，望まない受動喫煙が生じないよう，受動喫煙を防止するための措置を総合的かつ効果的に推進するよう努める。
②国，都道府県，市町村，多数の者が利用する施設等の管理権原者（けんげん）そのほかの関係者は，望まない受動喫煙が生じないよう，受動喫煙を防止するための措置の総合的かつ効果的な推進を図るため，相互に連携を図りながら協力するよう努める。
③国は，受動喫煙の防止に関する施策の策定に必要な調査研究を推進するよう努める。

2 │ 多数の者が利用する施設等における喫煙の禁止等

多数の者が利用する施設については，受動喫煙防止のため，次のことが定められている。

①多数の者が利用する施設等の類型に応じ，その利用者に対して，一定の場所以外の場所における喫煙を禁止する。
　具体的には，学校・病院・児童福祉施設，行政機関，旅客運送事業自動車・航空機などは**禁煙**（敷地内禁煙）とし，前述以外の飲食店等多数の者が利用する施設，旅客運送事業船舶・鉄道などは，原則**屋内禁煙**（喫煙専用室内でのみ喫煙可）としている。
　一方，個人または資本金総額5000万円以下の中小企業で，かつ客席面積100m^{2}以下の既存の

飲食店は，標識の掲示により喫煙可とすることや加熱式たばこの扱いなどについて，経過措置が設けられている。

②都道府県知事（保健所設置市区にあっては市長または区長）は，①に違反している者に対して，喫煙の中止等を命ずることができる。

③旅館・ホテルの客室等，人の居住の用に供する場所は，①の適用除外とする。

④喫煙をすることができる室には20歳未満の者を立ち入らせてはならないものとする。

⑤屋外や家庭等において喫煙をする際，望まない受動喫煙を生じさせることがないよう周囲の状況に配慮しなければならないものとする。

3 │ 施設等の管理権原者等の責務等

受動喫煙の防止のため，施設等の管理権原者等には次のような責務がある。

①施設等の管理権原者等は，喫煙が禁止された場所に喫煙器具・設備（灰皿等）を設置してはならないものとする。

②都道府県知事（保健所設置市区にあっては市長または区長）は，施設等の管理権原者等が①に違反しているとき等は，勧告，命令等を行うことができる。

6. 特別用途表示等

健康増進法には健康や栄養に関する表示に関する規定もある。

①病者用，妊産婦用等の特別用途表示に関する規制
②誇大表示の禁止

B 地域保健法（昭和22年制定）

1. 概要

本法は1947（昭和22）年に保健所法として制定され，1994（平成6）年に名称を含めて改正された。

従来の保健所法は，保健所の持つ役割や機能（具体的には，健康相談や保健指導，医事，薬事，食品衛生，環境衛生などについての行政機能など）について規定するものであった。

その後，人口の高齢化や疾病構造の変化，母子保健サービスの充実化など，地域保健対策をめぐる状況は時代とともに変化し，総合的な見直しが必要と考えられた。その結果，国の検討会などでの議論を踏まえ，地域保健法に改正された。

改正の主な内容は，地域保健対策の基本指針を策定すること，国・都道府県・市町村の役割分担を見直し，サービスの充実を図ること，保健・医療・福祉の連携を図ること，マンパワーの充実を図ることなどであった。

2. 総則

1 目的

　この法律は，**地域保健対策**の推進に関する基本指針，保健所の設置，その他地域保健対策の推進に関して基本となる事項を定めることにより，母子保健法やその他の地域保健対策に関する法律による対策が，地域において総合的に推進されることを確保し，地域住民の健康の保持増進に寄与することを目的とする。

2 基本理念

　国および地方公共団体が講じる施策は，急速な高齢化の進展，保健医療を取り巻く環境の変化などに即応し，地域における公衆衛生の向上と増進を図り，地域住民の多様化・高度化する保健，衛生，生活環境などに関する需要に適確に対応できるよう，地域の特性や社会福祉などの関連施策との有機的な連携に配慮しつつ，総合的に推進されることを基本理念とする。

3 市町村の責務

　市町村（特別区を含む）は，地域保健対策が円滑に実施できるように，必要な施設の整備，人材の確保，資質の向上などに努めなければならない。

4 都道府県の責務

　都道府県は，自らが行う地域保健対策が円滑に実施できるように，必要な施設の整備，人材の確保，資質の向上，調査・研究などに努めるとともに，市町村に対して必要な技術的援助を与えることに努めなければならない。

5 国の責務

　国は，地域保健に関する情報の収集，整理，活用，調査，研究，人材の養成，資質の向上に努めるとともに，市町村および都道府県に対し，その責務が十分に果たされるように必要な技術的および財政的援助を与えることに努めなければならない。

3. 地域保健対策の推進に関する基本指針

　厚生労働大臣は，次に掲げる事項①〜⑥について，**地域保健対策**の推進に関する基本指針を定めなければならない。厚生労働大臣は，基本指針を定め，またはこれを変更したときは，速やかにその内容を公表しなければならない。

①地域保健対策の推進の基本的方向
②保健所および市町村保健センターの，整備および運営に関する基本的事項
③地域保健対策に関する人材の確保および資質の向上，町村に対する人材確保支援計画の策定に関する基本的事項
④地域保健に関する調査および研究に関する基本的事項
⑤社会福祉などの関連施策との連携に関する基本的事項
⑥そのほか地域保健対策の推進に関する重要事項

4. 保健所

1 設置主体および所管区域

❶設置主体

保健所は，都道府県，地方自治法の指定都市，中核市のほか，政令で定める市または特別区が設置する（表6-1）。都道府県が，保健所を設置する場合には，保健医療に関する施策と社会福祉に関する施策との有機的な連携を図るため，医療法に基づく二次医療圏，介護保険法に基づく都道府県介護保険事業支援計画の区域を参考にして，保健所の所管区域を設定しなければならない。

❷所管区域

2024（令和6）年4月1日現在の保健所数は468である。1994（平成6）年の法改正により，都道府県が設置する保健所について地域保健の広域的・専門的・技術的拠点としての機能を強化するとともに，保健・医療・福祉の連携を図るために，二次医療圏などを参考に保健所の所管区域を見直して，規模の拡大を図っている。

2 業務

保健所は次の事項①〜⑭について，企画，調整，指導および必要な事業を行う。

①地域保健に関する思想の普及向上（衛生教育）
②人口動態統計*，その他地域保健に関する統計

表6-1 保健所を設置している市（2024［令和6］年4月現在）

指定都市*1（20）	札幌，仙台，さいたま，千葉，横浜，川崎，相模原，新潟，静岡，浜松，名古屋，京都，大阪，堺，神戸，岡山，広島，北九州，福岡，熊本
中核市*1（62）	函館，旭川，青森，八戸，盛岡，秋田，山形，福島，郡山，いわき，水戸，宇都宮，前橋，高崎，川越，川口，越谷，船橋，柏，八王子，横須賀，富山，金沢，福井，甲府，長野，松本，岐阜，豊橋，岡崎，一宮，豊田，大津，豊中，吹田，高槻，枚方，八尾，寝屋川，東大阪，姫路，尼崎，明石，西宮，奈良，和歌山，鳥取，松江*3，倉敷，呉，福山，下関，高松，松山，高知，久留米，長崎，佐世保，大分，宮崎，鹿児島，那覇
政令で定める市*2（5）	小樽，町田，藤沢，茅ヶ崎，四日市

＊1：地方自治法による．＊2：地域保健法施行令による．＊3：松江市保健所は島根県と松江市の共同設置．
注）括弧内の数字は保健所のある市の数．

③栄養改善および食品衛生
④住宅，水道，下水道，廃棄物の処理，清掃，その他の環境衛生
⑤医事および薬事
⑥保健師に関する事項
⑦**公共医療事業**（医療社会事業）の向上増進
⑧母性および乳幼児保健，老人保健
⑨歯科保健
⑩精神保健
⑪治療方法が確定していない疾病，その他の特殊な疾病により長期に療養を必要とする者の保健
⑫エイズ，結核，性病，伝染病などの疾病予防
⑬衛生上の試験および検査
⑭その他地域住民の健康の保持増進に関する事項

これらの事業のほか，地域住民の健康の保持増進を図るために必要があるときは，次の事業①〜④を行うことができる。

①所管区域の地域保健に関する情報を収集，整理，活用する。
②所管区域の地域保健に関する調査研究を行う。
③必要に応じて，歯科疾患そのほか厚生労働大臣の指定する疾病の治療を行う。
④試験および検査を行い，また，医師，歯科医師，薬剤師，その他の者に試験，検査の施設を利用させる。

都道府県が設置する保健所は，所管区域内の市町村の地域保健対策の実施に関して市町村相互間の連絡調整を行うとともに，市町村の求めに応じ，技術的助言，市町村職員の研修，その他必要な援助を行うことができる。

3 保健所運営協議会

保健所を設置する地方公共団体は，条例の定めるところにより，保健所の所管区域内の地域保健および保健所の運営に関する事項を審議させるため，保健所に運営協議会を置くことができる。

5. 市町村保健センター

市町村は住民に対し，健康相談，保健指導，健康診査，その他地域保健に関して必要な事業を行うことを目的とする施設として，**市町村保健センター**を設置することができる。

6. 地域保健対策に関する人材確保支援計画

都道府県は，「**地域保健対策の推進に関する基本指針**」に即して当分の間，地域保健対策の実施にあたり，特にその人材の確保または資質の向上を支援する必要がある町村につい

＊ **人口動態統計**：わが国の人口動態を把握するためのもので，内容は出生児数，出生率，死因別死亡者数，死亡率，自然増加数，死産胎児数などである。全国の届出から厚生労働省統計情報部が月報および年報を編さん，発行している。

て，その町村の申し出に基づき，地域保健対策を円滑に実施するための人材確保支援計画を定めることができる。

都道府県は人材確保支援計画を定め，またはこれを変更したときは，遅滞なく厚生労働大臣に通知しなければならない。

C 感染症の予防及び感染症の患者に対する医療に関する法律(平成10年制定)

1. 総則

1 目的

この法律（略称：**感染症法**）は，感染症の予防と感染症の患者に対する医療に関して必要な措置を定めることにより，感染症の発生を予防し，まん延の防止を図り，公衆衛生の向上および増進を図ることを目的とする。

2 基本理念

感染症の発生予防とまん延防止を目的として国と地方公共団体が講じる施策は，これらを目的とする施策に関する国際的動向を踏まえつつ，保健医療を取り巻く環境の変化，国際交流の進展などに即応し，新感染症その他の感染症に迅速，適確に対応することができるよう，**総合的かつ計画的に推進**されなければならない。施策を講じる際には，感染症の患者などが置かれている状況を深く認識し，これらの者の**人権に配慮**しなければならない。

3 国および地方公共団体の責務

国と地方公共団体は，次の責務に努めなければならない。

❶国と地方公共団体の責務

①教育活動，広報活動などを通じた感染症に関する正しい知識の普及
②感染症に関する情報の収集・整理・分析・提供
③感染症に関する研究の推進
④感染症の病原体などの検査能力の向上を図ること
⑤感染症の予防に関係する人材の養成と資質の向上を図ること
⑥社会福祉などの関連施策との有機的な連携に配慮すること
⑦感染症の患者が良質で適切な医療を受けられるよう，必要な措置を講じること
⑧施策を講じる際に，感染症の患者などの人権を尊重すること
⑨地域の特性に配慮しつつ，感染症予防の施策が総合的かつ迅速に行われるよう，相互の連携を図ること

人間社会と法
健康支援と法律
看護職員に関連
医療提供に関連
医療職・社会福祉職，そのほか関連職に関連
6 疾病予防・健康増進に関連
母子に関連
高齢者に関連
社会福祉および障害者に関連
医療保険に関連

❷国の責務

①感染症に関する情報の収集および研究
②感染症医療のための医薬品の研究開発の推進
③感染症病原体などの検査の実施などを図るための体制の整備
④国際的な連携の確保
⑤地方公共団体に対する必要な技術的および財政的援助

4 | 国民の責務

国民は，次の責務に努めなければならない。

①感染症に関する正しい知識をもつこと
②予防に必要な注意を払うこと
③感染症の患者などの人権が損なわれることがないようにすること

5 | 医師などの責務

医師など医療の関係者らや，獣医師など獣医療の関係者らは，次の責務に努めなければならない。

❶医師その他の医療関係者の責務

①感染症の予防に関して国および地方公共団体が講じる施策に協力し，その予防に寄与すること
②感染症の患者などが置かれている状況を深く認識し，良質かつ適切な医療を行うこと
③その医療について適切な説明を行い，患者等の理解を得ること

Column 新型コロナウイルス感染症の分類

　2020（令和2）年，世界各国で急速に感染が拡大した新型コロナウイルス感染症。わが国では，指定感染症，新型インフルエンザ等感染症（2類感染症相当）と扱いが変遷し，2023（令和5）年5月からは5類感染症として扱われるようになった。ただし，感染力や病毒性には変わりがないことから，関連情報の発信時には，誤解のないようリスクコミュニケーションが求められている。また一般的な風邪のコロナウイルスと比較すると，変わらず新型のウイルスであることから，感染症法上の分類では以下のような考え方がなされている（詳細は**表6-2**参照）。

- **5類感染症の新型コロナウイルス感染症**：2020（令和2）年1月，中華人民共和国からWHOに対し，人に伝染する能力を有することが新たに報告されたベータコロナウイルス属のコロナウイルスに由来するもの。いわゆるCOVID-19。
- **新型インフルエンザ等感染症の新型コロナウイルス感染症**：新たに人から人に伝染する能力を有することとなったコロナウイルスを病原体とする感染症であり，COVID-19に限定されない。

❷病院，診療所，病原体などの検査を行っている機関，老人福祉施設などの施設の開設者および管理者の責務

その施設において感染症が発生し，またはまん延しないよう必要な措置を講じること

❸獣医師その他の獣医療関係者の責務

感染症の予防に関し国および地方公共団体が講じる施策に協力するとともに，その予防に寄与すること

❹動物等（死体を含む）取扱業者の責務

輸入，保管，貸し出し，販売，または展示する動物が，感染症を人に感染させることがないように必要な措置を講じること

6 | 感染症の分類

感染症とは，表6-2 に掲げる感染性の疾病（しっぺい）をいう。

2. 基本指針等

1 | 基本指針，予防計画

厚生労働大臣は，感染症の発生予防およびまん延の防止，ならびに緊急時における医療の提供のための施策などに関する基本的な指針（**基本指針**）を定めなければならない。**都道府県**，保健所設置市，特別区は，基本指針に即して，感染症の発生予防およびまん延の防止，ならびに緊急時における医療の提供の施策などの実施に関する計画（**予防計画**）を定めなければならない。

2 | 特定感染症予防指針

厚生労働大臣は，特に総合的に予防のための施策を推進する必要がある感染症について，原因の究明，発生の予防およびまん延の防止，医療の提供，研究開発の推進，国際的な連携などの予防の総合的な推進を図るための指針（**特定感染症予防指針**＊）を作成し，公表する。

3. 感染症に関する情報の収集および公表

1 | 医師の届出

医師は1〜4類，5類感染症の一部（侵襲性髄膜炎菌感染症（しんしゅう），風しん，麻しん），または新型インフルエンザ等感染症（表6-2 参照）の**患者**，または**無症状病原体保有者**，および新感染

＊ **特定感染症予防指針**：1999（平成 11）年に後天性免疫不全症候群（AIDS）の予防指針が作成されて以降，インフルエンザ（同年），性感染症（2000［平成 12］年），結核（2007［平成 19］年），麻しん（2007［平成 19］年），蚊媒介感染症（2015［平成 27］年）について定められてきた。また後天性免疫不全症候群（AIDS）は，2018［平成 30］年に，長期療養の環境整備の必要性や青少年への知識の普及・啓発，感染者の人権尊重などに関する事項を加え，全部改正が行われた。

人間社会と法

健康支援と法律

看護職員に関連

医療提供に関連

医療職・社会福祉職，そのほか関連職に関連

6 疾病予防・健康増進に関連

母子に関連

高齢者に関連

社会福祉および障害者に関連

医療保険に関連

表6-2 感染症法に基づく感染症の分類（2024［令和6］年6月現在）

分類	内容
1類感染症 （7疾患）	エボラ出血熱，クリミア・コンゴ出血熱，痘そう，南米出血熱，ペスト，マールブルグ病，ラッサ熱
2類感染症 （7疾患）	急性灰白髄炎，結核，ジフテリア，重症急性呼吸器症候群，中東呼吸器症候群，鳥インフルエンザ（その血清亜型がH5N1またはH7N9であるものに限る）
3類感染症 （5疾患）	コレラ，細菌性赤痢，腸管出血性大腸菌感染症，腸チフス，パラチフス
4類感染症 （44疾患）	E型肝炎，A型肝炎，黄熱，Q熱，狂犬病，炭疽，鳥インフルエンザ（鳥インフルエンザ［H5N1，H7N9］を除く），ボツリヌス症，マラリア，野兎病，ウエストナイル熱，エキノコックス症，オウム病，オムスク出血熱，回帰熱，キャサヌル森林病，コクシジオイデス症，エムポックス，ジカウイルス感染症，重症熱性血小板減少症候群，腎症候性出血熱，西部ウマ脳炎，ダニ媒介脳炎，チクングニア熱，つつが虫病，デング熱，東部ウマ脳炎，ニパウイルス感染症，日本紅斑熱，日本脳炎，ハンタウイルス肺症候群，Bウイルス病，鼻疽，ブルセラ症，ベネズエラウマ脳炎，ヘンドラウイルス感染症，発しんチフス，ライム病，リッサウイルス感染症，リフトバレー熱，類鼻疽，レジオネラ症，レプトスピラ症，ロッキー山紅斑熱
5類感染症 （48疾患）	インフルエンザ（鳥インフルエンザおよび新型インフルエンザ等感染症を除く），ウイルス性肝炎（E型肝炎およびA型肝炎を除く），クリプトスポリジウム症，後天性免疫不全症候群，性器クラミジア感染症，梅毒，播種性クリプトコックス症，麻しん，薬剤耐性アシネトバクター感染症，メチシリン耐性黄色ブドウ球菌感染症，アメーバ赤痢，カルバペネム耐性腸内細菌目細菌感染症，RSウイルス感染症，咽頭結膜熱，A群溶血性レンサ球菌咽頭炎，感染性胃腸炎，急性弛緩性麻痺（急性灰白髄炎を除く），急性出血性結膜炎，急性脳炎（ウエストナイル脳炎，西部ウマ脳炎，ダニ媒介脳炎，東部ウマ脳炎，日本脳炎，ベネズエラウマ脳炎およびリフトバレー熱を除く），クラミジア肺炎（オウム病を除く），クロイツフェルト・ヤコブ病，劇症型溶血性レンサ球菌感染症，細菌性髄膜炎（侵襲性インフルエンザ菌感染症，侵襲性髄膜炎菌感染症および侵襲性肺炎球菌感染症を除く），ジアルジア症，侵襲性インフルエンザ菌感染症，侵襲性髄膜炎菌感染症，侵襲性肺炎球菌感染症，水痘，性器ヘルペスウイルス感染症，尖圭コンジローマ，先天性風しん症候群，手足口病，新型コロナウイルス感染症*，伝染性紅斑，突発性発しん，破傷風，バンコマイシン耐性黄色ブドウ球菌感染症，バンコマイシン耐性腸球菌感染症，百日咳，風しん，ペニシリン耐性肺炎球菌感染症，ヘルパンギーナ，マイコプラズマ肺炎，無菌性髄膜炎，薬剤耐性緑膿菌感染症，流行性角結膜炎，流行性耳下腺炎，淋菌感染症
新型インフルエンザ等感染症	1　新型インフルエンザ（新たに人から人に伝染する能力を有することとなったウイルスを病原体とするインフルエンザであって，一般に国民が当該感染症に対する免疫を獲得していないことから，当該感染症の全国的かつ急速なまん延により国民の生命および健康に重大な影響を与えるおそれがあると認められるものをいう） 2　再興型インフルエンザ（かつて世界的規模で流行したインフルエンザであってその後流行することなく長期間が経過しているものとして厚生労働大臣が定めるものが再興したものであって，一般に現在の国民の大部分が当該感染症に対する免疫を獲得していないことから，当該感染症の全国的かつ急速なまん延により国民の生命および健康に重大な影響を与えるおそれがあると認められるものをいう） 3　新型コロナウイルス感染症（新たに人から人に伝染する能力を有することとなったコロナウイルスを病原体とする感染症であって，一般に国民が当該感染症に対する免疫を獲得していないことから，当該感染症の全国的かつ急速なまん延により国民の生命及び健康に重大な影響を与えるおそれがあると認められるものをいう） 4　再興型コロナウイルス感染症（かつて世界的規模で流行したコロナウイルスを病原体とする感染症であってその後流行することなく長期間が経過しているものとして厚生労働大臣が定めるものが再興したものであって，一般に現在の国民の大部分が当該感染症に対する免疫を獲得していないことから，当該感染症の全国的かつ急速なまん延により国民の生命および健康に重大な影響を与えるおそれがあると認められるものをいう）
指定感染症	すでに知られている感染性の疾病（1類感染症，2類感染症，3類感染症および新型インフルエンザ等感染症を除く）であって，感染症法の第3章から第7章までの規定の全部または一部を準用しなければ，当該疾病のまん延により国民の生命および健康に重大な影響を与えるおそれがあるものとして政令で定めるものをいう
新感染症	人から人に伝染すると認められる疾病であって，すでに知られている感染性の疾病とその病状または治療の結果が明らかに異なるもので，当該疾病にかかった場合の病状の程度が重篤であり，かつ，当該疾病のまん延により国民の生命および健康に重大な影響を与えるおそれがあると認められるものをいう
疑似症患者	感染症の疑似症を呈している者をいう
無症状病原体保有者	感染症の病原体を保有している者であって当該感染症の症状を呈していないものをいう

*病原体がベータコロナウイルス属のコロナウイルス（令和2年1月に中華人民共和国から世界保健機関に対して，人に伝染する能力を有することが新たに報告されたものに限る）であるものに限る．

症にかかっていると疑われる者を診断した場合は，直ちにその者の氏名，年齢，性別，その他厚生労働省令で定める事項を，最寄りの保健所長を経由して**都道府県知事**[*1]に届け出なければならない（1類感染症，2類感染症の一部，新型インフルエンザ等感染症については，疑似症患者も直ちに届け出る）。

　また厚生労働省令で定める5類感染症の患者，または無症状病原体保有者を診断した場合には，**7日以内に**その者の年齢，性別そのほか厚生労働省令で定める事項を，最寄りの保健所長を経由して**都道府県知事**[*2]に届け出なければならない。

2 ｜ 獣医師の届出

　獣医師は，1〜4類感染症または新型インフルエンザ等感染症のうち，エボラ出血熱，マールブルグ病，その他の政令で定める感染症ごとにその感染症を人に感染させるおそれが高いものとして政令で定める**サルその他の動物**について，その動物が感染症にかかり，またはかかっている疑いがあると診断したときは，直ちに動物の所有者（所有者以外の者が管理する場合にはその者）の氏名などを，最寄りの保健所長を経由して，都道府県知事に届け出なければならない。

　動物の所有者は，獣医師の診断を受けなくても，その動物が政令で定める感染症にかかり，またはかかった疑いがあると認めたときは，同様の届出を行わなければならない。

3 ｜ 感染症に関する情報の収集

　都道府県知事（緊急時は厚生労働大臣）は，すべての感染症の患者等に対し検体の採取等に応じること，また，医療機関等に対し保有する検体を提出することなどを要請できる。

4 ｜ 都道府県知事による質問および調査

　都道府県知事は，感染症の発生を予防し，また感染症の発生の状況，動向および原因を明らかにするため必要があると認めるときは，都道府県の職員に対して1〜5類感染症もしくは新型インフルエンザ等感染症の患者，疑似症患者および無症状病原体保有者，新感染症の所見がある者，または感染症を人に感染させるおそれがある動物の所有者もしくは管理者，その他の関係者への質問，または必要な調査を行わせることができる。

　厚生労働大臣は緊急の必要があるときは，自らこれらの質問または調査を行える。

5 ｜ 検疫所長との連携

▶ **検疫感染症に係る措置**　検疫所長は，**検疫感染症**（本章 -D「検疫法」参照）に感染したおそれのある者で停留されないものに対し，**旅券の提示**を求め，その者の健康状態および日本

＊1,2 都道府県知事：保健所を設置する市にあっては市長，特別区にあっては区長が該当する。以下，5類感染症，無症状病原体保有者の診断においても同じ。また，本項 -5「消毒その他の措置」まで，および7「新感染症」において同様。

国内における居所や連絡先などについて**報告**を求めることができる。また，検疫所長は健康状態に異状を生じた者を確認したときは，①その者に，保健所その他の医療機関で診察を受けるべき旨，その他検疫感染症の予防上**必要な事項を指示**するとともに，②その者の居所の所在地を管轄する都道府県知事に**指示した事項を通知**しなければならない（**検疫法第18条第2，3項**）。検疫法の規定に基づく通知を受けた都道府県知事は，都道府県職員に健康状態に異状を生じた者その他の関係者への**質問**，または必要な**調査**を行わせることができる。

▶ 新感染症に係る措置　厚生労働大臣は，外国に新感染症が発生した場合に，緊急の必要があるときは，検疫所長に，新感染症にかかっていると疑われる者に対する診察を行わせることができる。

6 ｜ 情報の公表

　厚生労働大臣および都道府県知事は，収集した感染症に関する情報について分析を行い，感染症の予防のための**情報を積極的に公表**しなければならない。ただし，情報の公表にあたっては，**個人情報の保護に留意**しなければならない。

■ 4. 健康診断，就業制限および入院

1 ｜ 健康診断

　都道府県知事は，**1〜3類感染症**または**新型インフルエンザ等感染症**のまん延を防止するため必要があると認めるとき，これらの感染症にかかっていると疑われる正当な理由のある者に対し，その理由などを書面で通知したうえで，健康診断の勧告を行うことができる。また，その者が勧告に従わないときは，その職員に健康診断を行わせることができる。

2 ｜ 就業制限

　医師からの届出により，**1〜3類感染症**または**新型インフルエンザ等感染症**の患者または無症状病原体保有者である旨の書面による通知を都道府県知事から受けた者などは，感染症を公衆にまん延させるおそれがある業務として，感染症ごとに厚生労働省令で定める業務（**表6-3**）に，そのおそれがなくなるまでの期間従事してはならない。

3 ｜ 入院

　都道府県知事は，1類感染症，新型インフルエンザ等感染症（の一部）のまん延を防止するため必要を認めるときは，その感染症の患者または保護者に対し，**特定感染症指定医療機関または第1種感染症指定医療機関への入院***を勧告し，入院させ，および入院を延長できる（入院期間の上限は72時間，入院延長は最長10日間）。

　都道府県知事は，2類感染症，新型インフルエンザ等感染症のまん延を防止するため必

表6-3 厚生労働省令で定める業務

感染症	就業が制限される業務
エボラ出血熱，クリミア・コンゴ出血熱，南米出血熱，マールブルグ病，ラッサ熱	・飲食物の製造，販売，調製又は取扱いの際に飲食物に直接接触する業務 ・他者の身体に直接接触する業務
結核	・接客業その他の多数の者に接触する業務
ジフテリア，重症急性呼吸器症候群，新型インフルエンザ等感染症，中東呼吸器症候群，痘そう，特定鳥インフルエンザ，ペスト	・飲食物の製造，販売，調製または取扱いの際に飲食物に直接接触する業務 ・接客業その他の多数の者に接触する業務
その他の1～3類感染症（急性灰白髄炎［ポリオ］，コレラ，細菌性赤痢，腸管出血性大腸菌感染症，腸チフス，パラチフス）	・飲食物の製造，販売，調製または取扱いの際に飲食物に直接接触する業務

要を認めるときは，その感染症の患者または保護者に対し特定感染症指定医療機関，第1種感染症指定医療機関または**第2種感染症指定医療機関**への入院を勧告し，入院させ，および入院を延長できる（入院期間の上限は72時間，入院延長は最長10日間）。

4 ｜ 宿泊療養・自宅療養

都道府県知事は，新型インフルエンザ等感染症・新感染症のうち厚生労働大臣が定めるものについて，**宿泊療養・自宅療養**の協力を要請する。また，検疫法上も新型インフルエンザ等感染症については，宿泊療養・自宅待機その他の感染防止に必要な協力を要請する。

▌ 5. 消毒その他の措置

次の規定により実施される措置（そち）は，**感染症の発生を予防し，またはそのまん延を防止するため必要な最小限度のもの**でなければならない。

1 ｜ 感染症の病原体に汚染された場所の消毒

都道府県知事は，**1～4類感染症**または**新型インフルエンザ等感染症**の発生を予防し，またはそのまん延を防止するため必要があると認めるときは，感染症の病原体に汚染された場所などの**消毒**を命ずることができる。

2 ｜ ねずみ族，昆虫等の駆除

都道府県知事は，**1～4類感染症**または**新型インフルエンザ等感染症**＊の発生を予防し，またはそのまん延を防止するため必要があると認めるときは，その感染症の病原体に汚染され，または汚染された疑いがあるねずみ族，昆虫等が存在する区域を指定し，その区域の管理をする者またはその代理をする者に対し，**ねずみ族，昆虫等を駆除すべき**ことを命ずる

＊（**新型インフルエンザ等感染症の**）**入院**：対象者については，「病状の程度を勘案して厚生労働省令で定めるものに限る」に限定され，病状の程度が重篤化するおそれを勘案して厚生労働省令で定める者と，宿泊療養・自宅療養にかかる協力の求めに応じないものに限られている。

＊ **新型インフルエンザ等感染症**：国が特に必要があると認めた場合に限られている。および本項-5「生活の用に供される水の使用制限等」，6「建物に係る措置」，7「交通の制限または遮断」でも同様。

ことができる。

3 物件に係る措置

都道府県知事は，**1～4類感染症**または**新型インフルエンザ等感染症**の発生を予防し，またはそのまん延を防止するため必要があると認めるときは，その感染症の病原体に汚染され，または汚染された疑いがある飲食物，衣類，寝具その他の物件について，その所持者に対し，**物件の移動を制限し**，もしくは**禁止し**，**消毒，廃棄**その他感染症の発生を予防し，またはそのまん延を防止するために必要な措置をとるべきことを命ずることができる。

4 死体の移動制限等

都道府県知事は，**1～3類感染症**または**新型インフルエンザ等感染症**の発生を予防し，またはそのまん延を防止するため必要があると認めるときは，その感染症の病原体に汚染され，または汚染された疑いがある**死体の移動を制限し**，または**禁止する**ことができる。

5 生活の用に供される水の使用制限等

都道府県知事は，**1～3類感染症**または**新型インフルエンザ等感染症**の発生を予防し，またはそのまん延を防止するため必要があると認めるときは，その感染症の病原体に汚染され，または汚染された疑いがある生活の用に供される水について，その管理者に対し，期間を定めて，その**使用**または**給水を制限し**，または**禁止すべき**ことを命ずることができる。

6 建物に係る措置

都道府県知事は，**1類感染症**または**新型インフルエンザ等感染症**の病原体に汚染され，または汚染された疑いがある建物について，その感染症のまん延を防止するため必要があると認める場合であって，消毒による対応が難しいときは，厚生労働省で定めるところにより，期間を定めて，当該**建物への立入りを制限**，または**禁止する**ことができる。

7 交通の制限または遮断

都道府県知事は，**1類感染症**または**新型インフルエンザ等感染症**のまん延を防止するため緊急の必要があると認める場合であって，消毒による対応が難しいときは，政令で定める基準に従い，72時間以内の期間を定めて，その感染症の患者がいる場所，その他当該感染症の病原体に汚染され，または汚染された疑いがある場所の**交通を制限し**，または**遮断する**ことができる。

6. 医療

都道府県（保健所を設置する市にあっては市，または特別区にあっては区）は，**入院の勧告**または**入院の措置**（本項-4「健康診断，就業制限および入院」，または7「新感染症」）により入院した

患者または保護者から申請があったとき，その患者が感染症指定医療機関において受ける医療に要する**経費を負担**する。ただしその患者や配偶者，扶養義務者が費用の全部または一部を負担することができると認められるときは，その限度において負担をすることを要しない。患者が健康保険法などの規定により，医療に関する給付を受けることができる者であるときは，都道府県はその限度において負担することを要しない（**社会保険優先**）。また，2022（令和4）年の法改正により，感染症対応の医療機関が確実な医療を提供できるよう，**流行初期医療確保措置**などの制度が定められた。

7. 新感染症

都道府県知事は，新感染症のまん延を防止するため必要があると認めるときは，健康診断および入院の場合の手続き（本項-4「健康診断，就業制限および入院」）に準じる手続きに従って，**健康診断**および**入院を勧告**し，入院させ，または**消毒などの措置**（本項-5「消毒その他の措置」）の全部または一部を実施し，または都道府県の職員に実施させることができる。また都道府県知事は，新感染症を公衆にまん延させるおそれがないことが確認されたときは，その者を退院させなければならない。入院している者から退院の求めがあったときは，その者が新感染症をまん延させるおそれがないかどうかの確認をしなければならない。

厚生労働大臣は，新感染症の発生の予防またはそのまん延を防止するため緊急の必要があるときは，厚生科学審議会の意見を聴いて，都道府県知事が行う事務に関し，必要な指示をすることができる。

8. 結核

結核については，日本の感染症に占める結核の重要性に配慮して特別に独立の章を設け，事業者，学校長または政令で定める施設長による**定期の健康診断**の実施，市町村長による**住民の定期の健康診断の実施**，保健所長による結核登録票に登録されている者に対する**家庭訪問指導**，結核患者を診断した医師の患者に対する**治療**または**感染の防止に必要な事項の指示**，病院管理者による結核患者の入退院の最寄りの保健所長への届出，結核指定医療機関に対する都道府県知事が行う指導等に関して必要な規定が設けられている。

9. 感染症の病原体を媒介するおそれのある動物の輸入に関する措置

感染症を人に感染させるおそれが高いものとして政令で定める動物（**指定動物**＊）の輸入は，厚生労働大臣および農林水産大臣の**許可**を受けた場合を除き，禁止される。

指定動物以外の動物（死体を含む）で，感染症を人に感染させるおそれがあるとして厚生労働省令で定めるもの（届出動物）を輸入しようとする者は，種類，数量等を記載した**届出**

＊ **指定動物**：イタチアナグマ，コウモリ，サル，タヌキ，ハクビシン，プレーリードッグ，ヤワゲネズミ

表6-4 特定病原体等の分類

分類	代表的な病原体	扱い
一種病原体等	痘そうウイルス，クリミア・コンゴ出血熱ウイルスなど	何人も原則所持・輸入等してはならない
二種病原体等	ペスト菌，ボツリヌス菌，炭疽菌など	所持・輸入等にあたっては厚生労働大臣の許可が必要となる
三種病原体等	多剤耐性結核菌，狂犬病ウイルスなど	所持・輸入等にあたっては厚生労働大臣への届出が必要となる
四種病原体等	腸管出血性大腸菌，コレラ菌，黄熱ウイルス，新型インフルエンザ等感染症の病原体など	所持・輸入等にあたっては許可・届出は必要ないが，厚生労働省令が定める基準を遵守することが必要となる

書を厚生労働大臣に提出しなければならない。届出書には，感染症にかかっていない旨を記載した**輸出国の政府機関発行の証明書**またはその写しを添付しなければならない。

10. 特定病原体等

　この法律において，**特定病原体等**とは感染症の病原体および毒素とされ，一種，二種，三種，四種に分類されている（**表6-4**）。

　これらの病原体等の所持等にあたっては，厚生労働省令で定める病原体等のレベルに応じた施設基準，保管，使用，運搬，滅菌等の基準を遵守することが求められ，厚生労働大臣等による**報告徴収・立入検査**，厚生労働大臣による**改善命令**ができることとなっている。

11. 費用負担

　市町村は，この法律に基づき市町村長が行う措置に要する費用を支払う。

　都道府県は，都道府県知事が行う措置に要する費用を支払うほか，市町村の支払う費用の 2/3 を負担する。

　国は，都道府県が支払いまたは負担する費用のうち，入院患者の医療に要する費用についてはその 3/4 を，そのほかの費用についてはその 1/2 を負担する。

D 検疫法（昭和26年制定）

　この法律は，国内に常在しない感染症の病原体が，**船舶または航空機を介して国内に侵入することを防止する**とともに，船舶または航空機に関してその他の感染症の予防に必要な措置を講じることを目的としている。

　検疫の対象となる疾病は，感染症法に規定する **1 類感染症**（エボラ出血熱，クリミア・コンゴ出血熱，痘そう，南米出血熱，ペスト，マールブルグ病，ラッサ熱），**新型インフルエンザ等感染症，政令で定める疾病**（ジカウイルス感染症，デング熱，マラリア，鳥インフルエンザ［H5N1，H7N9］，チクングニア熱，中東呼吸器症候群）であり，これらを**検疫感染症**という。

E 予防接種法 (昭和23年制定)

　この法律は，**伝染のおそれがある疾病の発生，およびまん延**を予防するために，公衆衛生の見地から，予防接種の実施その他必要な措置を講ずることにより，国民の健康の保持に寄与するとともに，予防接種による**健康被害の迅速な救済**を図ることを目的としている。

　この法律において**予防接種**とは，疾病に対して免疫の効果を得させるため，疾病の予防に有効であることが確認されているワクチンを，人体に注射し，または接種することをいう。

1. 予防接種の定義等

　予防接種を行う疾病は，次の**A類疾病**および**B類疾病**である。また予防接種には，**定期の予防接種**と**臨時の予防接種**とがある。

1 ┃ A類疾病

　A類疾病は集団予防目的に比重が置かれており，以下が該当する。

①ジフテリア，百日せき，急性灰白髄炎（ポリオ），麻しん，風しん，日本脳炎，破傷風，結核，Hib感染症，肺炎球菌感染症（小児がかかるものに限る），ヒトパピローマウイルス感染症，新型インフルエンザ等感染症，指定感染症，新感染症
②人から人に伝染することによるその発生およびまん延を予防するため，またはかかった場合の病状の程度が重篤になり，もしくは重篤になるおそれがあることから，その発生とまん延を予防するため，特に予防接種を行う必要があると認められる，政令で定める疾病（痘そう*，水痘，B型肝炎，ロタウイルス感染症）

2 ┃ B類疾病

　B類疾病は個人予防目的に比重が置かれており，以下が該当する。

①インフルエンザ
②新型インフルエンザ等感染症，指定感染症または新感染症であって政令で定める疾病
③個人の発病またはその重症化を防止し，併せてこれによりそのまん延の予防に資するため特に予防接種を行う必要があると認められる疾病として政令で定める疾病（肺炎球菌感染症［高齢者］，新型コロナウイルス感染症［COVID-19］）

3 ┃ 定期の予防接種

　定期の予防接種には，A類疾病およびB類疾病のうち政令で定める疾病（**表6-5**）につ

＊ **痘そう**：政令で定められているが，現在は世界的に根絶されたと見なされ定期接種は実施していない。

人間社会と法 1
健康支援と法律 2
看護職員に関連 3
医療提供に関連 4
医療職・社会福祉職，そのほか関連職に関連 5
疾病予防・健康増進に関連 6
母子に関連 7
高齢者に関連 8
社会福祉および障害者に関連 9
医療保険に関連 10

表6-5 定期の予防接種を行う疾病と対象者（予防接種法施行令）

疾病	対象者
ジフテリア	①生後2月から生後90月に至るまでの間にある者 ②11歳以上13歳未満の者
百日せき	生後2月から生後90月に至るまでの間にある者
急性灰白髄炎	生後2月から生後90月に至るまでの間にある者
麻しん	①生後12月から生後24月に至るまでの間にある者 ②5歳以上7歳未満の者であって，小学校就学の始期に達する日の1年前の日から当該始期に達する日の前日までの間にあるもの
風しん[注1]	①生後12月から生後24月に至るまでの間にある者 ②5歳以上7歳未満の者であって，小学校就学の始期に達する日の1年前の日から当該始期に達する日の前日までの間にあるもの
日本脳炎	①生後6月から生後90月に至るまでの間にある者 ②9歳以上13歳未満の者
破傷風	①生後2月から生後90月に至るまでの間にある者 ②11歳以上13歳未満の者
結核	1歳に至るまでの間にある者
Hib感染症	生後2月から生後60月に至るまでの間にある者
肺炎球菌感染症 （小児がかかるものに限る）	生後2月から生後60月に至るまでの間にある者
ヒトパピローマウイルス感染症[注2]	12歳となる日の属する年度の初日から16歳となる日の属する年度の末日までの間にある女子
水痘	生後12月から生後36月に至るまでの間にある者
B型肝炎	1歳に至るまでの間にある者
ロタウイルス感染症	生後6週から，生後32週に至る日の翌日までの間にある者
インフルエンザ	①65歳以上の者 ②60歳以上65歳未満の者であって，心臓，腎臓もしくは呼吸器の機能の障害またはヒト免疫不全ウイルスによる免疫の機能の障害を有するものとして厚生労働省令で定める者
肺炎球菌感染症 （高齢者がかかるものに限る）	①65歳の者 ②インフルエンザの②と同じ
新型コロナウイルス感染症	①65歳以上の者 ②インフルエンザの②と同じ

注1：2025（令和7）年3月31日までの間に限り，風しんに係る公的予防接種を受ける機会のなかった1962（昭和37）年4月2日から1979（昭和54）年4月1日までの間に生まれた男性を対象者として追加。

注2：2025（令和7）年3月末までの間に限り，1997（平成9）年4月2日から2007（平成19）年4月1日の間に生まれ，過去にHPVワクチンの接種を合計3回受けていない女性を対象者として追加。また，2007（平成19）年4月2日〜2008（平成20）年4月1日の間に生まれた女性は，通常の接種対象の年齢（小学校6年から高校1年相当）を超えたあとも2025（令和7）年3月末まで接種できる。

いて，市町村長が行うものがある。

　また都道府県知事は，これらの疾病のうち政令で定めるもの（日本脳炎）について，疾病の発生状況等からみて，予防接種を行う必要がないと認められる区域を指定することができる。指定があったときは，市町村長は指定区域についてはその疾病の予防接種を行う必要がない。

　なお定期の予防接種のうちヒトパピローマウイルス感染症に対するものは，ワクチン接種による副反応が疑われる事例が複数発生したため，接種の有効性・安全性が確認できるまで，2013（平成25）年6月から2022（令和4）年3月の間，積極的な接種の勧奨が行われていなかった。この非勧奨期間にワクチン接種を受けていない者に対しては，2022（令

和4）年4月から3年間，キャッチアップ接種が実施されている。

4 臨時の予防接種

臨時の予防接種については次のことが定められている。

①都道府県知事は，A類疾病およびB類疾病のうち厚生労働大臣が定めるものについて，まん延予防上緊急の必要があると認めるときは，対象者および期日または期間を指定して臨時に予防接種を行い，または市町村長に行うよう指示することができる。
②厚生労働大臣は，まん延予防上緊急の必要があると認めるときは，上記①の予防接種を都道府県知事（または都道府県知事を通じて市町村長）に行うよう指示することができる。
③厚生労働大臣は，A類疾病のうち当該疾病の全国的かつ急速なまん延により国民の生命および健康に重大な影響を与えるおそれがあると認められるものとして厚生労働大臣が定めるもののまん延予防上緊急の必要があると認めるときは，その対象者およびその期日または期間を指定して，都道府県知事（または都道府県知事を通じて市町村長）に対し，臨時に予防接種を行うよう指示することができる。
④②③について都道府県知事は，円滑に予防接種が行われるよう，市町村長に対し，必要な協力をする。

なお，新型コロナウイルス感染症については，この「臨時の予防接種」の特例として，厚生労働大臣の指示のもと，都道府県の協力を得ながら市町村が行うこととなっており，医療機関や職域における接種も市町村が実施している扱いとされている。

5 予防接種の勧奨

市町村長または都道府県知事は，定期の予防接種であってA類疾病にかかわるもの，または臨時の**予防接種の対象者***に対し，接種を受けることを勧奨する。

6 対象者の責務

A類疾病の対象者は，定期または臨時の予防接種を受けるよう努めなければならない。

2. 定期の予防接種等の適正な実施のための措置

病院，診療所の開設者または医師は，定期の予防接種等を受けた者が，その定期の予防接種等を受けたことによるものと疑われる症状を呈していることを知ったときは，その旨を厚生労働省令で定めるところにより厚生労働大臣に報告しなければならない。

厚生労働大臣は毎年度，医療機関や医師からの報告の状況について厚生科学審議会に報告し，定期の予防接種等の安全性に関する情報の提供，その他の定期の予防接種等の適正な実施のために必要な措置を講ずる。

---

* **予防接種の対象者**：対象者が16歳未満の者または成年被後見人であるときは，その保護者に対して勧奨する。

3. 定期の予防接種等による健康被害の救済

定期の予防接種等により疾病にかかり，障害の状態となりまたは死亡したときは，**厚生労働大臣の認定**に基づき，医療費，医療手当，年金，死亡一時金その他の給付が行われる。

F 新型インフルエンザ等対策特別措置法（平成24年制定）

1 | 目的

この法律は，国民の大部分がその時点で免疫を獲得していなかったことから，**新型インフルエンザ等***が全国的かつ急速にまん延し，これにかかった場合の病状の程度が重篤（じゅうとく）となるおそれがあり，また，国民生活および国民経済に重大な影響を及ぼすおそれがあることが鑑みられたことが制定された背景にある。

新型インフルエンザ等対策の実施に関する計画，発生時における措置，緊急事態措置，その他の事項について特別の措置を定めることで，感染症法や，その他の法律とも合わせ，新型インフルエンザ等に対する対策の強化を図り，その発生時に国民の生命と健康を保護し，国民生活と国民経済に及ぼす影響を最小とすることを目的としている。

2020（令和2）年3月には，本法が一部改正され，**新型コロナウイルス感染症***を「新型インフルエンザ等」とみなすことになった。さらに2021（令和3）年2月の法改正では，「**新型インフルエンザ等まん延防止等重点措置**」が創設され，事業者などに対する営業時間の変更要請（および要請に応じない場合の命令や命令違反に対する過料（かりょう））などの措置（そち）が規定された。併（あわ）せて，事業者や地方公共団体に対する支援措置や内閣における新型インフルエンザ等対策推進会議の設置についても定められた。

2 | 体制整備等

新型インフルエンザ等対策のための体制整備に関して以下のことが定められている。

> (1) 行動計画等の作成
>   ①国，地方公共団体の**行動計画**の作成
>   ②**指定公共機関**（医療，医薬品・医療機器の製造・販売，電力，ガス，輸送等を営む法人）の**指定・業務計画の作成**
> (2) 権利に制限が加えられるときであっても，その**制限は必要最小限のものとすること**
> (3) 発生時に国，都道府県の**対策本部**を設置，新型インフルエンザ等緊急事態宣言時に市町村の対策本部を設置

---

* **新型インフルエンザ等**：感染症法で規定する「新型インフルエンザ等感染症」「指定感染症」「新感染症（全国的かつ急速なまん延のおそれのあるものに限る）」を指す。

* **新型コロナウイルス感染症**：本法における「新型コロナウイルス感染症」の定義は感染症法のものと同様であり，2023（令和5）年5月より新型インフルエンザ等感染症の範疇から一部が外されることとなった（**表 6-2** 参照）。

⑷ 発生時における**特定接種**（登録事業者の従業員等に対する先行的予防接種）の実施
⑸ 海外発生時の**水際対策**の的確な実施

3 | 「新型インフルエンザ等緊急事態」発生の際の措置

新型インフルエンザ等が国内で発生し，国民生活・経済に甚大な影響を及ぼし，または
そのおそれがあるときは「新型インフルエンザ等緊急事態宣言」を公示し，以下の措置を
とることができる。

①**外出自粛要請や興行場，催物等の制限等の要請・指示**（潜伏期間，治癒するまでの期間等を考慮）
②**住民に対する予防接種**の実施（国による必要な財政負担）
③**医療提供体制**の確保（臨時の医療施設等）
④**緊急物資の運送**の要請・指示
⑤政令で定める**特定物資**（医薬品，食品など）**の売渡し**の要請・収用
⑥**埋葬・火葬**の特例
⑦生活関連物資等の**価格の安定**（国民生活安定緊急措置法等の的確な運用）
⑧政府関係金融機関等による**融資**　など

G がん対策基本法（平成18年制定）

1 | 目的

わが国の**がん対策**はこれまでの取り組みにより進展し，成果を収めてきたものの，なお，
がんは国民の疾病による死亡の最大の原因となっている。がんは国民の生命と健康にとっ
て重大な問題であり，がん患者（がん患者であった者を含む）がその状況に応じて必要な支援
を総合的に受けられるようにすることが課題である。したがってこの法律（略称：がん対策法）
は，がん対策のいっそうの充実を図るため，その基本理念を定め，国，地方公共団体，医
療保険者，国民，医師等，事業主の責務を明らかにし，がん対策推進に関する計画策定に
ついて定めるとともに，対策の基本事項を定めることで，がん対策を総合的かつ計画的に
推進することを目的としている。

2 | 基本理念

基本理念として次の①〜⑧が規定され，患者の視点を重視した法律となっている。

①がんの克服を目指してその専門的，学際的，総合的な研究を推進し，その予防，診断，治療等にか
かわる技術の向上，その他の研究等の成果を普及，活用，発展させること
②がん患者が居住地域にかかわらず，等しく科学的知見に基づく適切な医療を受けられるようにする
こと

人間社会と法　1

健康支援と法律　2

看護職員に関連　3

医療提供に関連　4

医療職・社会福祉職，そのほか関連職に関連　5

疾病予防・健康増進に関連　6

母子に関連　7

高齢者に関連　8

社会福祉および障害者に関連　9

医療保険に関連　10

③がん患者の置かれている状況に応じ，本人の意向を十分尊重して治療方法等が選択されるように医療提供体制の整備がなされること
④がん患者が尊厳を保ちつつ安心して暮らせる社会の構築を目指し，がん患者が，適切な医療のみならず福祉的，教育的，その他の必要な支援が受けられるようにするとともに，円滑な社会生活を営める社会環境の整備が図られること
⑤対策が，それぞれのがんの特性に配慮したものとなるようにすること
⑥保健，福祉，雇用，教育その他の関連施策との有機的な連携に配慮しつつ，対策が総合的に実施されること
⑦国，地方公共団体，医療保険者，医師，事業主，学校，がん対策に係る活動を行う民間団体，その他関係者相互の密接な連携の下に実施されること
⑧がん患者の個人情報の保護について，適正な配慮がなされるようにすること

3 | 基本的施策

基本的施策として，国や地方公共団体は，①がんの予防および早期発見の推進，②がん医療の均てん化の促進，③がん予防・診断・治療等に関する研究の推進，④がん患者の就労，⑤がんに関する教育の推進に取り組むこととされる。

H がん登録等の推進に関する法律（平成25年制定）

この法律（略称：がん登録推進法）は，がんが国民の疾病による死亡の最大の原因となっているなど，がんが国民の生命および健康にとって重大な問題となっている現状に鑑み，がん対策基本法の趣旨にのっとり，がん医療の質の向上等，国民に対するがん，がん医療等およびがんの予防についての情報提供の充実，その他のがん対策を科学的知見に基づき実施するため，がんの罹患，診療，転帰等の状況の把握および分析，その他のがんにかかわる調査研究を推進し，もってがん対策の一層の充実に資することを目的としている。

本法においては，基本理念，関係者相互の連携および協力，**全国がん登録データベース**の整備，これにかかわる情報の収集・記録・保存，利用および提供，保護等について定めるとともに，**院内がん登録**等の推進に関する事項を定め，併せて，がん登録等により得られた情報の活用についても定めている。

I 健康寿命の延伸等を図るための脳卒中，心臓病その他の循環器病に係る対策に関する基本法（平成30年制定）

脳卒中，心臓病その他の循環器病は，国民の疾病による死亡原因の第2位で，要介護状態となる主原因にもなっており，国民の生命や健康にとって重大な問題である。したがって，循環器病の予防に取り組むことで国民の**健康寿命***の延伸等を図り，また医療や介護に係る負担の軽減に資するため，本法（略称：**脳卒中・循環器病対策基本法**）では循環器病に係

る対策に関して基本理念を定め，国，地方公共団体，医療保険者，国民および保健，医療，福祉の業務に従事する者の責務を明らかにし，循環器病対策の推進に関する計画の策定について定める。そのうえで，循環器病対策の基本事項を定め，循環器病対策を総合的・計画的に推進することを目的としている。

J 難病の患者に対する医療等に関する法律（平成26年制定）

従来，難病の患者に対する医療費助成は，法律に基づかない予算事業（特定疾患治療研究事業）として実施されてきたが，**持続可能な社会保障制度の確立を図るための改革の推進に関する法律**（平成25年制定）に基づく措置として，本法（略称：難病医療法，**難病法**）が制定された。

1 目的

この法律は，**難病**[*]の患者に対する医療，その他難病に関する施策に関し必要な事項を定めることにより，難病の患者に対する良質かつ適切な医療の確保，および難病の患者の療養生活の質の維持向上を図り，もって国民保健の向上を図ることを目的としている。

2 基本方針の策定

厚生労働大臣は，難病にかかわる医療，その他難病に関する施策の総合的な推進のための基本的な方針を策定しなければならないこととなっている。

3 指定難病に対する医療費助成

都道府県および指定都市は，申請に基づき支給認定を受けた指定難病の患者が，都道府県および指定都市が指定する医療機関で指定難病にかかわる医療（**特定医療**）を受けた場合には，特定医療費を支給することとなっている。また，支給認定の申請に添付する診断書は，指定医が作成することとなっている。2024（令和6）年4月1日現在，指定難病として341疾病が指定されている。

医療費の支給に要する費用は都道府県および指定都市の支弁（支払い）とし，国は，その2分の1を負担することとなっている。

2022（令和4）年に成立した難病法の改正により，医療費助成制度の開始時期が，申請日から，重症度分類を満たしていると診断した日へと変更された。これにより重症化した際にも迅速に適切な医療を受けることができる。

---

[*] **健康寿命**：「健康上の問題で日常生活が制限されることなく生活できる期間」（法第1条）で，平均寿命から寝たきりや認知症など介護状態の期間を差し引いた期間のこと。なお，2019（令和元）年の日本人の健康寿命は男性72.68年（平均寿命81.41年），女性75.38年（平均寿命87.45年）となっている[1]。

[*] **難病**：発病の機構が明らかでなく，かつ，治療方法が確立していない希少な疾病であって，当該疾病にかかることにより長期にわたり療養を必要とすることとなるもの。

4 | 難病の医療に関する調査および研究の推進

国は，難病の発病の機構，診断および治療方法に関する調査，および研究を推進することとなっている。

5 | 療養生活環境整備事業の実施

都道府県は，難病相談支援センターの設置や訪問看護の拡充実施等，**療養生活環境整備事業**を実施できることとなっている。

医療的ケア児及びその家族に対する支援に関する法律（令和3年制定）

1 | 目的

医療技術の進歩に伴って**医療的ケア児***が増加するとともに，その実態は多様化している。この法律（略称：医療的ケア児支援法）は，医療的ケア児とその家族が，個々の児の心身の状況などに応じた適切な支援を受けられるよう制定された。

本法は，医療的ケア児およびその家族に対する支援に関して基本理念を定め，国，地方公共団体等の責務を明らかにし，保育・教育の拡充に係る施策やその他必要な施策，**医療的ケア児支援センター**の指定などについて定めることで，医療的ケア児の健やかな成長を図るとともに，その家族の離職の防止に資し，安心して子どもを生み育てられる社会の実現に寄与することを目的としている。

2 | 基本理念

医療的ケア児およびその家族に対する支援は，以下の理念によって行われる。

①医療的ケア児の日常生活と社会生活を，社会全体で支援する。
②医療的ケア児が医療的ケア児でない児童等と共に教育を受けられるように最大限に配慮しつつ適切に教育に係る支援が行われる等，個々の医療的ケア児の状況に応じて，かつ，医療，保健，福祉，教育，労働等に関する業務を行う関係機関および民間団体相互の緊密な連携の下に，切れ目なく支援を行う。
③医療的ケア児でなくなった後にも配慮した支援（18歳以降の支援）を行う。
④医療的ケア児と保護者の意思を最大限に尊重した施策を実施する。
⑤居住地域にかかわらず等しく適切な支援を受けられる施策を実施する。

---

* **医療的ケア児**：医療的ケアとは，人工呼吸器による呼吸管理，喀痰吸引その他の医療行為をいい，「医療的ケア児」とは，日常生活および社会生活を営むために恒常的に医療的ケアを受けることが不可欠である児童（18歳未満の者および18歳以上の者であって高等学校等に在籍するもの）をいう。

3 ┃ 支援措置

❶国および地方公共団体による措置

国や地方公共団体は医療的ケア児が在籍する保育所・学校等に対する支援，医療的ケア児および家族の日常生活における支援，相談体制の整備，情報の共有の促進，広報啓発，支援を行う人材の確保，研究開発等の推進といった措置を講ずるものとされる。

❷保育所等の設置者，学校の設置者等による措置

▶ 保育所等の設置者　保育所における医療的ケアその他の支援（看護師等または喀痰吸引等が可能な保育士の配置）を講ずる。

▶ 学校等の設置者　学校における医療的ケアその他の支援（看護師等の配置）を講ずる。

❸医療的ケア児支援センター

都道府県知事は，以下の業務を，医療的ケア児支援センターとして指定した社会福祉法人等に行わせ，または自ら実施することができる。

①医療的ケア児およびその家族の相談に応じた，または情報の提供，もしくは助言その他の支援
②医療，保健，福祉，教育，労働等に関する業務を行う関係機関等への情報提供，および研修
③医療的ケア児とその家族に対する支援に関し，医療，保健，福祉，教育，労働等に関する業務を行う関係機関等との連絡調整

L 臓器の移植に関する法律 (平成9年制定)

1 ┃ 目的

この法律は，臓器*移植についての基本的理念を定めている。

また臓器移植術*（以下「移植術」）に関するルールや禁止事項など必要な事項を定め，適正な移植医療の実施を目的としている。

2 ┃ 基本的理念

この法律の基本的理念は次の通りである。

①死亡者が生存中に示した「移植術に自己の臓器を提供する意思」が尊重される。
②臓器の提供は任意である。
③移植術に使用される臓器は，人道的精神に基づき提供される。また必要とする者に対して，移植術は適切に行われる。
④移植術を受ける機会は公平に与えられ，配慮される。

＊ **臓器**：この法律では，人の心臓，肺，肝臓，腎臓，膵臓，小腸，および眼球をいう。
＊ **臓器移植術**：臓器に機能障害をもつ者に対し，当該臓器の機能回復や機能付与を目的として実施される移植術。臓器提供者をドナー，移植術を受ける者をレシピエントという。

1 人間社会と法
2 健康支援と法律
3 看護職員に関連
4 医療提供に関連
5 医療職，社会福祉職，そのほか関連職に関連
6 疾病予防・健康増進に関連
7 母子に関連
8 高齢者に関連
9 社会福祉および障害者に関連
10 医療保険に関連

3 | 医師の責務

移植術を行う医師は，診療上必要な注意を払う必要がある。また，移植術を受ける者とその家族に対し必要な説明を行い，理解を得るよう努めなければならない。

4 | 臓器の摘出

医師が移植術のための臓器を**死体***から摘出できるのは，次のいずれかに該当する場合である。

①死亡者が生存中に臓器を移植術に提供する意思を書面に残し，その書面による意志表示を受けた遺族が，臓器摘出を拒まないとき（または遺族がいないとき）。
②**臓器提供の意思がないことを表示している場合以外のとき***で，遺族が臓器の摘出について書面により承諾しているとき

5 | 脳死の判定

臓器摘出を的確に行うのに必要な知識，および経験を有する**2人以上の医師**（臓器摘出および移植術を行う医師は除く）の医学的知見に基づき，厚生労働省令で定める判断により行う。

6 | 記録の作成，保存，閲覧

医師は脳死判定，臓器摘出，移植術を行った場合には，判定等に関する記録を作成し，病院，診療所の管理者等が**5年間保存**する。記録保存者は臓器提供した遺族，その他の厚生労働省で定める者から記録の閲覧の請求があった場合には，閲覧拒否に関する正当な理由がある場合を除き，記録のうち個人の権利利益を侵害するおそれのないものを閲覧に提供する。

7 | 臓器売買等の禁止

移植術の臓器提供について，次のことが禁止されている。

①**臓器提供の対価***として，財産上の利益の供与を受けること。または利益供与の要求や約束をすること
②**臓器提供のあっせんや，あっせんしたことの対価**として，財産上の利益の供与を受けること。または利益供与の要求や約束をすること
③**臓器提供を受けたことの対価**として，財産上の利益を供与すること。またはその申し込みや約束をす

---

* **死体**：この法律では脳死者の身体（脳幹を含む全脳機能が不可逆に停止と判断された者の身体）を含む。
* **臓器提供の意思がないことを表示している場合以外のとき**：「臓器提供しない」という意思表示がなく，臓器提供に関する死亡者の意思がわからない状態を指す。
* **臓器提供の対価**：臓器の提供に関する報酬。あっせんについても同様。ただし，交通や通信，臓器の摘出・保存，移送など移植術に必要な費用は，本法で規定する対価に含まれない。

ること

④**臓器提供のあっせんを受けることや，あっせんを受けたことの対価として財産上の利益を供与すること。**またはその申し込みや約束をすること

⑤①〜④のいずれかに当てはまる**違反行為**を知ったうえでの，臓器摘出や移植術

8 ┃ 業として行う臓器のあっせんの許可

移植術に用いる臓器（死体からの摘出または摘出したものに限る）を提供，または提供を受けることのあっせんをする者は，臓器別ごとに**厚生労働大臣の許可**を受けなければならない。

9 ┃ 移植医療に関する啓発等

国および地方公共団体は，死亡後に臓器を提供する意思の有無を，運転免許証や個人番号カード等に記載できるようにするなど，**移植医療**に関する啓発や知識の普及に必要な施策を講ずるものとする。

Ⓜ ハンセン病問題の解決の促進に関する法律（平成20年制定）

この法律は，1907（明治40）年の**癩予防ニ関スル件**や，1953（昭和28）年の**らい予防法**などの**ハンセン病***の患者の**隔離予防策**に起因して生じた**ハンセン病問題**の解決に向けて制定されたものである。本法では，ハンセン病患者や元患者の福祉の増進，名誉回復等に関連したハンセン病問題の解決促進について，基本的理念を定めている。

1 ┃ 目的

この法律は，**ハンセン病問題**に関する基本理念と基本的事項を定め，国や地方公共団体の責務を明らかにし，問題解決の促進や，偏見・差別のない社会の実現を目的とする。

2 ┃ 基本的理念

この法律の基本的理念は次の通りである。

①わが国の誤ったハンセン病対策（**らい予防法**など）がハンセン病患者・元患者に与えた被害を，可能な限り回復すること

②ハンセン病患者や元患者とその家族に対する差別・偏見を除去するため，ハンセン病対策の歴史に関する正しい知識の普及・啓発や，その名誉回復に努めること

③**国立ハンセン病療養所等**での生活および医療水準を確保し，地域社会から孤立しないよう配慮すること

④療養所入所者の社会復帰を支援し，退所者および非入所者が，終生にわたり社会内で安心して生活

---

* **ハンセン病**：病原性の弱いらい菌による慢性細菌感染症であり，末梢神経や皮膚が侵される。現在はWHOが勧告する多剤併用療法で完治する。

* * *

なお，ハンセン病問題は患者本人だけではなく，その家族についても未解決の課題が多く残されている。このため 2019（令和元）年には，**ハンセン病元患者家族に対する補償金の支給等に関する法律**が公布施行されている。

N 歯科口腔保健の推進に関する法律（平成23年制定）

1 わが国の口腔保健施策

わが国の代表的な口腔保健施策として，表6-6 があげられる。

2 目的

この法律は，口腔の健康は国民が健康で質の高い生活を営む上で基礎的かつ重要な役割を果たし，日常生活における歯科疾患予防に向けた取り組みが口腔の健康保持に極めて有効であることに鑑み，歯科疾患予防等による口腔の健康の保持（以下，「**歯科口腔保健**」）の推進に関して基本的理念を定め，歯科口腔保健の推進に関する施策を総合的に推進し，もって国民保健の向上に寄与することを目的とする。

3 基本的理念

この法律の基本的理念は次の通りである。

①国民が生涯にわたり，日常生活において歯科疾患予防への取り組みを行い，歯科疾患の早期発見，早期治療を受けることを促進すること
②乳幼児期から高齢期までの時期における口腔とその機能の状態，および歯科疾患の特性に応じて，適切かつ効果的に歯科口腔保健を推進すること
③保健，医療，社会福祉，労働衛生，教育，その他の関連施設の有機的な連携を図り，その関係者の協力を得て，総合的に歯科口腔保健を推進すること

表6-6 わが国の代表的な口腔保健施策

時期	内容
1989（平成元）**年**	**80 歳で 20 本以上の歯を保つための 8020**（**ハチマル・ニイマル**）運動の実施
1993（平成5）**年度～**	歯科衛生士による寝たきり者への訪問口腔衛生指導の導入
1995（平成7）**年度～**	総合健康診査への歯周疾患検診の導入
2009（平成21）**年**	**ひとくち 30 回以上噛む**ことを目標とする**噛ミング 30**（**カミングサンマル**）運動の実施
2011（平成23）**年**	**歯科口腔保健の推進に関する法律**の制定

4 | 歯科口腔保健にかかわる者の責務

▶ **国の責務** 歯科口腔保健の推進に関する施策を策定し，実施する責務がある。

▶ **地方公共団体の責務** 国との連携を図り，地域の状況に応じた施策を策定し，実施する責務がある。

▶ **歯科医師等の責務** 歯科医師，歯科衛生士，歯科技工士，その他の歯科医療または保健指導に関わる業務に従事する者は，歯科口腔保健に役立てるよう密接な連携を図り，適切にその業務を行い，国および地方公共団体が行う歯科口腔保健の推進に協力するよう努める。

▶ **国民の健康保持増進のために必要な事業を行う者の責務** 国および地方公共団体が行う歯科口腔保健の推進に協力するよう努める。

▶ **国民の責務** 歯科口腔保健に関する正しい知識を持ち，生涯にわたり日常生活で自ら歯科疾患予防の取り組みを行い，定期的に歯科検診を受け，必要に応じて歯科保健指導を受け歯科口腔保健に努める。

O アレルギー疾患対策基本法（平成26年制定）[2]

1 | 目的

わが国には**アレルギー疾患***を有する者が多数存在し，その疾患は急激な症状悪化を繰り返し生じさせ，当事者の生活の質が著しく損なわれる場合が多い。

この法律は，上記のとおりアレルギー疾患が国民生活に多大な影響を及ぼし，生活環境の多様かつ複合的な要因によって発生し重症化することに鑑み，アレルギー疾患対策の一層の充実を図るため基本理念を定める。また国，地方公共団体，医療保険者，国民，医師，その他の医療関係者，および学校などの設置者または管理者の責務を明らかにし，アレルギー疾患対策の推進に関する指針の策定等や基本事項を定め，総合的に推進することを目的とする。

2 | 基本的理念

この法律の基本的理念は次の通りである。

①アレルギー疾患対策に関する総合的な施策の実施により，生活環境の改善を図ること
②居住地域にかかわらず適切なアレルギー疾患医療を受けられるようにすること
③適切な情報を入手する体制，および生活の質の維持向上のための支援体制を整備すること

＊ **アレルギー疾患**：この法律では，気管支ぜん息，アトピー性皮膚炎，アレルギー性鼻炎，アレルギー性結膜炎，花粉症，食物アレルギーその他アレルゲンに起因する免疫反応による，人の生体に有害な局所的または全身的反応に係る疾患であって，政令で定めるものをいう。

1 人間社会と法
2 健康支援と法律
3 看護職員に関連
4 医療提供に関連
5 医療職・社会福祉職，そのほか関連職に関連
6 疾病予防・健康増進に関連
7 母子に関連
8 高齢者に関連
9 社会福祉および障害者に関連
10 医療保険に関連

3 基本方針

　アレルギー疾患に関する知識の普及・啓発^{けいはつ}，発症予防や重症化予防の推進，質の高い医療提供体制の整備と均てん化（誰でも同様に医療を受けられること），相談体制の充実，学校や保育所，職場，高齢者施設，障害者支援施設などの適切な支援，教員，保健師，管理栄養士，調理師などの教育研修，戦略的研究の推進などが掲げられている。

4 アレルギー疾患対策にかかわる者の責務

▶ **国の責務**　アレルギー疾患対策を総合的に策定し，および実施する。

▶ **地方公共団体の責務**　国との連携を図り自主的かつ主体的に，その地域の特性に応じた施策を策定し実施する。

▶ **医療保険者の責務**　介護保険法に規定する医療保険者は，国や地方公共団体が講ずるアレルギー疾患の重症化の予防，および症状の軽減に関する啓発および知識の普及等の施策に協力する。

▶ **国民の責務**　正しい知識を持ち重症化の予防，および症状の軽減に必要に注意し，正しい理解を深めるよう努める。

▶ **医師等の責務**　医師その他の医療関係者は，国および地方公共団体が講ずるアレルギー疾患対策に協力し，重症化予防及び症状軽減に寄与^{きよ}し科学的知見に基づく良質かつ適切な医療を行う。

▶ **学校等の設置者等の責務**　学校，児童福祉施設，老人福祉施設，障害者支援施設，その他の児童・高齢者または障害者が居住し，または滞在する施設の設置者または管理者は，啓発および知識の普及などに協力し，適切な医療的，福祉的，教育的配慮をするよう努める。

Ⓟ アルコール健康障害対策基本法（平成25年制定）

1 目的[3)]

　アルコール健康障害＊は本人の健康問題だけではなく，その家族に深刻な影響を与えたり，重大な社会問題を発生させる危険性が高いものである。

　このため本法では，**アルコール健康障害対策**に関して基本理念を定め，国，地方公共団体等の責務を明らかにする。また対策への基本事項を定め総合的かつ計画的に推進し，アルコール健康障害の発生，進行および再発防止，その障害を有する者等への支援の充実，

＊ **アルコール健康障害**：この法律では，アルコール依存症その他の多量の飲酒，未成年者の飲酒，妊婦の飲酒などの不適切な飲酒の影響による心身の健康障害をいう。

国民の健康保護，安心して暮らせる社会の実現に寄与することを目的とする。

2 基本理念[4]

この法律の基本理念は次の通りである。

①アルコール健康障害の発生・進行・再発の各段階に応じた適切な防止対策を行い，当事者とその家族への支援を行う。
②飲酒運転・暴力・虐待（ぎゃくたい）・自殺などの問題に関する施策との有機的な連携を図る。

3 10の基本的施策[5]

アルコールによる健康障害は，臓器障害（アルコール性肝炎，アルコール性肝硬変，肝細胞がん）や**生活習慣病**（高血圧，脳出血，脂質異常症）につながるリスクが高い。このため本法では，アルコール健康障害の発生予防，相談から治療，回復支援，支援体制の構築，教育の振興や不適切な飲酒の防止など，次に挙げる **10の基本的施策**を掲げて推進している。

①教育の振興等，②不適切な飲酒誘引防止，③健康診断および保健指導，④医療の充実等，⑤飲酒運転等をした者に対する指導等，⑥相談支援，⑦社会復帰支援，⑧民間団体の活動支援，⑨人材の確保等，⑩調査研究の推進等

4 アルコール健康障害対策にかかわる者の責務[6]

この法律の基本的理念は次の通りである。

①国は基本理念にのっとり，**アルコール健康障害対策**を総合的に策定し，実施する。
②地方公共団体は国との連携を図り，地域の状況に応じた施策を策定し，実施する。
③酒類の製造または販売事業者は，国および地方公共団体に協力し，健康障害の発生や再発防止に寄（き）与する。
④国民は，アルコール関連問題（飲酒運転，暴力，虐待，自殺などの問題）に関する関心と理解を深め，その予防に努める。
⑤医師その他の医療関係者は，健康障害の発生や再発防止に寄与し，国および地方公共団体に協力し，良質かつ適切な医療を行うよう努める。
⑥健康増進事業実施者は，国および地方公共団体が実施する対策に協力する。

5 アルコール関連問題啓発週間

国および地方公共団体は，毎年11月10日から16日までを**アルコール関連問題啓発週間**とする。この期間，国民の間に広くアルコール関連問題に関する関心と理解を深めるための事業の実施に努める。

人間社会と法
健康支援と法律
看護職員に関連
医療提供に関連
医療職，社会福祉職，そのほか関連職に関連
疾病予防・健康増進に関連
母子に関連
高齢者に関連
社会福祉および障害者に関連
医療保険に関連

わが国では 2016（平成 28）年の**特定複合観光施設区域の整備に関する法律**の成立・施行を契機とし，2017（平成 29）年の「ギャンブル等依存症対策の強化について」（厚生労働省）公表，2018（平成30）年の**ギャンブル等依存症対策基本法**（本法）施行など，ギャンブル等依存症に対する様々な施策が実施されている[7]。

また 2019（平成 31）年以降は，ギャンブル等依存症に関する実態の把握・調査や医療提供体制の整備，普及・啓発活動が実施されている[8]。

1 目的

この法律は，**ギャンブル等依存症***がその患者等，およびその家族の日常生活または社会生活において，多重責務，貧困，虐待，自殺，犯罪等の重大な社会問題を生じさせていることに対し，その対策に関する基本理念を定めている。また国や地方公共団体等の責務を明らかにし，ギャンブル等依存症対策の基本事項を定めること等により，総合的かつ計画的にその対策を推進し，もって国民の健全な生活の確保を図り，国民が安心して暮らすことのできる社会の実現に寄与することを目的とする。

2 基本的理念

この法律の基本的理念は次の通りである。

①ギャンブル等依存症の発症，進行および再発の各段階に応じた防止および回復への対策を適切に行い，当事者とその家族が日常生活および社会生活を円滑に営むよう支援する。
②ギャンブル等依存症が多重債務，貧困，虐待，自殺，犯罪等の問題に密接に関連することに鑑み，問題の根本的な解決施策との有機的な連携が図られるよう配慮する。

R 自殺対策基本法（平成18年制定）

1 概要

自殺はわが国における深刻な社会問題のひとつであり，総合的な自殺対策の推進に向けて制定されたのが**自殺対策基本法**である。この法律の施行により**自殺総合対策大綱**の制定や**自殺予防総合対策センター***の設置などが行われ，自殺は個人の問題から社会の問題として，広く認識されることになった[9]。

また 2016（平成 28）年 4 月 1 日の本法改正により，都道府県および市町村が自殺対策

---

* ギャンブル等依存症：ギャンブル等（法律に定める公営競技，パチンコ屋の遊技，その他の射幸行為［偶然を当てにして利益を得ようとする行為］）にのめり込み，日常生活または社会生活に支障が生じている状態をいう。

計画を策定することとされ，都道府県や市町村などの地域レベルにおいて，本計画に基づく自殺対策が推進されている[10]。

2 │ 目的

　この法律は，**誰も自殺に追い込まれない社会の実現を目指し**，自殺対策に関する基本理念と基本的事項を定め，国および地方公共団体等の責務を明らかにし，総合的に対策を推進して自殺防止と自殺者の親族等の支援の充実を図り，国民が健康で生きがいを持って暮らせる社会の実現に寄与することを目的とする。

3 │ 自殺対策における基本的理念

　この法律の基本的理念は次の通りである。

①個人の問題ではなく，社会的な取り組みとして実施すること
②精神保健的観点や実態に即して実施すること
③自殺の事前予防や発生時の危機対応，自殺発生後や自殺未遂後の事後対応への効果的な施策として実施すること
④国，地方公共団体，医療機関，事業主，学校，自殺防止活動の関連団体との密接な連携で実施すること

4 │ 各関係者の責務

▶ **国の責務**　自殺対策を総合的に策定し，実施する。

▶ **地方公共団体の責務**　自殺対策について国と協議し当該地域の施策を策定し，実施する。

▶ **事業主の責務**　国および地方公共団体が実施する自殺対策に協力し，労働者の心の健康保持を図るために必要な措置を講ずるよう努める。

▶ **国民の責務**　自殺対策の重要性に関する理解と関心を深めるよう努める。

5 │ 自殺総合対策大綱の策定

　本法の施行後，2007（平成 19）年に**自殺総合対策大綱**が策定された。

　この大綱では自殺対策に関して，国や地方公共団体，医療機関，民間団体等による密接な連携・協力の推進を規定している[11]。

　2012（平成 24）年の本大綱の見直しでは，**誰も自殺に追い込まれない社会の実現を目指し**，地域レベルでの実践的な自殺対策を掲げた。具体的には若年層や自殺未遂者向け対策を充実すること，国や各関係団体などと相互に連携・協力を推進することである。

　また 2022（令和 4）年に決定された新たな自殺総合対策大綱では，子ども・若者の自殺

＊ **自殺予防総合対策センター**：地域における効果的な自殺対策の推進や民間の取り組みへの支援，自殺に関する相談体制の充実や人材の育成，調査研究の推進・普及啓発などを目的に，国立精神・神経センター（現 国立精神・神経医療研究センター）に設置された組織。2016（平成 28）年に自殺総合対策推進センターに組織改編された。なお現在，同様の業務は一般社団法人の「いのち支える自殺対策推進センター」が担っている。

対策，女性に対する支援などが強化された。

▶ 自殺総合対策大綱の基本理念[12]

①誰でも自殺に追い込まれることのない社会の実現を目指す。
②自殺対策は，社会における生きることの阻害要因（過労・生活困窮・育児や介護疲れ・いじめや孤立等）を減らし，生きることの促進要因（自己肯定感・信頼できる人間関係・危機回避能力等）を増やすことを目的とする。

Ⓢ 自殺対策の総合的かつ効果的な実施に資するための調査研究及びその成果の活用等の推進に関する法律（令和元年制定）

この法律は，自殺対策基本法の趣旨に則り，自殺対策の実施に関する調査研究や研究成果の活用の推進に関する基本方針を定めるものである。

この法律の制定により，保健や医療，福祉，教育，労働などの関連施策と連動した自殺対策や地域レベルの実践的な自殺総合対策を担う機関について，自殺総合対策推進センターから，本法の**指定調査研究等法人**に変更された。2020（令和2）年4月から**いのち支える自殺対策推進センター**が，厚生労働大臣の指定を受け，地域における自殺対策の実践的な支援を行う機関として機能している[13]。

*　　*　　*

なおわが国の自殺者数は2010（平成22）年以降，減少傾向にあったが，新型コロナウイルス感染症などの影響を受け，2020（令和2）年は自殺者数が増加した。

特に女性や19歳以下の若年層の自殺者数が高い水準にあり，政府は，電話やSNSなどによる自殺相談体制の拡充や，不可抗力的に職を失った失業者への就労の支援など，**誰も自殺に追い込まれない社会の実現**を目指し，総合的な対策を推進している。

Ⓣ その他の疾病予防・健康増進関連法律

❶ 狂犬病予防法（昭和25年制定）

狂犬病の発生予防，まん延防止等を目的とする法律。狂犬病を媒介する危険性のあるイヌ，ネコ，アライグマなどを輸入検疫対象とし，動物由来感染症対策を目的に強化された[14]。

❷ 肝炎対策基本法（平成21年制定）

肝炎対策に関する基本理念を定め，対策を総合的に推進することを目的とする。肝炎についての研究の推進や患者への検査，治療について定めている。

❸ その他の施策

厚生労働省は**健康増進施設認定規程**（昭和63年）に基づき，健康増進のための運動を安

全に適切に行える施設として運動型健康増進施設（348 か所），温泉利用型健康増進施設（21 か所），温泉利用プログラム型健康増進施設（26 か所）を 2024（令和 6）年 4 月現在，認定している [15]。これらの認定は，民間の運動施設を活用して国民に健康増進のための運動を適切に行える場所を提供し，健康増進対策を推進することを目的としている。

文献

1) 厚生労働省：第 16 回健康日本 21（第 2 次）推進専門委員会資料 3 - 1；健康寿命の令和元年値について，2021．p.2．https://www.mhlw.go.jp/content/10904750/000872952.pdf（最終アクセス日：2023/11/7）.
2) 斎藤博久：アレルギー疾患対策の課題と今後の推進方策，公衆衛生，82(8)：584-587，2018.
3) 米山奈奈子：アルコール対策の重点課題；保健師活動への期待，保健師ジャーナル，71（3）：188-194，2015.
4) 今成知美：アルコール健康障害対策推進基本計画の概要と今後の展望，公衆衛生，81（9）：706-711，2017.
5) 前掲 4）.
6) 前掲 4）.
7) 厚生労働統計協会：国民衛生の動向 2022/2023〈厚生の指標増刊〉，70（9），2023，p.118.
8) 前掲 7）.
9) 前掲 7），p.60，123-124.
10) 本橋豊：自殺総合対策大綱のポイント；自殺総合対策を効果的に進めるために，地域保健，49(3)：8-13, 2018.
11) 前掲 9）.
12) 前掲 10）.
13) いのち支える自殺対策推進センター：ホームページ．https://jscp.or.jp/（最終アクセス日：2024/6/28）
14) 前掲 7），p.128.
15) 厚生労働省：健康増進施設認定制度．https://www.mhlw.go.jp/stf/seisakunitsuite/bunya/kenkou_iryou/kenkou/seikatsu/index_00002.html（最終アクセス日：2024/6/28）

参考文献

・臓器移植：医療六法，令和 5 年版，中央法規出版，2022，p3468-3471.
・厚生労働統計協会：国民衛生の動向 2022/2023〈厚生の指標増刊〉，69（9），2022，p.121-125，145，217.
・ハンセン病療養所の将来構想をすすめる会（編）：ハンセン病基本法てびき；ハンセン病問題の解決の促進に関する法律，全国ハンセン病療養所入所者協議会，2009，p.1-63.

国家試験問題

1 感染症の予防及び感染症の患者に対する医療に関する法律（感染症法）に基づく五類感染症はどれか。2 つ選べ。 (108 回 PM86)

1. 後天性免疫不全症候群（AIDS）(acquired immunodeficiency syndrome)
2. 腸管出血性大腸菌感染症（enterohemorrhagic *E.coli* infection）
3. つつが虫病（tsutsugamushi disease）
4. 日本脳炎（Japanese encephalitis）
5. 梅毒（syphilis）

▶答えは巻末

第 7 章

母子に関連する法律

この章では

- 母子の保健・福祉に関連する法律について学ぶ。
- 母体の保護に関する法律について学ぶ。
- 配偶者からの暴力の防止，および児童虐待の防止に関する法律について学ぶ。
- 母子家庭・父子家庭・寡婦の福祉に関する法律について学ぶ。

Ⓐ 母子保健法 (昭和40年制定)

▍ 1. 目的

　この法律は，母性ならびに乳児および幼児の，健康の保持および増進を図るために，母子保健に関する原理を明らかにするとともに，母性・乳児・幼児に対する保健指導，健康診査，医療，その他の措置を講じ，もって国民保健の向上に寄与することを目的としている。

▍ 2. 用語の定義

　この法律において妊産婦などの用語は，次のように定義されている。

- **妊産婦**：妊娠中または出産後1年以内の女子
- **乳児**：1歳に満たない者
- **幼児**：満1歳から小学校就学の始期に達するまでの者
- **保護者**：親権を行う者，未成年後見人その他の者で，乳児または幼児を現に監護する者
- **新生児**：出生後28日を経過しない乳児
- **未熟児**：身体の発育が未熟のまま出生した乳児であって，正常児が出生時に有する諸機能を得るに至るまでの者

▍ 3. 妊娠の届出および母子健康手帳の交付

1 ｜ 妊娠の届出

　妊娠した者は，速やかに市町村長（特別区を含む。以下同じ）に，妊娠の届出をするようにしなければならない。届出では以下の事項を報告する。①届出年月日，②個人情報（氏名，年齢，個人番号［マイナンバー］，職業），③居住地，④妊娠月数，⑤（診断または保健指導を受けた場合）医師・助産師の氏名，⑥性病や結核に関する健康診断の有無

2 ｜ 母子健康手帳の交付

　妊娠の届出があった場合，市町村は，妊娠の届出をした者に対し，**母子健康手帳***を交付しなければならない。

---

* **母子健康手帳**：この内容には，妊娠中の経過，出産の状態，新生児期・幼児期の健康と発育の状態，予防接種の記録などの項目が含まれ，これによって健康診査や保健指導が行われる。胎児期から小学校就学までの子どもの健康記録として貴重な存在である。また近年の改正では，産後ケアの記録や，父親や周囲の者が記入する欄も追加された。

4. 保健指導および訪問指導

1 | 保健指導

市町村は，妊産婦もしくはその配偶者，または乳児，幼児の保護者に対して，妊娠，出産または育児に関して必要な保健指導を行い，または医師，歯科医師，助産師，保健師などによる保健指導を受けることを勧奨（かんしょう）しなければならない。

2 | 訪問指導

乳児が新生児であって育児上必要があるとき，市町村長は医師，保健師，助産師またはその他の職員に，その新生児を訪問させ，必要な指導を行わせなければならない。

また，妊産婦の健康状態に応じ，訪問指導を行うことも規定されている。

5. 健康診査

市町村は，満1歳6か月〜満2歳未満の幼児，満3歳〜満4歳未満の幼児に対し，毎年，期日または期間を指定して，健康診査を行わなければならない。

市町村は，これらの健康診査のほか，必要に応じ妊産婦または乳幼児に対して健康診査を行い，または健康診査を受けることを勧奨しなければならない。

保健指導および健康診査に要する経費はすべて公費で賄われる。

6. 産後ケア事業

産後ケア事業は従来，市町村の予算事業とされていたが，2019（令和元）年12月の法改正で本法上に位置づけられた。これにより市町村は，産後ケアを必要とする出産後1年を経過しない女子および乳児に対し，産後も安心して子育てができるよう，心身のケアや育児のサポートなどに努めなければならない。

本事業における「**産後ケア**」とは，①具体的な心身の状態に応じた保健指導，②療養に伴う世話または育児に関する指導，③相談その他の援助を指す。また産後ケアを行う病院，診療所，助産所，その他厚生労働省令で定める施設を**産後ケアセンター**とし，短期入所，デイサービス，居宅訪問などでケアを提供する。

母子保健法施行規則により，市町村は産後ケア事業の人員として助産師，保健師または看護師のいずれかを常に一名以上配置することが定められており，助産師などの看護職は，母親の心理的な安定や身体的回復，母子の愛着形成などへの支援を行う。

1 人間社会と法
2 健康支援と法律
3 看護職員に関連
4 医療提供に関連
5 医療職・社会福祉職，そのほか関連職に関連
6 疾病予防・健康増進に関連
7 母子に関連
8 高齢者に関連
9 社会福祉および障害者に関連
10 医療保険に関連

7. 未熟児の養育医療の給付など

1 低体重児の届出

低体重児（体重が 2500g 未満の乳児。低出生体重児ともよばれる）が出生したときは，その保護者は速やかにその旨を乳児の現在地の市町村に届け出なければならない。

2 未熟児の訪問指導，養育医療

市町村長は，その区域内に現在地を有する未熟児について養育上必要があると認めるときは，医師，保健師またはそのほかの職員に，その未熟児の保護者を訪問させ，必要な指導を行わせる。養育のため病院または診療所に入院することを必要とする未熟児に対しては，養育に必要な医療（**養育医療**）の給付を行う。この養育医療を担当する医療機関を**指定養育医療機関**という。

これらの事業に要する経費のうち養育医療については，扶養義務者がその能力に応じて費用の全部または一部を負担する。

8. 栄養の摂取に関する援助

市町村は，妊産婦，乳児，幼児に対して，栄養の摂取につき必要な援助をするように努めなければならない。

9. こども家庭センター

こども家庭センター[*]は，母子保健に関する各種の相談，保健指導を行い，またはこれらの事業に併せて助産を行う施設である。市町村は必要に応じ，こども家庭センターを設置するように努めなければならない。

> **B** 成育過程にある者及びその保護者並びに妊産婦に対し必要な成育医療等を切れ目なく提供するための施策の総合的な推進に関する法律（平成30年制定）

わが国においては次代の社会を担う**成育過程**[*]にある者の個人としての尊厳が重んじられ，その心身の健やかな成育が確保されることが重要な課題となっている。

この法律（略称：**成育基本法**）は，**児童の権利に関する条約**の精神にのっとり，**成育医療等**[*]の提供に関する施策に関して基本理念を定め，国，地方公共団体，保護者および医療関係

---

[*] **こども家庭センター**：通称で「子育て世代包括支援センター」ともよばれていた（母子保健法上は「母子健康包括支援センター」）。2024（令和6）年以降は児童福祉法に基づき，虐待や貧困などの問題を抱えた家庭に対応する「子ども家庭総合支援拠点」と一元化され，「こども家庭センター」として設置運営が推進される。

[*] **成育過程**：本法では「出生に始まり，新生児期，乳幼児期，学童期および思春期の各段階を経て，おとなになるまでの一連の成長の過程」と定義される。

者等の責務等を明らかにし，成育医療等基本方針の策定について定める。そのうえで成育医療等の提供に関する施策の基本となる事項を定めることで，成育過程にある者，その保護者，妊産婦に対し，必要な成育医療等を切れ目なく提供するための施策を総合的に推進することを目的としている。

C 母体保護法（昭和23年制定）

この法律は，不妊手術および人工妊娠中絶に関する事項を定めることなどにより，母性の生命健康を保護することを目的とする。

1. 不妊手術

不妊手術とは，生殖腺を除去することなしに生殖を不能にする手術で，内閣府令をもって定めるものをいう。

不妊手術は，①妊娠または分娩（ぶんべん）が母体の生命に危険を及（およ）ぼすおそれのある者，②現に数人の子を有していて，分娩ごとに母体の健康度を著（いちじる）しく低下するおそれのある者の，いずれかに該当する者に対して，医師が本人の同意および配偶者（事実婚状態を含む。以下同じ）があるときはその同意を得て行うことができる（ただし未成年者については，この限りではない）。

ただし，配偶者の所在がわからない，配偶者が意思表示できない場合は，本人の同意だけで手術できる。なお，①および②に該当する者の場合には，その配偶者についても不妊手術を行うことができる。

2. 人工妊娠中絶

人工妊娠中絶とは，胎児が母体外において生命を保続することができない時期（**妊娠22週未満**）に，人工的に胎児とその附属物を母体外に排出することをいう。

都道府県医師会の指定した医師は，妊娠・分娩が身体的または経済的理由から母体の健康を著しく害するおそれのある場合，強姦によって妊娠した場合などにおいては，本人および配偶者の同意を得て，人工妊娠中絶を行うことができる。

3. 受胎調節の実地指導

人工妊娠中絶は母体に与える危険度が高く，妊娠・分娩を避ける方法としては好ましくない。したがって，この法律は，受胎調節を普及奨励するため，特に受胎調節の実地指導について規定している。女子に対し，厚生労働大臣の指定する避妊用の器具を使用する受胎調節の実地指導は，医師または都道府県知事の指定を受けた**受胎調節実地指導員**でなけ

＊ **成育医療等**：本法では，「妊娠，出産および育児に関する問題，成育過程の各段階において生ずる心身の健康に関する問題等を包括的に捉えて適切に対応する医療および保健ならびにこれらに密接に関連する教育，福祉等に係るサービス等」と定義される。

1 人間社会と法
2 健康支援と法律
3 看護職員に関連
4 医療提供に関連
5 医療職，社会福祉職，そのほか関連職に関連
6 疾病予防・健康増進に関連
7 母子に関連
8 高齢者に関連
9 社会福祉および障害者に関連
10 医療保険に関連

れば業として行ってはならない。

この受胎調節実地指導員の指定を受けるためには，助産師，保健師または看護師の資格を有する者が，厚生労働大臣の定める基準に従って都道府県知事が認定する講習を修了することが必要である。

ただし実地指導にあたっては，医師以外の者は女子の子宮腔内に避妊用の器具を挿入してはならない。

D 旧優生保護法に基づく優生手術等を受けた者に対する一時金の支給等に関する法律（平成31年制定）

この法律（略称：旧優生保護法一時金支給法）は，旧優生保護法に基づく**優生手術等**＊を受けた者に対する一時金の支給に関して必要な事項等を定めている。

この法律の制定の背景には，1948（昭和23）年制定の旧優生保護法（現・**母体保護法**）により，特定の疾病や障害を有する者が，その疾病や障害などを理由に生殖を不能にする手術または放射線の照射を受けることを強いられ，心身に多大な苦痛を受けてきたという状況が，旧優生保護法に定められていた優生手術に関する規定が1996（平成8）年に削除されるまでの間において，あったことによる。

この法律は，これらの優生手術等を受けた者の名誉と尊厳が重んぜられるとともに，このような事態を二度と繰り返すことのないよう，すべての国民が疾病や障害の有無によって分け隔てられることなく，相互に人格と個性を尊重し合いながら共生する社会の実現とともに，政府がこの問題に誠実に対応していく立場にあることを自覚させるものである。

E 児童福祉法（昭和22年制定）

1 児童福祉の理念および育成の責任

この法律は，**児童の権利に関する条約**＊の精神にのっとり，児童の心身の健全な育成とその生活の保障が国民の責務であるという児童福祉の理念と，児童の心身の健全な育成が保護者の責任であるとともに，国および地方公共団体の責任であることを明らかにしている。

この法律において，**児童とは満18歳に満たない者**をいい，次のように分けられている。

＊ **優生手術等**：遺伝性の疾患や精神疾患，ハンセン病などの特定の疾患をもつ患者に対し，母性の健康保護のほか「不良な子孫の出生防止」を目的に行われた，不妊手術や人工妊娠中絶をさす。本人や配偶者の同意のない強制手術も認められるなど対象者の人権を大きく損なうものであり，2018（平成30）年には，手術を受けた患者らから国に対する損害賠償請求が起こされている。

＊ **児童の権利に関する条約**：児童（子ども）の基本的人権を国際的に保障するために定められた条約で，「子どもの権利条約」ともよばれる。18歳未満の児童を権利主体と位置づけ，児童の人権の尊重，保護の促進について定めている。1989年の第44回国連総会で採択され，1990年に発効。日本は1994（平成6）年に批准している。なお，2016（平成28）年の法改正において児童福祉法第1条が見直され，本条約が基本理念に取り入れられた。

人間社会と法

健康支援と法律

看護職員に関連

医療提供に関連

医療職・社会福祉職、そのほか関連職に関連

疾病予防・健康増進に関連

7 母子に関連

高齢者に関連

社会福祉および障害者に関連

医療保険に関連

- **乳児**：満 1 歳に満たない者
- **幼児**：満 1 歳から小学校就学の始期に達するまでの者
- **少年**：小学校就学の始期から，満 18 歳に達するまでの者

2 │ 療養の指導等

保健所は，児童相談所，福祉事務所と協力しながら，身体に障害のある児童，および疾病により長期にわたって療養を必要とする児童の療育の指導，身体障害者手帳交付申請についてのあっせん，児童福祉施設における栄養改善についての助言指導などを行う。

3 │ 療育の給付

都道府県は，結核にかかっている児童に対し，療育に併（あわ）せて学習の援助を行うため，その児童を病院に入院させて**療育の給付**を行うことができる。このような結核児童の療育を担当する医療機関を**指定療育機関**という。

4 │ 小児慢性特定疾病医療支援

厚生労働大臣は，良質かつ適切な小児慢性特定疾病医療支援の実施，その他の疾病児童等の健全な育成にかかわる施策の推進を図るための，基本的な方針を定めることとなっている。

❶ 新たな公平かつ安定的な医療費助成の制度の確立

都道府県・政令指定都市・中核市は，**小児慢性特定疾病**＊にかかっている児童等で，当該疾病の程度が一定程度以上である者の保護者に対し，申請に基づいて，医療に要する費用（**小児慢性特定疾病医療費**）を支給することとなっている（医療費助成に要する費用は都道府県等の支弁とし，国はその 2 分の 1 を負担する）。

また，適正な医療費助成と医療の質を担保する観点から，指定小児慢性特定疾病医療機関（都道府県知事が指定）を決める。支給認定の申請に添付する診断書は，都道府県知事の定める指定医が作成することとなっている。

なお 2024（令和 6）年 4 月 1 日現在，16 疾患群 788 疾病が小児慢性特定疾病の対象となっている。

❷ 小児慢性特定疾病児童等自立支援事業の実施

都道府県等は，相談支援など小児慢性特定疾病児童に対する自立の支援のための次の事業を実施することとなっている。

▶ **必須事業**　小児慢性特定疾病児童等やその保護者，その他の関係者に対する相談支援，

＊ **小児慢性特定疾病**：子どもの慢性疾患のうち，治療期間が長く医療費が高額となる特定の疾病。具体的には，①慢性に経過する，②生命を長期にわたって脅かす，③症状や治療が長期にわたって生活の質を低下させる，④長期にわたって高額な医療費の負担が続く，という要件をすべて満たし，厚生労働大臣が定める疾病とされる。

必要な情報提供，助言等

▶ **任意事業** ①療養生活支援（医療機関等における小児慢性特定疾病児童等の一時預かり［レスパイト］など），②相互交流支援，③就労支援，④介護者支援（介護者の負担軽減のための支援）等

❸ **小児慢性特定疾病の治療方法等に関する研究の推進**

国は，小児慢性特定疾病の治療研究など，慢性疾病にかかっている児童等の健全な育成に資する調査，および研究を推進することとなっている。

5 | 助産施設への妊産婦の入所など

以上のほか，児童福祉法は保健上，施設内分娩（ぶんべん）が必要であるにもかかわらず，経済的に困窮（こんきゅう）している妊産婦の助産施設への入所，重度の身体障害および重度の知的障害が重複している児童（18 歳以上の大人を含む）の重症心身障害児施設への入所，肢体が不自由な児童の肢体不自由児施設への入所などについて規定している。

6 | 児童虐待への対応

すべての児童が健全に育成されるよう，児童虐待の発生予防から，児童虐待発生時の迅速（そく）・的確な対応，被虐待児童への自立支援まで，一連の対策のさらなる強化等を図るため，市町村および児童相談所の体制の強化，**里親委託**（いたく）*の推進等について，本法で規定されている。

また，虐待を受けている児童等の保護を図るには裁判所の関与も重要なことから，里親委託・施設入所の措置の承認の申立てがあった場合に，家庭裁判所が都道府県に対して保護者指導を勧告できることや，児童相談所長等が行う一時保護について，親権者等の意に反して 2 か月を超えて行う場合には，家庭裁判所の承認を得る必要があるなど，児童等の保護についての司法関与の措置も規定されている。

本法は児童虐待防止対策を強化するため，2019（令和元）年に児童相談所の体制強化・関係機関間の連携強化などの改正を行った。

2022（令和 4）年の改正では，近年の**児童虐待対応件数の増加**＊をはじめ「**子育てに困難を抱える世帯**＊」が従来以上に顕在化（けんざい）してきているとし，子育て世帯に対する包括的な支援に向けた体制強化を図った。この改正により，市区町村への**こども家庭センター**設置の努力義務化や，児童の保護にかかる一時保護所の環境改善，DV（本章 -G「配偶者からの暴力の防止及び被害者の保護等に関する法律」参照）や貧困など困難を抱える妊婦等の保護（一時的な住居や食事提供など）や妊婦等への情報提供などが実施される（一部を除き 2024［令和 6］年 4 月 1

＊ **里親委託**：保護者のない児童または保護者に監護させることが不適当であると認められる児童（要保護児童）の養育を，親族や第三者に委託する制度。里親となるためには一定の要件を満たす必要がある。

＊ **児童虐待対応件数の増加**：児童相談所における児童虐待への相談対応件数は，2022（令和 4）年度に過去最高の約 22 万件となった。近年は特に心理的虐待の相談件数が増えている。

＊ **子育てに困難を抱える世帯**：ここでの「困難」とは，経済的な困窮，育児の孤立，子ども（または親やほかの家族）の疾病・障害など，広範囲におよぶ。

日より施行された）。

1 人間社会と法
2 健康支援と法律
3 看護職員に関連
4 医療提供に関連
5 医療職・社会福祉職、そのほか関連職に関連
6 疾病予防・健康増進に関連
7 母子に関連
8 高齢者に関連
9 社会福祉および障害者に関連
10 医療保険に関連

F 母子及び父子並びに寡婦福祉法 (昭和39年制定)

1 | 目的および基本理念

❶目的

　この法律（略称：母子父子寡婦福祉法）は母子家庭等と寡婦の生活の安定と向上のために必要な措置を講じて，母子家庭等と寡婦の福祉を図ることを目的としている。

❷定義

　この法律において母子家庭等などの用語は次のように定義されている。

- **母子家庭等**：母子家庭および父子家庭をいう。
- **寡婦**：配偶者のない女子で，かつて児童を扶養していたことのある者をいう。
- **児童**：20 歳未満の者をいう。
- **配偶者のない女子**：配偶者と死別，または離別した女子をいうが，配偶者がいないのと同様な状態（例：配偶者の生死が不明，海外在留，労働力の喪失など）にある者も含まれる。

❸基本理念

　この法律の基本理念は，すべての母子家庭等の児童が，その置かれている環境にかかわらず，心身ともに健やかに育成されるための諸条件と，その母子家庭の母および父子家庭の父の，健康で文化的な生活を保障するところにある。

2 | 母子家庭・父子家庭および寡婦に対する福祉の措置

❶母子・父子自立支援員

　都道府県知事，市長（特別区の区長を含む）と福祉事務所を管理する町村長は，**母子・父子自立支援員**を委嘱することが求められる。母子・父子自立支援員は，社会的信望があり，かつ配偶者のない者で，現に児童を扶養している者と寡婦に対して相談に応じ，自立に必要な情報提供と指導，職業能力の向上，求職活動に関する支援を行うという職務に必要な熱意と識見をもっている者に委嘱する。

❷母子福祉資金・父子福祉資金・寡婦福祉資金の貸与

　都道府県は母子家庭等の経済的自立の助成と生活意欲の助長，児童福祉増進のために，配偶者のない者で現に児童を扶養している者，またはその扶養している児童に対して，次の①〜⑧に掲げる用途のための資金（母子福祉資金・父子福祉資金）を貸与する。

　また，寡婦に対しても同じような内容の寡婦福祉資金の貸与制度がある。

　①事業の開始または継続，②児童（寡婦福祉基金では，20 歳以上の子など「寡婦の被扶養者」が該当する［以下同様］）の修学，③事業のための知識技能の習得，④就職，⑤医療介護，⑥住宅の購入・補修・保全・改築・増築・移転，⑦児童の婚姻，⑧その他

❸ 母子・父子福祉施設

　母子家庭の母および父子家庭の父，ならびに児童の心身の健康保持と生活向上のために設置される。**母子・父子福祉施設**には次の2種類がある。

- **母子・父子福祉センター**：無料または低額な料金で各種の相談に応じ，生活指導および生業の指導を行う施設
- **母子・父子休養ホーム**：無料または低額な料金で，レクリエーション，そのほか休養のための便宜（べんぎ）を提供する施設

❹ その他の措置

　その他にも母子家庭等と寡婦の生活の安定と向上のため以下のような措置が講じられている。

①国や地方の公共施設内における売店などの設置の許可
②製造たばこ販売業の許可
③公営住宅の供給に関する特別の配慮（こうりょ）
④雇用の促進

G　配偶者からの暴力の防止及び被害者の保護等に関する法律（平成13年制定）

1 ｜ 制定の背景

　わが国においては，日本国憲法に個人の尊重と法の下（もと）の平等がうたわれ，人権の擁護（ようご）と男女平等の実現に向けた取り組みが行われている。ところが，配偶者からの暴力（**ドメスティックバイオレンス：DV**）は，犯罪となる行為をも含む重大な人権侵害であるにもかかわらず，被害者の救済が必ずしも十分に行われてこなかった。また，配偶者からの暴力の被害者は，多くの場合女性であり，経済的自立が困難である女性に対して配偶者が暴力を加えることは個人の尊厳を害し，男女平等の実現の妨げとなっている。このような状況から，配偶者からの暴力の防止および被害者の保護を図るため，本法（略称：**DV防止法**）が制定された。なお，本法における「配偶者」および「被害者」は，いずれも男女の別なく対象となる。

2 ｜ 配偶者からの暴力の防止および被害者の保護

　内閣総理大臣，国家公安委員会，法務大臣，厚生労働大臣による，配偶者からの暴力の防止と被害者の保護のための施策に関する基本方針の策定，**配偶者暴力相談支援センター***

＊ **配偶者暴力相談支援センター**：DVに関する相談や相談機関の紹介，被害者の安全確保や保護などの支援を行う。婦人相談所や女性センターなど各都道府県・市町村の機関に設置されている。

等の設置，配偶者からの暴力にかかる通報・保護等の体制整備などについて規定されている。

また被害者の保護にあたっては，各自治体の配偶者暴力相談支援センターや警察，福祉事務所や児童相談所などの関係機関による連携が，努力義務として規定されている。

H 児童虐待の防止等に関する法律 (平成12年制定)

1 目的

児童虐待は児童の人権を著しく侵害し，その心身の成長と人格の形成に重大な影響を与え，わが国における将来の世代の育成にも懸念を及ぼす。本法（略称：**児童虐待防止法**）は，児童に対する虐待の禁止，児童虐待の予防，早期発見，その他の児童虐待の防止に関する国と地方公共団体の責務，児童虐待を受けた児童の保護と自立の支援のための措置等を定めることで，児童虐待の防止等に関する施策を促進し，児童の権利利益の擁護に資することを目的としている。

2 児童虐待の定義

保護者がその監護する児童（本法においては18歳に満たない者）について行う，次に掲げる行為をいう。

❶**身体的虐待** 児童の身体に外傷が生じ，または生じるおそれのある暴行を加えること
❷**性的虐待** 児童にわいせつな行為をすること，または児童をしてわいせつな行為をさせること
❸**ネグレクト** （世話の放棄・放任） 児童の心身の正常な発達を妨げるような著しい減食，または長時間の放置，保護者以外の同居人による❶❷❹と同様の行為の放置，その他の保護者としての監護を著しく怠ること
❹**心理的虐待** 児童に対する著しい暴言，または著しく拒絶的な対応，児童が同居する家庭における配偶者に対する暴力，その他の児童に著しい心理的外傷を与える言動を行うこと

3 児童虐待の防止等

「何人も，児童に対し，虐待をしてはならない」（第3条）と，児童に対する虐待の禁止が規定されており，国および地方公共団体の責務，児童虐待に係る通告または送致を受けた場合の措置，臨検（現場で検査や調査を行うこと）・捜索，児童虐待を行った保護者への指導や面会・通信制限，接近禁止命令などについて規定されている。

なお，親などの親権者による体罰禁止の明記などを盛り込んだ改正が2019（令和元）年に行われ，しつけ名目の体罰も禁止となった。

また，児童虐待の早期発見に努めなければならない者として，配偶者暴力相談支援センターや婦人相談所の職員が明記されるなど，児童虐待防止対策とDV対策の連携強化が図られた。

4 児童虐待の通告

児童虐待を受けたと思われる児童を発見した者は，速やかに，これを市町村や都道府県の設置する福祉事務所もしくは児童相談所に通告しなければならないことが規定されている。この通告義務は，児童福祉法第25条第1項の，要保護児童を発見した者は，これを市町村，都道府県の設置する福祉事務所もしくは児童相談所に通告*しなければならないという規定による通告とみなされる。

通告や連絡に関して，保護者に告知したり，同意を得たりする必要は原則としてなく，匿名で行うこともできる。また，通告・相談をした人，その内容に関する秘密は守られる。虐待であるかどうかの判断よりも，子どもの生命や権利を守ることを優先して通告することが求められる。

学校，児童福祉施設，病院の職員は，児童虐待を発見しやすい立場にあることから，児童虐待の早期発見に努めなければならないとされている。

また，虐待通告受理後，原則48時間以内に児童相談所や関係機関において，直接子どもの様子を確認するなど安全確認を実施することとなっている。

Ⅰ こども基本法（令和4年制定）

本法は少子高齢化の進行や児童虐待，不登校の増大など，日本における子どもや若者，家庭をめぐる問題の深刻化を受けて制定された。また，本法に規定される**こども施策**の推進に向けて，**こども家庭庁***が新設された。

1 目的

本法は**日本国憲法**および**児童の権利に関する条約**（本章 -E-1「児童福祉の理念および育成の責任」参照）の精神にのっとり，次の世代を担うすべての**こども***が，自立した個人として健やかに成長し，その権利を擁護され，将来にわたり幸福な生活を送ることができる社会の実現を目指し，**こども施策**を総合的に推進することを目的とする。

---

* **児童相談所に通告**：虐待かもと思った時などに，すぐに児童相談所に通告・相談ができる全国共通の電話番号「児童相談所虐待対応ダイヤル「189」（いちはやく）」にかけると近くの児童相談所に通報できる。

* **こども家庭庁**：従来は各府省庁に分かれていた，こどもに関する政策にかかる総合調整権限を一本化するため設置された新機関。内閣府の外局として設置され，こども政策における司令塔として，企画立案・総合調整部門，成育部門，支援部門を担う。

* **こども**：本項では法制度上の表記としての「こども」を用い，他項と区別する。

2 | 定義

この法律においてこどもなどの用語は，次のように定義される。

> ● **こども**：本法における「こども」は，心身の発達の過程にある者をいう。
> ● **こども施策**：次の①～③に代表されるこどもに関する施策と，これらと一体的に講ずべき施策（例：教育施策，医療施策など）を併せたものを指す。
>   ①新生児期，乳幼児期，学童期および思春期の各段階を経て，おとなになるまでの心身の発達の過程を通じ，切れ目なく行われる健やかな成長に対する支援
>   ②子育てに伴う喜びを実感できる社会の実現に資するため，就労，結婚，妊娠，出産，育児などの各ライフステージに応じて行われる支援
>   ③家庭における養育環境，その他のこどもの養育環境の整備

3 | 基本理念

こども施策は，以下を基本理念とする。

> ①すべてのこどもが個人として尊重される。また基本的人権を保障され，差別的な扱いを受けない。
> ②すべてのこどもが適切な養育や生活の保障，保護を受けられる。また健やかな成長・発達・自立が図られるほか，福祉にかかる権利や教育を受ける機会が等しく与えられる。
> ③すべてのこどもが年齢・発達の程度に応じ，自分に直接関係することに対して意見する機会を与えられ，社会活動に参加する機会が確保される。
> ④すべてのこどもについて年齢・発達の程度に応じて意見が尊重され，彼らの最善の利益を優先して考慮される。
> ⑤こどもの養育は家庭を基本とし，心身ともに健やかに育成される。こどもに対する第一の責任は父母などの保護者が持つという認識のもと，保護者に対しては養育に関する十分な支援を行う。また家庭での養育が困難なこどもには，できる限り家庭と同様の養育環境を確保する。
> ⑥家庭や子育てに夢を持ち，子育てに伴う喜びを実感できる社会環境を整備する。

参考文献

・日本ユニセフ協会ホームページ：子どもの権利条約．https://www.unicef.or.jp/about_unicef/about_rig.html（最終アクセス日：2023/11/7）

人間社会と法

健康支援と法律

看護職員に関連

医療提供に関連

医療職・社会福祉職，そのほか関連職に関連

疾病予防・健康増進に関連

7 母子に関連

高齢者に関連

社会福祉および障害者に関連

医療保険に関連

1 母子保健法に基づく届出はどれか。 (110回 PM78)

1. 婚姻届
2. 死産届
3. 死亡届
4. 出生届
5. 妊娠届

2 児童虐待の防止等に関する法律〈児童虐待防止法〉に基づいて行う通告で正しいのはどれか。 (113回 AM58)

1. 警察に通告する。
2. 守秘義務の遵守が優先される。
3. 通告にあたっては児童自身の意思を尊重することが規定されている。
4. 児童が同居している家庭における配偶者に対する暴力は通告の対象となる。

▶答えは巻末

高齢者に関連する法律

A 高齢者の医療の確保に関する法律（昭和57年制定）

1 概要

　高齢者の医療の確保に関する法律（略称：高齢者医療確保法）の前身となる**老人保健法**は，疾病の予防，治療，機能訓練などの保健事業を総合的に実施し，国民保健の向上，老人福祉の増進を図ることを目的として 1982（昭和57）年に制定された。2006（平成18）年の改正により，法律の名称が改正されるとともに，医療費の適正化を推進するための計画の作成や，保険者による健康診査等の実施に関する措置を講ずること等が目的に加わり，2008（平成20）年から施行されている。

2 目的

　この法律は，国民の高齢期における適切な医療の確保を図るため，医療費の適正化を推進するための計画の作成，**保険者**＊による健康診査などの実施に関する措置を講じるとともに，高齢者の医療について，国民の共同連帯の理念などに基づき，**前期高齢者**に係る保険者間の費用負担の調整，**後期高齢者**に対する適切な医療の給付などを行うために必要な制度を設け，国民の健康の向上と高齢者の福祉の増進を図ることを目的とする。

3 医療費適正化の推進

　厚生労働大臣は，国民の高齢期における適切な医療の確保を図る観点から，**医療費適正化基本方針**を定めるとともに，6年を1期として**全国医療費適正化計画**を定める。

　医療費適正化基本方針は，医療法に規定する基本方針，介護保険法に規定する基本指針，健康増進法に規定する基本方針と調和が保たれたものでなければならない。

　都道府県は，医療費適正化基本方針に即して，6年を1期として，都道府県における医療費適正化を推進するための**都道府県医療費適正化計画**を定める。

　厚生労働大臣は，都道府県に対し，都道府県医療費適正化計画の作成の手法，その他作成上の重要な技術的事項について必要な助言をする。

4 特定健康診査等の実施等

　厚生労働大臣は，次の2つについて，適切かつ有効な実施を図るための基本的な指針（**特定健康診査等基本指針**）を定める。また，これを変更したときは遅滞なく公表する。

＊ 保険者：医療保険各法の規定により医療に関する給付を行う全国健康保険協会，健康保険組合，都道府県および市町村，国民健康保険組合，共済組合または日本私立学校振興・共済事業団のこと。医療保険各法とは，健康保険法，船員保険法，国民健康保険法，国家公務員共済組合法，地方公務員等共済組合法，私立学校教職員共済法を指す。

- **特定健康診査**：高血圧症，脂質異常症，糖尿病その他の生活習慣病であって，内臓脂肪の蓄積に起因するものに関する健康診査
- **特定保健指導**：特定健康診査の結果により，健康の保持に努める必要がある者として厚生労働省令で定めるものに対し，保健指導に関する専門的知識および技術を有する者として厚生労働省令で定めるものが行う保健指導

　保険者は，特定健康診査等基本指針に即して，6年を1期として**特定健康診査等実施計画**を定める。保険者は，この実施計画に基づき，40歳以上の加入者に対し，特定健康診査を行い，その結果を通知しなければならない。

　なお，2013（平成25）年6月に閣議決定された「日本再興戦略」において，「全ての健康保険組合に対し，レセプト等のデータの分析，それに基づく加入者の健康保持増進のための事業計画として『データヘルス計画』の作成・公表，事業実施，評価等の取組を求める」ことが掲げられた。各保険者は実際に**PDCAサイクル**＊に沿って保健事業を実施してきているが，このデータヘルス計画と特定健康診査などにかかわる特定健康診査等実施計画との一体的な作成・運用も行われている。

5 ｜ 前期高齢者に係る保険者間の費用負担の調整

　社会保険診療報酬支払基金は，各保険者における加入者数に占める，前期高齢者の割合にかかわる負担の不均衡を調整するため，保険者に対して前期高齢者交付金を交付する。前期高齢者交付金は，支払基金が徴収する前期高齢者納付金をもって充てる。

　保険者は，前期高齢者納付金および前期高齢者関係事務費拠出金を納付する義務を負う。

6 ｜ 後期高齢者医療制度

❶総則

（1）後期高齢者医療

　後期高齢者医療は，高齢者の疾病，負傷または死亡に関して必要な給付を行う。

（2）広域連合の設立

　市町村は，後期高齢者医療の事務（保険料の徴収事務および被保険者の便益の増進に寄与するものとして，政令で定める事務を除く）を処理するため，都道府県の区域ごとに，その区域内のすべての市町村が加入する**後期高齢者医療広域連合**を設ける。

（3）特別会計の設置

　後期高齢者医療広域連合および市町村は，政令で定めるところにより，後期高齢者医療に関する収入および支出について，特別会計を設けなければならない。

＊ **PDCAサイクル**：保健事業においては，Plan（計画：健康課題のデータ分析，分析に基づく保健事業の立案）→Do（実施：事業の実施）→Check（評価：事業の目標達成の成否を確認）→Act（改善：次サイクルに向けた事業の改善）と，事業の改善に向けて継続的に行われるサイクルを指す。

❷ 被保険者

次の①②各号のいずれかに該当する者は，後期高齢者医療広域連合が行う後期高齢者医療の被保険者とする。

①後期高齢者医療広域連合の区域内に住所を有する **75 歳以上の者**
②後期高齢者医療広域連合の区域内に住所を有する **65 歳以上 75 歳未満の者であって**，政令で定める程度の障害の状態にある旨の後期高齢者医療広域連合の認定を受けた者

❸ 後期高齢者医療給付の種類

後期高齢者医療給付には次の種類がある。

①療養の給付ならびに入院時食事療養費，入院時生活療養費，保険外併用療養費，療養費，訪問看護療養費，特別療養費，および移送費の支給
②高額療養費および高額介護合算療養費の支給
③①②のほか，後期高齢者医療広域連合の条例で定めるところにより行う給付

❹ 費用

後期高齢者医療制度に要する費用のうち，患者の自己負担を除いた部分については，全体の約 1 割を被保険者の保険料，約 4 割を現役世代の支援（後期高齢者支援金），約 5 割を公費（国：都道府県：市町村＝ 4：1：1）で賄っている。受診した際の自己負担（**窓口負担**）は，所得に応じて 1 割，2 割（一定以上所得のある者），3 割（現役並み所得者）の 3 区分となっている。

Ｂ 介護保険法（平成 9 年制定）

1. 概要

▶ **背景**　わが国ではこれまで親の介護は，子どもや家族が行うものとされていた。高齢化が進むにつれ，介護を必要とする高齢者の増加や核家族化の進行，介護による離職が社会問題となった。このような背景から，家族の負担を軽減し，介護を社会全体で支えることを目的とし，社会保険のひとつとして，介護や介護予防に必要な費用の一部を給付する介護保険制度が 2000（平成 12）年に創設された。この介護保険制度について定めた法律が**介護保険法**である。介護保険法は，社会の状況や新たなニーズに対応できるよう 3 年ごとに改正が行われている。

▶ **老人保健法との関係**　介護保険法は，介護に焦点が当てられており，被保険者は原則要介護・要支援を受けた 65 歳以上の高齢者と特定疾病が原因で要介護状態となった 40 〜 64 歳の者である。その点において，介護に限らず，広く高齢者の健康維持や生活の安定を目指す**老人福祉法**とは異なる。

老人福祉法は，高齢者福祉の施策やサービスの提供体制を整えることを目的とし，高齢者福祉を担当する機関や施設，事業に関するルールについて定めており，介護保険法の土台となる法律である。都道府県ならびに市町村の老人福祉計画の策定や，やむを得ない事由により介護保険制度が利用できない場合の措置等を規定している（詳細は次項C「老人福祉法」参照）。

2. 総則

1 目的

　加齢に伴って生じる心身の変化に起因する疾病（しっぺい）などによって要介護状態となり，入浴，排泄，食事などの介護，機能訓練，看護と療養上の管理，そのほかの医療を要する人などが**尊厳を保持し，そのそれぞれが有する能力に応じて自立した日常生活を営めるように**，必要な保健医療サービス，福祉サービスにかかわる給付を行う必要がある。

　この法律は，**国民の共同連帯の理念**に基づいて**介護保険制度**を設け，実施する保険給付などに関して必要な事項を定め，国民の保健医療の向上と福祉の増進を図ることを目的とする。

2 介護保険の基本原則

　この法律の基本原則は次の通りである。

①要介護状態や要支援状態の軽減，悪化の防止，要介護状態となることの予防に役立つとともに，医療との連携に十分配慮する。
②被保険者の心身の状況，置かれている環境などに応じて，被保険者の選択に基づき，適切な保健医療サービスや福祉サービスが，多様な事業者や施設によって総合的かつ効率的に提供されるよう配慮する。
③被保険者が要介護状態となった場合においても，可能な限り居宅において，その有する能力に応じて自立した日常生活を営むことができるよう配慮する。

3 国民の努力および義務

　この法律では国民の努力および義務として，次のことが定められている。

▶ **要介護状態の予防等**　国民は，自ら（みずか）要介護状態となることを予防するため，加齢に伴って生じる心身の変化を自覚して常（つね）に健康の保持増進に努めるとともに，要介護状態となった場合においても，進んでリハビリテーションそのほかの適切な保健医療サービス，福祉サービスを利用することにより，その有する能力の維持向上に努める。

▶ **費用の負担**　国民は共同連帯の理念に基づき，介護保険事業に要する費用を公平に負担する。

4 | 国および都道府県の責務と医療保険者の協力

▶ **体制の整備** 国は，介護保険事業の運営が健全かつ円滑に行われるよう，保健医療サービスや福祉サービスを提供する体制の確保に関する施策，そのほか必要な各般の措置を講じなければならない。

▶ **助言・援助** 都道府県は，介護保険事業の運営が健全かつ円滑に行われるように，必要な助言および適切な援助をしなければならない。

▶ **自立した日常生活への援助** 国と地方公共団体は，被保険者が，可能な限り住み慣れた地域でその有する能力に応じて自立した日常生活を営めるよう，保険給付にかかわる保健医療サービスと福祉サービスに関する施策，要介護状態等となることの予防や，要介護状態等の軽減，悪化防止のための施策と，地域における自立した日常生活の支援のための施策を，医療と居住に関する施策との有機的な連携を図りつつ，包括的に推進するよう努めなければならない。

▶ **保険者の協力** 医療保険の保険者である全国健康保険協会，健康保険組合，市町村，共済組合などは，介護保険事業が健全かつ円滑に行われるように協力しなければならない。

▶ **連携** 国および地方公共団体は，介護保険事業施策を包括的に推進するに当たっては，障害者その他の者の福祉に関する施策との有機的な連携を図るよう努めなければならない。

5 | 認知症に関する施策の総合的な推進等

　地域共生社会の実現に向けた方策の一環として，国および地方公共団体には，**認知症***に関する施策の総合的な推進を目的とする次の努力義務が規定されている。

▶ **知識の普及・啓発** 認知症に対する国民の関心や理解を深め，認知症である者への支援が適切に行われるよう，認知症に関する知識の普及・啓発を行う。

▶ **調査研究の推進** 認知症にかかる適切な保健医療および福祉サービスを被保険者に提供するため，研究機関，医療機関，介護サービス事業者などと連携し，認知症の予防・診断・治療，ならびに認知症である者の心身の特性に応じたリハビリテーションや，介護方法に関する調査研究の推進に努める。さらにその成果を普及・活用し，発展させる。

▶ **人材の確保** 認知症である者への地域における支援体制を整える。また認知症である者とその介護者の支援にかかる人材の確保や，人材の資質向上を図るために必要な措置を講じ，さらにその他の認知症に関する施策を総合的に推進する。

▶ **尊厳の保持** 施策の推進にあたっては，認知症である者およびその家族の意向の尊重に配慮するとともに，認知症である者が地域社会において尊厳を保持しつつ，ほかの人々と共生することができるようにする。

---

* **認知症**：本法においては「アルツハイマー病その他の神経変性疾患，脳血管疾患その他の疾患により日常生活に支障が生じる程度にまで認知機能が低下した状態として政令で定める状態」とされている。

3. 保険者および被保険者

▶ **保険者**　保険者は市町村および特別区である。

▶ **被保険者**　介護の被保険者は第1号と第2号の2つにわけられる。

①**第1号被保険者**：市町村の区域内に住所を有する**65歳以上の者**
②**第2号被保険者**：市町村の区域内に住所を有する**40歳以上65歳未満の健康保険，国民健康保険，共済組合などの医療保険加入者**（被用者保険の被扶養者を含む）。第2号被保険者が要介護者または要支援者となるためには，その原因が脳血管障害，初老期認知症などの加齢に伴って生じる身体上または精神上の変化に起因する，政令で定める16の**特定疾病***によって生じたものであることが必要である。

4. 保険給付を受けるための認定

1　認定の申請

　要介護認定または要支援認定を受けようとする被保険者は，申請書に被保険者証を添付して市町村に申請しなければならない。なお，指定居宅介護支援事業者，地域密着型介護老人福祉施設，地域包括支援センターに申請の手続を代行させることができる。

2　認定結果の通知

　市町村は，介護認定審査会の審査および判定の結果に基づき，その結果を申請した被保険者に通知しなければならない。

　認定結果は，「非該当（**自立**）」「要支援」「要介護」の3種類である。「自立」は介護サービスの必要がなく，また「要支援」「要介護」は，必要な介護時間によって，さらに段階区分される。

　段階区分は，制度発足当初には要支援と要介護1から5までの6段階であったが，2005（平成17）年の制度改正において，介護度の重篤化の予防に役立つ筋力トレーニング，栄養改善，口腔ケアなどが普及するよう，要支援1，2（**予防給付対象者**）と要介護1〜5（**介護給付対象者**）の7段階に改められた。

3　認定の更新

　要介護認定および要支援認定には，それぞれ厚生労働省令で定める有効期間がある。認定を受けた被保険者は，有効期間満了後においても要介護状態に該当し，または要支援状

---

* **特定疾病**：政令で次のものが定められている。①筋萎縮性側索硬化症，②後縦靱帯骨化症，③骨折を伴う骨粗鬆症，④多系統萎縮症，⑤初老期における認知症，⑥脊髄小脳変性症，⑦脊柱管狭窄症，⑧早老症，⑨糖尿病性神経障害，糖尿病性腎症及び糖尿病性網膜症，⑩脳血管疾患，⑪進行性核上性麻痺，大脳皮質基底核変性症及びパーキンソン病，⑫閉塞性動脈硬化症，⑬関節リウマチ，⑭慢性閉塞性肺疾患，⑮両側の膝関節または股関節に著しい変形を伴う変形性関節症，⑯末期がん

態と見込まれるときは，市町村に申請して認定の更新を受けることができる。

4 | 要介護状態区分・要支援状態区分の変更の認定

　要介護認定または要支援認定を受けた被保険者は，その介護または支援の必要の程度が現に受けている区分以外の区分に該当すると認められるときは，市町村に申請して要介護状態区分・要支援状態区分の変更の認定を受けることができる。

5 | 認定の取り消し

　市町村は，要介護認定または要支援認定を受けた被保険者が，要介護者または要支援者に該当しなくなったと認めるとき，または市町村が行う心身の状況，生活環境などに関する調査に応じないときは，要介護認定または要支援認定を取り消すことができる。

6 | 介護認定審査会

　被保険者が要介護または要支援の状態に該当することの審査，および判定業務を行わせるため，市町村に**介護認定審査会**を置く。介護認定審査会の委員は，要介護者などの保健，医療または福祉に関する学識経験を有する者のうちから，市町村長（特別区にあっては区長）が任命する。

5. 保険給付の種類

1 | 介護給付と予防給付

　保険給付には**介護給付**と**予防給付**がある（表8-1）。介護給付については，2005（平成17）年の制度改正によって，介護保険施設における食事の提供に要した費用および居住などに要した費用は，施設介護サービス費の支給の対象外となった。ただし，低所得などの状況

表8-1　介護給付と予防給付

		介護給付	予防給付
内　容		被保険者の要介護状態に関する保険給付	被保険者の要支援状態に関する保険給付
種　類		①居宅介護サービス費 ②特例居宅介護サービス費 ③地域密着型介護サービス費 ④特例地域密着型介護サービス費 ⑤居宅介護福祉用具購入費 ⑥居宅介護住宅改修費 ⑦居宅介護サービス計画費 ⑧特例居宅介護サービス計画費 ⑨施設介護サービス費 ⑩特例施設介護サービス費 ⑪高額介護サービス費 ⑫高額医療合算介護サービス費 ⑬特定入所者介護サービス費 ⑭特例特定入所者介護サービス費	①介護予防サービス費 ②特例介護予防サービス費 ③地域密着型介護予防サービス費 ④特例地域密着型介護予防サービス費 ⑤介護予防福祉用具購入費 ⑥介護予防住宅改修費 ⑦介護予防サービス計画費 ⑧特例介護予防サービス計画費 ⑨高額介護予防サービス費 ⑩高額医療合算介護予防サービス費 ⑪特定入所者介護予防サービス費 ⑫特例特定入所者介護予防サービス費

にある者に対しては，特定入所者介護サービス費などが支給される。

2 市町村特別給付

市町村は，要介護被保険者または居宅要支援被保険者に対し，介護給付および予防給付以外に，条例で定めるところにより，市町村特別給付を行うことができる。

3 市町村による対象サービスの種類の指定

市町村は，要介護認定，要介護更新認定，要支援認定または要支援更新認定をするにあたっては，認定審査会の意見に基づき，認定を受けた被保険者が受けることができる居宅サービスや施設サービスなどの種類を指定することができる。

■ 6. サービスを提供する事業者・施設の指定，指定の更新

居宅要介護被保険者および居宅要支援被保険者に対し，居宅サービス事業および居宅介護支援事業を提供する者は，都道府県知事（居宅介護支援事業，地域密着型サービスの事業，および介護予防支援事業の場合は市町村長）から，事業者としての指定を事業所ごとに受けなければならない。

指定の有効期間は6年で，有効期間満了後も引き続き指定を受けようとする事業者は，指定の更新を都道府県知事（市町村長）宛に申請しなければならない。法令，指定規則違反などの欠格事由に該当すれば指定の更新は受けられない。

■ 7. 介護保険施設

介護保険施設としてこの法律で規定されている施設は，老人福祉法に規定する特別養護老人ホームであって，その開設者から開設の申請があった**指定介護老人福祉施設**，都道府県知事の開設の許可があった**介護老人保健施設**である。また，2017（平成29）年5月の法改正により，新たな介護保険施設として，2018（平成30）年4月から要介護者に長期療養のための医療と日常生活上の世話（介護）を一体的に提供する**介護医療院**が創設されている（ただし病院や診療所からこの施設に転換する場合は，転換前の病院や診療所の名称を引き続き使用できる）。

なお，医療法上の病院，診療所との関係については，特に「**介護老人保健施設，介護医療院は医療法にいう病院又は診療所ではない**」と規定している。また，有料老人ホームなど厚生労働省令で定める施設に入所している要介護者などに対しては，日常生活費の一部を除く居宅介護サービス費を支給すると規定している。

1 介護老人福祉施設

老人福祉法に規定する特別養護老人ホームであって，特別養護老人ホームに入所する要介護者に対し，施設サービス計画に基づいて，入浴，排泄，食事等の介護，その他の日常

1 人間社会と法
2 健康支援と法律
3 看護職員に関連
4 医療提供に関連
5 医療職・社会福祉職，そのほか関連職に関連
6 疾病予防・健康増進に関連
7 母子に関連
8 高齢者に関連
9 社会福祉および障害者に関連
10 医療保険に関連

生活上の世話，機能訓練，健康管理，および療養上の世話を行うことを目的とする施設。定員が 29 名以下の場合，**地域密着型介護老人福祉施設**（地域密着型特別養護老人ホーム）とよばれる。

2 | 介護老人保健施設

要介護者であって，主としてその心身の機能の維持回復を図り，居宅における生活を営むことができるようにするための支援が必要である者に対し，施設サービス計画に基づいて，看護，医学的管理の下における介護および機能訓練，その他必要な医療，ならびに日常生活上の世話を行うことを目的とする施設を指す。

3 | 介護医療院

要介護者であって，主として長期にわたり療養が必要である者に対し，施設サービス計画に基づいて，療養上の管理，看護，医学的管理の下における介護および機能訓練，その他必要な医療，ならびに日常生活上の世話を行うことを目的とする施設である。療養病床等に入院する要介護者に対する介護保険施設としては，ほかに**介護療養型医療施設**がある。これは，2024（令和 6）年をもって経過措置期限の到来に伴い廃止され，介護医療院などに移行した。

8. 地域支援事業

介護給付・予防給付とは別に，被保険者が要介護，要支援状態になることを予防し，要介護等になった場合でもその軽減，悪化を予防して，可能な限り自立した日常生活を営むことを支援する**地域支援事業**がある。これは市町村が行う事業で，**介護予防・日常生活支援総合事業**，包括的支援事業，任意事業からなる。

厚生労働大臣は，市町村が行う介護予防・日常生活支援総合事業については，その適切かつ有効な実施を図るため必要な指針を公表するとともに，市町村は定期的に，介護予防・日常生活支援総合事業の実施状況について，調査・分析・評価を行い，その結果に基づき必要な措置を講ずることとなっている。

9. 介護保険事業計画

▶ **基本指針**　厚生労働大臣は，介護保険事業にかかわる保険給付の円滑な実施を確保するための基本指針を定める。

▶ **市町村介護保険事業計画**　市町村は基本指針に即して，3 年を 1 期とする介護保険事業にかかわる保険給付の円滑な実施のための**市町村介護保険事業計画**を定める。

▶ **都道府県介護保険事業支援計画**　都道府県は基本指針に即して，3 年を 1 期とする介護保険事業にかかわる保険給付の円滑な実施を支援するための**都道府県介護保険事業支援計画**を定める。

10. 費用など

1 費用の負担

　介護給付の費用負担は，サービス利用時の利用者負担（**原則 1 割，一定以上所得者は 2 割，特に所得の高い層は 3 割**）を除き，50％が公費負担となる。公費負担以外の費用は，第 1 号被保険者および第 2 号被保険者の保険料により賄（まかな）われる。

　公費で賄う分の内訳は，**施設給付費**は国が全体の 20％，都道府県が 17.5％，市町村が 12.5％であり，**居宅給付費**は国が全体の 25％，都道府県が 12.5％，市町村が 12.5％となっている。

2 財政安定化基金など

　都道府県は，市町村の介護保険の財政安定化を支援するため，財政安定化基金を設け，市町村の介護保険財政に不足が生じた場合に資金の交付または貸し付けを行う。財政安定化基金の財源は，国，都道府県，市町村（市町村の財源は，第 1 号被保険者すなわち 65 歳以上の住民から徴収した保険料）がそれぞれ 1/3 ずつ負担する。

　市町村は，介護保険の財政安定化を図るため，介護給付などに要する費用の財源について，ほかの市町村と共同して，市町村相互財政安定化事業を行うことができる。

3 介護報酬

　事業者が利用者（要介護者または要支援者）に介護サービスを提供した際に，サービスの対価として支払われる費用を**介護報酬**という。介護報酬は基本的なサービスに対する**基本報酬**に，サービスの内容に対してや利用者の状況等に応じて加算・減算される仕組みとなっている。介護報酬は原則として 3 年に 1 度改定されるほか，社会の動向に応じて**臨時的な改定***が行われる場合もある。

　介護報酬支払いの流れは，図 8-1 のように①被保険者（利用者）が要介護・要支援認定の申請を保険者（市町村）に行い，②保険者が認定し，③サービス事業者より被保険者にサービスが提供される。また，④被保険者はサービス事業者に利用者負担として，原則，介護報酬の 1 割分を支払い，⑤サービス事業者は保険者に介護給付費等を請求し，⑥保険者はサービス事業者に介護給付費として原則，介護報酬の 9 割分を支払う。

C 老人福祉法（昭和 38 年制定）

　この法律は，老人の福祉に関する原理を明らかにするとともに，老人の心身の健康保持

---

* **臨時的な改定**：代表的なものに，新型コロナウイルス感染症の流行を受けた経済対策（コロナ克服・新時代開拓のための経済対策）を踏まえた 2022（令和 4）年度の改定がある。

1 人間社会と法
2 健康支援と法律
3 看護職員に関連
4 医療提供に関連
5 医療職・社会福祉職，そのほか関連職に関連
6 疾病予防・健康増進に関連
7 母子に関連
8 高齢者に関連
9 社会福祉および障害者に関連
10 医療保険に関連

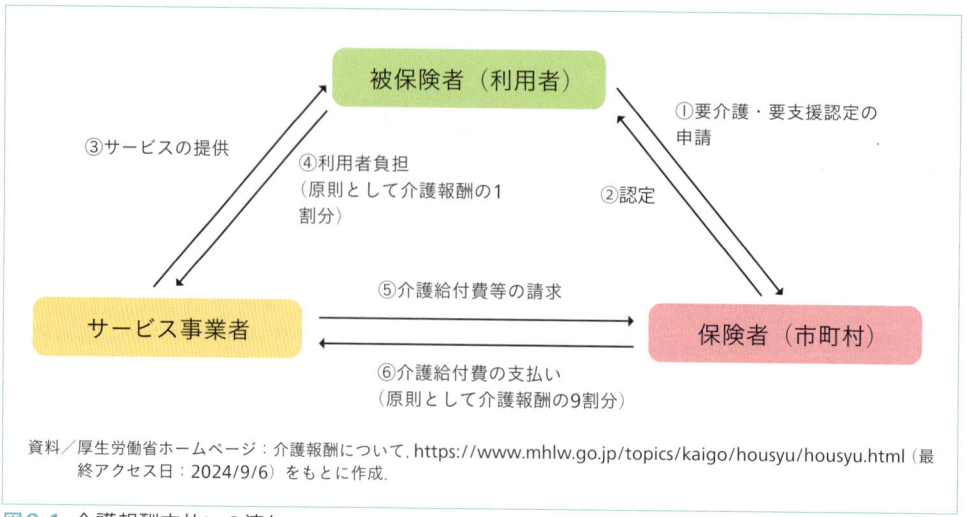

資料／厚生労働省ホームページ：介護報酬について. https://www.mhlw.go.jp/topics/kaigo/housyu/housyu.html（最終アクセス日：2024/9/6）をもとに作成.

図8-1 介護報酬支払いの流れ

と生活安定のために必要な措置を講じることによって，老人の福祉を図ることを目的としている。

1. 基本理念

　この法律の基本的理念として，老人は，①多年にわたり社会の進展に寄与してきた者，かつ豊富な知識と経験を有する者として敬愛されるとともに，生きがいを持てる健全で安らかな生活を保障されること，②老齢に伴い生じる心身の変化を自覚して常に心身の健康を保持し，その知識と経験を活用して社会的活動に参加するように努めること，③その希望と能力とに応じ，適当な仕事に従事する機会やそのほかの社会的活動に参加する機会を与えられるものとすることがうたわれている。

2. 支援体制の整備など

　市町村は，65歳以上の者であって，身体上または精神上の障害があるために日常生活を営むのに支障があるものが，心身の状況やその置かれている環境などに応じて，自立した日常生活を営むために最も適切な支援を総合的に受けられるように，居宅における介護等や養護老人ホームへの入所などの措置，そのほか地域の実情に応じたきめ細かな措置の積極的な実施に努めることを求められる。そして市町村は，これらの措置，介護保険法に規定する居宅サービス，地域密着型サービス，居宅介護支援，施設サービス，介護予防サービス，地域密着型介護予防サービス，介護予防支援，老人クラブ，そのほか老人の福祉を増進することを目的とする事業を行う者の活動の連携・調整を図るなど，地域の実情に応じた体制の整備に努めなければならない。

3. 老人福祉施設

この法律が規定する老人福祉施設には，次の7施設がある。

❶老人デイサービスセンター

65歳以上の老人であって，身体上，または精神上の障害があるため日常生活を営むのに支障がある者（その者を現に養護する者［養護者］を含む），および介護保険法の規定による通所介護にかかる居宅介護サービス費，認知症対応型通所介護にかかる地域密着型介護サービス費，介護予防通所介護にかかる介護予防サービス費，もしくは介護予防認知症対応型通所介護にかかる地域密着型介護予防サービス費の支給にかかる者を通所させ，入浴・食事等の介護，機能訓練，介護方法の指導などの提供をする施設である。

❷老人短期入所施設

65歳以上の老人で，養護者の疾病そのほかの理由により，居宅では介護を受けることが一時的に困難となった者，および介護保険法の規定による短期入所生活介護にかかる居宅介護サービス費もしくは介護予防短期入所生活介護にかかる介護予防サービス費の支給にかかる者を短期間入所させ，養護することを目的とする施設である。

❸養護老人ホーム

65歳以上の老人であって，環境上の理由および経済的理由により，居宅において養護を受けることが困難な者を入所させ養護するとともに，その者が自立した日常生活を営み，社会的活動に参加するために必要な指導および訓練，その他の援助を行うことを目的とする施設である。

❹特別養護老人ホーム

65歳以上の老人であって，身体上または精神上の著しい障害のため常時の介護を必要とするが，居宅ではこれを受けることが困難な者，および介護保険法の規定による地域密着型介護老人福祉施設入所者生活介護にかかる地域密着型介護サービス費，もしくは介護福祉施設サービスにかかる施設介護サービス費の支給にかかる者を入所させ，養護することを目的とする施設である。

❺軽費老人ホーム

無料または低額な料金で老人を入所させ，給食，そのほか日常生活上必要な便宜を提供することを目的とする施設（前述の❶～❹の施設を除く）である。

❻老人福祉センター

無料または低額な料金で老人の各種の相談に応じるとともに，健康増進，教養の向上，およびレクリエーションの便宜を総合的に供与することを目的とした施設である。

❼老人介護支援センター

地域の老人の福祉に関する各般の問題につき，老人やその養護者，地域住民，その他の者からの相談に応じて必要な助言を行うとともに，主として在宅で介護を受ける老人またはその家族と市町村，老人居宅生活支援事業を行う者，老人福祉施設，医療施設，老人ク

ラブ，そのほか老人の福祉を増進することを目的とする事業を行う者などとの連絡調整などの援助を総合的に行うことを目的とする施設である。

＊　　　＊　　　＊

　なお，**有料老人ホーム**（老人を入所させ，入浴，排泄，食事の提供，そのほか日常生活上必要な便宜を供給することを目的とする施設で，厚生労働省令で定める施設でないもの）は，老人福祉施設の範ちゅうに入らないが，その設置，休止または廃止に際しては，あらかじめ都道府県知事に届け出なければならない。また，設置者が入所者の利益を害する行為をしたときは，厚生労働大臣または都道府県知事は，改善に必要な措置をとるよう命じることができる。

4. 老人福祉計画

▶ **市町村老人福祉計画**　市町村は，老人居宅生活支援事業および老人福祉施設による事業の供給体制の確保に関する計画（**市町村老人福祉計画**）を，介護保険法に基づく市町村介護保険事業計画と一体のものとして作成する。

▶ **都道府県老人福祉計画**　都道府県は，市町村老人福祉計画の達成に資するための**都道府県老人福祉計画**を作成する。都道府県老人福祉計画は，都道府県介護保険事業支援計画と一体のものでなければならない。

　都道府県や市町村の老人福祉計画は，地域福祉計画その他の法律の規定による計画であって老人の福祉に関する事項を定めるものと，調和が保たれたものでなければならない。

D 高齢者虐待の防止，高齢者の養護者に対する支援等に関する法律（平成17年制定）

1. 目的

　高齢者に関する各種施策や取り組みが進む一方，高齢者への虐待が深刻な状況にあり，その尊厳の保持のために虐待を防止することはきわめて重要である。この法律（略称：**高齢者虐待防止法**）は，高齢者虐待の防止等に関する国等の責務，高齢者虐待を受けた高齢者に対する保護のための措置，養護者による高齢者虐待防止に資する負担軽減などの支援措置等を定めることで，高齢者虐待の防止，養護者への支援等に関する施策を促進し，高齢者の権利利益の擁護に資することを目的としている。

2. 定義

▶ **高齢者**　65歳以上の者。加えて，65歳未満で養介護施設に入所，または利用しているか，その他養介護事業に係るサービスを受ける障害者も，本法では高齢者と見なされる。

▶ **養護者**　高齢者を現に養護する者であって養介護施設従事者等以外のもの。親族，同居人などを指すことが多い。

▶ **養介護施設従事者等** 養介護施設，または養介護事業の業務に従事する者

▶ **養介護施設** ①老人福祉施設，②有料老人ホーム，③介護老人福祉施設（地域密着型を含む），④介護老人保健施設，⑤介護療養型医療施設，⑥介護医療院，⑦地域包括支援センター（①②は老人福祉法，③～⑦は介護保険法に規定）

▶ **養介護事業** ①老人居宅生活支援事業，②居宅サービス事業，③地域密着型サービス事業，④居宅介護支援事業，⑤介護予防サービス事業，⑥地域密着型介護予防サービス事業，⑦介護予防支援事業（①は老人福祉法，②～⑦は介護保険法に規定）

▶ **高齢者に対する虐待** 養護者または養介護施設従事者等による①～⑤の虐待行為。①身体的虐待，②介護・世話の放棄・放任，③心理的虐待，④性的虐待，⑤経済的虐待

3. 高齢者虐待の早期発見・通報

　養介護施設，病院，保健所，その他高齢者の福祉に業務上関係のある団体と，養介護施設従事者等，医師，保健師，弁護士，その他高齢者の福祉に職務上関係のある者は，高齢者虐待を発見しやすい立場にあることを自覚し，虐待の早期発見に努めなければならない。

　養介護施設従事者等は，虐待を受けたと思われる高齢者を発見した場合，生命，身体に重大な危険が生じている場合は速やかに市町村に通報する**義務**がある。またそうでない場合でも速やかに市町村に通報する**努力義務**がある。

　養護者による虐待を受けたと思われる高齢者の場合も同様に，発見者には通報の義務または努力義務がある。

4. 高齢者虐待の防止等

　養護者による高齢者虐待の防止等として，市町村による相談・指導・助言，養護者による高齢者虐待にかかわる通報等を受けた場合の措置，立入調査，警察署長に対する援助要請などが規定されている。

　また，養介護施設従事者等による高齢者虐待の防止等として，養介護施設従事者等による高齢者虐待の防止等のための措置，養介護施設従事者等による高齢者虐待にかかわる通報等を受けた場合の措置などが規定されている。

Ⓔ 高齢社会対策基本法（平成7年制定）

1. 目的

　この法律は，社会の急速な高齢化の進展が日本国民の生活に広範な影響を及ぼしている状況を受けて制定された。この法律によって，高齢化の進展に適切に対処するための施策（**高齢社会対策**）に関して基本理念を定め，国や地方公共団体の責務等を明らかにしている。また，高齢社会対策の基本となる事項を定めること等により，高齢社会対策を総合的に推

進し，経済社会の健全な発展と国民生活の安定向上を図ることを目的とする。

▌ 2. 理念

高齢社会対策は，次に掲げる社会の構築を基本理念とする。

①国民が生涯にわたって，就業やその他の多様な社会的活動に参加する機会が確保される，公正で活力ある社会
②国民が生涯にわたって，社会を構成する重要な一員として尊重され，地域社会が自立と連帯の精神に立脚して形成される社会
③国民が生涯にわたって，健やかで充実した生活を営むことができる豊かな社会

▌ 3. 基本的施策

本法では，高齢社会対策について，国が講ずるべき施策を定めている。次にその例を挙げる。

❶ 就業および所得

活力ある社会の構築に資するため，高齢者がその意欲と能力に応じて就業することができる多様な機会を確保する。また勤労者が長期にわたる職業生活を通じて職業能力を開発し，高齢期までその能力を発揮できるよう必要な施策を講ずる。

❷ 健康および福祉

高齢期の健全で安らかな生活を確保するため，国民が生涯にわたって自らの健康の保持増進に努めることができるよう，総合的な施策を講ずる。

❸ 学習および社会参加

国民が生きがいを持って豊かな生活を営むことができるよう，生涯学習の機会の確保に必要な施策を講ずる。また活力ある地域社会の形成を図るため，高齢者の社会的活動への参加の促進や，ボランティア活動の基盤を整備するよう必要な施策を講ずる。

❹ 調査研究等の推進

高齢者の健康の確保，自立した日常生活への支援等を図るため，高齢者に特有の疾病^{しっぺい}の予防および治療の調査研究や，福祉用具についての研究開発等を推進するよう努める。

❺ 国民の意見の反映

国民の意見を国の施策に反映させるための制度を整備するなど，必要な施策を講じる。

＊　　＊　　＊

上に挙げた施策のほか，内閣府に**高齢社会対策会議**を設置し，**高齢社会対策大綱**の作成や，関係する行政機関相互の調整などを行っている。

F 共生社会の実現を推進するための認知症基本法（令和5年制定）

　この法律（略称：認知症基本法）は，わが国で認知症である者（以下「認知症の人」）が増加している現状等に鑑み，認知症の人が尊厳を保持しつつ希望を持って暮らすことができるよう，基本理念に基づき認知症に関する施策を示し，国，地方公共団体等の責務等を定めている。なお本法は 2023（令和5）年6月に公布され，2024（令和6）年1月に施行された。

　本法で規定する認知症に関する基本的施策には，次のようなものがある。

　①認知症の人に関する国民の理解の増進等，②認知症の人の生活におけるバリアフリー化の推進，③認知症の人の社会参加の機会の確保等，④認知症の人の意思決定の支援および権利利益の保護，⑤保健医療サービスおよび福祉サービスの提供体制の整備等，⑥相談体制の整備等，⑦研究等の推進等，⑧認知症の予防等，などである。

参考文献

・ 厚生労働省保険局健康保険組合連合会：データヘルス計画作成の手引き（改訂版），厚生労働省，2017.
・ 厚生労働省ホームページ：「レセプト等のデータ分析に基づく保健事業（データヘルス）」の推進. https://www.mhlw.go.jp/file/04-Houdouhappyou-12401000-Hokenkyoku-Soumuka/sankou.pdf（最終アクセス日：2024/9/6）
・ 内閣府ホームページ：高齢社会対策基本法. https://www8.cao.go.jp/kourei/measure/a_4.html（最終アクセス日：2024/9/6）.

国家試験問題

1 後期高齢者医療制度が定められているのはどれか。　　　　　（110回 PM48）

1. 介護保険法
2. 老人福祉法
3. 高齢者の医療の確保に関する法律
4. 地域における医療及び介護の総合的な確保を推進するための関係法律の整備等に関する法律（医療介護総合確保推進法）

▶ 答えは巻末

人間社会と法

健康支援と法律

看護職員に関連

医療提供に関連

医療職・社会福祉職，そのほか関連職に関連

疾病予防・健康増進に関連

母子に関連

8 高齢者に関連

社会福祉および障害者に関連

医療保険に関連

第 **9** 章

社会福祉および
障害者に関連する法律

この章では

- 社会福祉法，生活保護法など，社会福祉に関連する法律について学ぶ。
- 障害者基本法など，障害者の自立および社会参加の支援等のための法律について学ぶ。
- 身体障害者福祉法，知的障害者福祉法，精神保健福祉法といった，障害の種類別に定められた法律について学ぶ。
- 障害者虐待の防止に関する法律について学ぶ。

I 社会福祉に関連する法律

A 社会福祉法（昭和26年制定）

　本法は1951（昭和26）年に社会福祉事業法として制定された。日本の社会福祉に関するあらゆる事項の共通的な基礎概念を定めた法律であり，**福祉六法**に影響を与えることから，2000（平成12）年に抜本的に改正，今の名称に改題された。

1 目的

　この法律は，社会福祉を目的とする事業の全分野における，共通的基本事項を定めている。社会福祉を目的とするほかの法律と併せて，福祉サービス利用者の利益の保護と地域における社会福祉の推進を図るとともに，社会福祉事業の公明で適正な実施の確保と，社会福祉を目的とする事業の健全な発達を図り，社会福祉の増進に資することを目的とする。

2 定義

　社会福祉事業を行うことを目的として設置された法人を**社会福祉法人**といい，社会福祉法人が経営する社会福祉事業に支障がない限り，公益目的の事業またはその収益を社会福祉事業，もしくは公益事業の経営に充てることを目的とする収益事業を行える。地域における公益的な取り組みを実施する責務の規定がある。

　社会福祉事業とは，この法律において**第一種社会福祉事業**および**第二種社会福祉事業**をいい，社会福祉法人は社会福祉事業のほか，公益事業および収益事業を行うことができる（表9-1）。

表9-1 社会福祉事業

事業	実施主体	事業の内容例
第一種社会福祉事業	国，地方公共団体，社会福祉法人のみ	【生活保護法】救護施設，更生施設の経営 【児童福祉法】乳児院，母子生活支援施設，児童養護施設，障害児入所施設，児童自立支援施設の経営 【老人福祉法】養護老人ホーム，特別養護老人ホーム，軽費老人ホームの経営 【障害者総合支援法】障害者支援施設の経営 【売春防止法】婦人保護施設の経営 【社会福祉法】共同募金の実施 など
第二種社会福祉事業	制限なし	【児童福祉法】障害児通所支援事業，障害児相談支援事業，保育所，児童家庭支援センター，児童厚生施設，放課後児童健全育成事業，地域子育て支援拠点事業の経営 【老人福祉法】老人居宅介護等事業，老人デイサービス事業，老人福祉センター，老人介護支援センターの経営 【障害者総合支援法】地域活動支援センターの経営 【身体障害者福祉法】身体障害者福祉センターの経営 など

3 福祉サービスの基本的理念

福祉サービスは，個人の尊厳の保持を旨とし，利用者が心身ともに健やかに育成され，またはその有する能力に応じ自立した日常生活を営むことができるように支援するものとして，良質かつ適切なものでなければならない。

4 地方社会福祉審議会

社会福祉に関する事項を調査審議するため，都道府県，指定都市または中核市に社会福祉に関する審議会（**地方社会福祉審議会**）などの合議制の機関を置く。

5 福祉事務所

都道府県，市および特別区は，福祉に関する事務所（**福祉事務所**）を設置する（町村の設置は任意）。福祉事務所には，都道府県，市町村の職員であって社会福祉に関する基礎知識を有する**社会福祉主事**が置かれている。

6 社会福祉主事

社会福祉主事は，生活保護法，児童福祉法，および母子及び父子並びに寡婦福祉法に定める**援護**または**育成の措置**，老人福祉法，身体障害者福祉法，および知的障害者福祉法に定める**援護**，**育成**または**更生の措置**に関する事務を行うことを職務とする。

7 社会福祉事業従事者の人材の確保

都道府県知事は，社会福祉事業従事者の確保を図ることを目的として設立された社会福祉法人を都道府県ごとに1個に限り，**都道府県福祉人材センター**として指定することができる。

厚生労働大臣は，社会福祉事業等従事者の確保を図ることを目的として設立された社会福祉法人を全国を通じて1個に限り，**中央福祉人材センター**として指定することができる。

8 地域福祉の推進

❶地域共生社会の実現

わが国では少子高齢化をはじめとする社会構造の変化や，人々の暮らしの変化を踏まえ，人と人，人と資源が世代や分野を超えてつながることで，住民の暮らしや生きがい，地域をともに創造していく**地域共生社会***の実現に向け，様々な施策が行われている。本法でも地域福祉の推進に関連し，以下のような定めがある。

「地域福祉の推進は，地域住民が相互に人格と個性を尊重し合いながら，参加し，共生する地域

---

* **地域共生社会**：2020（令和2）年の本法一部改正で，地域福祉の推進の項に「地域共生社会」の実現を目指すことがうたわれた。

1 人間社会と法
2 健康支援と法律
3 看護職員に関連
4 医療提供に関連
5 医療職，社会福祉職，そのほか関連職に関連
6 疾病予防・健康増進に関連
7 母子に関連
8 高齢者に関連
9 社会福祉および障害者に関連
10 医療保険に関連

社会の実現を目指して行われなければならない。」（第4条）

　地域住民等は地域福祉の推進にあたり，福祉サービスを必要とする者の日常生活や活動上の課題（**地域生活課題**）を把握（は あく）し，その解決に資する支援関係機関との連携などで解決を図るよう特に留意する。

　さらに国，地方公共団体は，地域生活課題の解決に資する支援が包括的に提供される体制の整備など，地域福祉の推進に必要な措置（そ ち）を講ずるよう努める。

　市町村は，地域福祉の推進に関する事項を一体的に定めた**市町村地域福祉計画**，都道府県は市町村の地域福祉の推進の支援に関する事項を一体的に定めた**都道府県地域福祉支援計画**を策定するように努める。

❷ 社会福祉協議会

　地域福祉の推進を図ることを目的とする団体として，社会福祉協議会がある。

　市町村社会福祉協議会は，区域内において次に掲げる①〜④の事業を行うことにより，地域福祉の推進を図ることを目的とする団体である。

> ①社会福祉を目的とする事業の企画および実施
> ②社会福祉に関する活動への住民の参加のための援助
> ③社会福祉を目的とする事業に関する調査，普及（ふ きゅう），宣伝，連絡，調整および助成
> ④そのほか，社会福祉を目的とする事業の健全な発達を図るために必要な事業

　地区社会福祉協議会は，市町村社会福祉協議会の区域内で，地域住民が中心となり地域福祉の推進を図ることを目的に活動する団体である。

　都道府県社会福祉協議会は，都道府県内における地域福祉の推進を図ることを目的とする団体であって，その区域内における市町村社会福祉協議会の過半数，および社会福祉事業または更生保護事業を経営する者の過半数が参加する。

9 ｜ 社会福祉連携推進法人

　社会福祉連携推進法人は 2020（令和2）年の法改正により，社会福祉事業に取り組む社会福祉法人や NPO 法人（特定非営利活動法人）などを社員として，①社員の社会福祉に係る業務の連携を推進し，②地域における良質かつ適切な福祉サービスを提供するとともに，③社会福祉法人の経営基盤の強化に資することを目的として，福祉サービス事業者間の連携方策の新たな選択肢として創設された。2 以上の社会福祉法人等の法人が社員として参画し，その創意工夫による多様な取り組みを通じて地域福祉の充実，災害対応力の強化，福祉サービス事業に係る経営の効率化，人材の確保・育成等を推進するものである。

　具体的には**社会福祉連携推進区域**を定め，**社会福祉連携推進方針**を決定・公表し，①地域福祉支援業務，②災害時支援業務，③経営支援業務，④貸付（かしつけ）業務，⑤人材確保等業務，⑥物資等供給業務のなかから全部または一部を選択し，社会福祉連携推進業務を実施する。

B 生活保護法（昭和25年制定）

1 目的

　この法律は，**日本国憲法第25条**に規定する理念に基づき，国が生活に困窮するすべての国民に対し，困窮の程度に応じ必要な保護を行い，最低限度の生活を保障するとともに，自立を助長することを目的とする。

2 生活保護の補足性

　生活保護は，生活に困窮する者が，利用できる資産，能力その他あらゆるものをその生活の維持のために活用しても，なお最低限度の生活が維持できないと認められる場合に，保護を必要とする者，その扶養義務者（直系血族，兄弟姉妹など），またはその他の同居の親族の申請に基づいて開始する。

3 生活保護の基準

　生活保護の基準は，要保護者の年齢別，性別，世帯構成別，所在地域別，その他保護の種類に応じて必要な事情を考慮した最低限度の生活の需要を満たす十分なもので，かつ，これを超えないものとして，厚生労働大臣が定める。

4 生活保護の種類

　保護の種類は次の①〜⑧のとおりであって，要保護者の必要に応じ，単給または併給として行われる。
　①**生活扶助**，②**教育扶助**，③**住宅扶助**，④**医療扶助**，⑤**介護扶助**，⑥**出産扶助**，⑦**生業扶助**，⑧**葬祭扶助**

5 実施機関

　都道府県知事，市長または福祉事務所を設置する町村長（実際上はそれぞれが設置する福祉事務所長）が生活保護を決定し，実施する。

6 医療扶助の方法および内容

　医療扶助は現物給付によって行うのが原則であり，その内容は健康保険法など医療保険各法に基づく療養の給付と同一である。この医療を担当する医療機関を**指定医療機関**という。

人間社会と法

健康支援と法律

看護職員に関連

医療提供に関連

医療職・社会福祉職，そのほか関連職に関連

疾病予防・健康増進に関連

母子に関連

高齢者に関連

9 社会福祉および障害者に関連

10 医療保険に関連

7 | 被保護者健康管理支援事業

　福祉事務所などの保護の実施機関は，被保護者に対する必要な情報の提供，保健指導，医療の受診の勧奨《かんしょう》など被保護者の健康の保持および増進を図るための**被保護者健康管理支援事業**を実施することとなっている。この事業の実施により，データに基づいた生活習慣病の予防など，健康管理支援の取り組みを推進することとしている。

　厚生労働大臣は，被保護者健康管理支援事業の実施に資するため，被保護者の年齢別および地域別の疾病《しっぺい》の動向などに関する情報について調査および分析を行い，保護の実施機関に対して，当該調査および分析の結果の提供を行う。

Ⅱ 障害者に関連する法律

 A 障害者基本法（昭和45年制定）

1 | 目的

　この法律は，「全ての国民が，障害の有無にかかわらず，等しく基本的人権を享有《きょうゆう》するかけがえのない個人として尊重されるものである」との理念にのっとり，すべての国民が障害の有無によって分け隔《へだ》てられることなく，相互に人格と個性を尊重し合いながら共生する社会を実現するため，障害者の自立および社会参加の支援等のための施策に関して基本原則を定め，国，地方公共団体等の責務を明らかにするとともに，これらの施策の基本となる事項を定めること等で，これらの施策を総合的かつ計画的に推進することを目的としている。

2 | 障害者の定義

　この法律で**障害者**とは，身体障害，知的障害，精神障害（発達障害を含む），その他の心身の機能の障害がある者であって，障害および社会的障壁により，継続的に日常生活または社会生活に相当な制限を受ける状態にあるものをいう。

3 | 総則

　この法律には総則として，地域社会における共生，差別の禁止，国際的協調，国および地方公共団体の責務，国民の理解と責務，障害者週間，施策の基本方針，障害者基本計画の策定等が掲げられるとともに，内閣府に設置する障害者政策委員会や都道府県における審議会，その他の合議制の機関にかかわる規定が定められている。

4 基本的施策

　障害者の自立および社会参加の支援等のための基本的施策として，医療・介護等，年金，教育，療育，職業相談，雇用の促進，住宅の確保，公共的施設のバリアフリー化，情報利用におけるバリアフリー化，相談，経済的負担の軽減，文化的諸条件の整備，防災および防犯，消費者としての障害者の保護，選挙等における配慮，司法手続きにおける配慮，国際協力等が掲げられているとともに，障害の原因となる傷病の予防に関する基本的施策にかかわる規定が定められている。

B 障害者の日常生活及び社会生活を総合的に支援するための法律（平成17年制定）

1 目的

　この法律（略称：**障害者総合支援法**）は，障害者基本法の基本的理念にのっとり，身体障害者福祉法，知的障害者福祉法，精神保健及び精神障害者福祉に関する法律，児童福祉法，その他障害者および障害児の福祉に関する法律と相まって，障害者や障害児が基本的人権を享有する個人としての尊厳にふさわしい日常生活や社会生活を営むことができるよう，必要な障害福祉サービスにかかわる給付，地域生活支援事業，その他の支援を総合的に行い，もって障害者や障害児の福祉の増進を図るとともに，障害の有無にかかわらず，国民が相互に人格と個性を尊重し，安心して暮らすことのできる地域社会の実現に寄与することを目的としている。

2 基本理念

　障害者および障害児が日常生活や社会生活を営むための支援は，「全ての国民が，障害の有無にかかわらず，等しく基本的人権を享有するかけがえのない個人として尊重されるものである」との理念にのっとり，すべての国民が障害の有無によって分け隔てられることなく，相互に人格と個性を尊重し合いながら共生する社会を実現するため，すべての障害者や障害児が，可能な限りその身近な場所において必要な日常生活や社会生活を営むための支援を受けられることにより，社会参加の機会が確保されること，どこで誰と生活するかについての選択の機会が確保され，地域社会において他の人々と共生することを妨げられないこと，障害者や障害児にとって日常生活や社会生活を営むうえで障壁となるような社会における事物，制度，慣行，観念その他一切のものの除去に資することを旨として，総合的かつ計画的に行わなければならない。

人間社会と法

健康支援と法律

看護職員に関連

医療提供に関連

医療職・社会福祉職，そのほか関連職に関連

疾病予防・健康増進に関連

母子に関連

高齢者に関連

9 障害者に関連 社会福祉および

医療保険に関連

この法律において**障害者**とは，次の①～④の者をいう。なお**障害児**は，18 歳に満たない者で，次の①～④に該当するものであることが**児童福祉法**で定義されている。

①**身体障害者福祉法**第 4 条に規定する**身体障害者**のうち，18 歳以上である者
②**知的障害者福祉法**にいう**知的障害者**のうち，18 歳以上である者
③**精神保健及び精神障害者福祉に関する法律**第 5 条に規定する**精神障害者**（発達障害者支援法第 2 条第 2 項に規定する発達障害者を含み，知的障害者福祉法にいう知的障害者を除く）のうち，18 歳以上である者
④治療方法が確立していない疾病，その他の特殊の疾病（難病等）であって，政令で定めるものによる障害の程度が厚生労働大臣が定める程度である者であって，18 歳以上である者

この法律には，市町村等の責務，市町村障害福祉計画の策定，市町村の地域生活支援事業の実施，都道府県障害福祉計画の策定，都道府県の地域生活支援事業の実施，障害者等の支援の体制の整備を図るための協議会の設置，指定障害福祉サービス事業者の指定，基幹相談支援センターの設置，各種の就労支援（**就労移行支援***，**就労継続支援***，**就労定着支援***，**就労選択支援***）などについて規定されている。

C 障害者の雇用の促進等に関する法律（昭和 35 年制定）

この法律（略称：**障害者雇用促進法**）は，障害者の雇用義務等に基づく雇用の促進等のための措置，雇用の分野における障害者と障害者でない者との均等な機会と待遇の確保，ならびに障害者がその有する能力を有効に発揮することができるようにするための措置，職業リハビリテーションの措置，その他障害者がその能力に適合する職業に就くこと等を通じて，職業生活において自立を促進するための措置を総合的に講じ，障害者の職業の安定を図ることを目的としている。

2019（令和元）年には，中央省庁の障害者雇用水増し問題などを受け，国および地方公共団体における障害者の雇用状況についての的確な把握などに関する措置や，障害者の活躍の場の拡大に関する措置が新たに盛り込まれた。

---

* **就労移行支援**：企業などへの就労希望者に対し，必要な知識や能力向上に関する訓練を一定期間行う。
* **就労継続支援**：企業などでの就労が困難な人に対し，雇用によって就労機会を提供する A 型と，A 型が難しい人に対し，通所による就労機会のみ提供する B 型がある。いずれも能力向上に向けた訓練を行う。
* **就労定着支援**：一般就労者に，就労に伴う生活面の課題について支援を行う。
* **就労選択支援**：就労能力や適性の客観的な評価や，障害者本人の強みや課題を整理する「就労アセスメント」の手法を活用し，その本人の希望や就労能力，適性等に合ったより良い就労選択を支援する制度。2022（令和 4）年の法改正で制度化され，2025（令和 7）年 10 月に施行される。

D 障害を理由とする差別の解消の推進に関する法律（平成25年制定）

この法律（略称：**障害者差別解消法**）は，障害者基本法の理念にのっとり，すべての障害者が，障害者でない者と等しく基本的人権を享有する個人として尊厳が重んじられ，その尊厳にふさわしい生活を保障される権利を有することを踏まえ，障害を理由とする差別の解消の推進に関する基本的事項，行政機関等および事業者における障害を理由とする差別を解消するための措置等を定めることで，障害を理由とする差別の解消を推進し，すべての国民が，障害の有無によって分け隔てられることなく，相互に人格と個性を尊重し合いながら共生する社会の実現に資することを目的としている。

また本法には，❶差別を解消するための措置と，❷差別を解消するための支援措置がそれぞれ規定されている。

❶**差別を解消するための措置**　**不当な差別的取扱い***の禁止や**合理的配慮***の提供（および提供のための環境の整備），差別の解消の推進に関する基本方針の策定など

❷**差別を解消するための支援措置**　相談・紛争解決の体制整備，障害者差別解消支援地域協議会における関係機関等の連携，普及・啓発活動の実施，差別および差別の解消に向けた取り組みにかかわる情報の収集，整理および提供など

E 身体障害者福祉法（昭和24年制定）

1 目的

この法律（略称：身福法）は身体障害者の自立と社会経済活動への参加を促進するため，身体障害者を援助し，および必要に応じて保護し，もって身体障害者の福祉の増進を図ることを目的とする。

2 身体障害者の定義

身体障害者とは，視覚，聴覚，平衡機能，音声機能，言語機能，咀嚼機能，肢体不自由，または心臓，腎臓，呼吸器，膀胱，直腸，小腸の機能，ヒト免疫不全ウイルスによる免疫機能や肝臓機能に一定の障害を有する18歳以上の者であって，都道府県知事から**身体障**

---

* **不当な差別的取扱い**：正当性がないまま相手の障害を理由にサービス提供の拒否や制限を行うこと。

* **合理的配慮**：障害者から社会的障壁を取り除くために何らかの配慮を求める意思の表明があった場合に，負担になり過ぎない範囲で行う，必要で合理的な配慮のこと。車いすの利用者が乗り物に乗るときの手助け，窓口で障害のある人の障害特性に応じたコミュニケーション手段（筆談，読み上げなど）で対応するなど。合理的配慮の提供は，国の行政機関や地方公共団体において義務とされている。民間事業者においては努力義務だったが，2024（令和6）年4月から義務化された。

害者手帳＊の交付を受けたものをいう。

3 | 身体障害者手帳の交付

　身体に障害のある者（15歳未満の者の場合はその保護者）は，都道府県知事の定める医師の診断書を添えて都道府県に申請することにより，身体障害者手帳の交付を受けることができる。

4 | 診査，更生相談

　市町村は，身体障害者の診査および**更生相談**＊を行い，必要に応じ，次の措置をとらなければならない。

①医療または保健指導を必要とする者に対しては，医療保健施設（病院，診療所，保健所）に紹介すること
②公共職業能力開発施設の行う職業訓練（職業能力開発総合大学校の行うものを含む），または就職あっせんを必要とする者に対しては，公共職業安定所に紹介すること
③そのほかに，その更生に必要な事項につき指導すること

Ⓕ 知的障害者福祉法（昭和35年制定）

　1960年（昭和35）年に精神薄弱者福祉法として制定され，1999（平成11）年に名称が改正された。

1 | 目的

　この法律（略称：知福法）は，知的障害者の自立と社会経済活動への参加を促進するため，知的障害者を援助し，そのために必要な保護を行い，知的障害者の福祉を図ることを目的とする。

2 | 国および地方公共団体の責務

　国および地方公共団体は，知的障害者の福祉について国民の理解を深めるとともに，知的障害者の自立と社会経済活動への参加を促進するための援助と，必要な保護の実施に努めなければならない。

3 | 知的障害者更生相談所

　都道府県は，知的障害者の更生の援助と必要な保護に関する知的障害者更生相談所を設

＊ **身体障害者手帳**：身体障害者福祉法による給付・措置などを受けようとする場合に必要な，身体障害者であることを証明する手帳。同法指定医の発行した「身体障害者診断書」（障害等級の指定のあるもの）を添えて，福祉事務所または町村役場に申請して交付される。
＊ **更生相談**：専門的な知識や技術をもとに実施される，障害者やその家族の自立や社会参加などに関する相談。

けて，家族そのほかからの相談に応じ，18歳以上の知的障害者の医学的，心理学的，および職能的判定を行い，これに付随して必要な指導を行う。

＊　　　＊　　　＊

なお本法に定められた制度ではないが，知的障害者（児）を対象とした制度に，**療育手帳**の交付がある。これは1973（昭和48）年の厚生事務次官通知による制度で，各自治体によって運用されている。交付の申請は福祉事務所長（または市町村長）を経由して行う。この手帳の交付により，扶養手当や税金の控除などの支援措置を受けやすくなる。

Ⓖ 精神保健及び精神障害者福祉に関する法律 (昭和25年制定)

この法律（略称：**精神保健福祉法**）は障害者基本法の基本的理念にのっとり，精神障害者の権利擁護を図りつつ，その医療と保護を行い，また障害者の社会復帰の促進や自立，社会経済活動への参加促進のために必要な援助を行う。さらに障害の発生予防やそのほかの国民の精神的健康の保持・増進に努めることで，精神障害者の福祉の増進，および国民の精神保健の向上を図ることを目的とする。

この法律において**精神障害者**とは，統合失調症，精神作用物質による急性中毒またはその依存症，知的障害，その他の精神疾患を有する者をいう。

┃ 1. 指針の策定

厚生労働大臣は，精神障害者の障害の特性，その他の心身の状態に応じた良質かつ適切な精神障害者に対する医療の提供を確保するための指針を定めなければならない。

指針に定める事項は，①精神病床の機能分化に関する事項，②精神障害者の居宅等における保健医療サービスおよび福祉サービスの提供に関する事項，③精神障害者に対する医療の提供にあたっての医師，看護師，その他の医療従事者と精神保健福祉士，その他の精神障害者の保健および福祉に関する専門的知識を有する者との連携に関する事項，④その他，良質かつ適切な，精神障害者に対する医療の提供の確保に関する重要事項となっている。

┃ 2. 都道府県立精神科病院，指定病院，精神保健福祉センター，都道府県等による相談・援助

1 ┃ 都道府県立精神科病院と指定病院

都道府県は，精神障害者を入院させる施設として**精神科病院**を設置しなければならない。ただし，**指定病院**がある場合は，その設置を延期することができる。

都道府県知事は，国，都道府県または地方独立行政法人以外の精神科病院であって，厚生労働大臣の定める基準に適合するものを，設置者の同意を得たうえで，都道府県が設置

する精神科病院に代わる施設（**指定病院**）として指定することができる。

　指定病院が厚生労働大臣の定める基準に適合しなくなったときには，都道府県知事は，その指定を取り消すことができる。

2 | 精神保健福祉センター

　都道府県は，精神保健の向上および精神障害者の福祉の増進を図るため，精神保健および精神障害者の福祉に関して知識の普及を図り，調査研究を行い，精神保健に関する複雑困難な相談と指導，精神医療審査会の事務，障害者総合支援法に基づく支給認定事務にかかわる専門的な知識・技術の支援などを行う**精神保健福祉センター**を置くものとする。

3 | 都道府県等による相談および援助

　都道府県および市町村が実施する精神保健に関する相談・援助については，精神障害者や日常生活を営むうえでの精神保健に関する課題を抱える者の心身の状態に応じた保健，医療，福祉，住まい，就労，その他の支援が包括的に確保されることを旨として行われなければならない。

3. 地方精神保健福祉審議会および精神医療審査会

1 | 地方精神保健福祉審議会

　指定病院，および応急入院指定病院の取り消しに関して審査するほか，精神保健および精神障害者の福祉全般に関して調査審議し，また，都道府県知事に意見を具申（上席や上級の機関に意見や報告などを詳しく述べること）するため，都道府県は条例で地方精神保健福祉審議会を置くことができる。

2 | 精神医療審査会

　措置入院者の入院継続の要否，医療保護入院者の入院措置の適否，および入院継続の要否に関して審査するため，都道府県に精神医療審査会を置く。

4. 精神保健指定医

　厚生労働大臣は，その申請に基づき，精神障害の診断または治療に従事した知識経験が一定水準以上にある者を**精神保健指定医**（以下，指定医）に指定する。指定をしようとするときはあらかじめ，医道審議会の意見を聴かなければならない。

1 | 指定医の研修

　指定医は，5年度ごとに厚生労働大臣が定める年度において，厚生労働大臣の登録を受けた者が行う厚生労働省令で定める研修を受けなければならない。研修を受けなかった場

合には，やむを得ない理由があると厚生労働大臣が認めたときを除き，研修を受けるべき年度の終了日に，指定医の指定は効力を失う。

2 指定の取り消しなど

　厚生労働大臣は，指定医が医師免許を取り消されたり，または期間を定めて医業の停止を命じられたときは，その指定を取り消さなければならない。また，この法律に違反したとき，あるいはその職務に関し著しく不当な行為を行ったとき，そのほか指定医として著しく不適当と認めるときはその指定を取り消したり，または期間を定めてその職務の停止を命じることができる。

　都道府県知事は，指定医について，指定医として著しく不適当な行為があると認められるときは，その旨を厚生労働大臣に通知することができる。

3 指定医の職務

　指定医は，**措置入院，医療保護入院**および**応急入院**を必要とするかどうか，これらの入院を継続する必要があるかどうか，医療または保護のために入院患者の行動の制限を必要とするかどうかなどの判定の職務を行う。指定医はこれらの職務を行ったときは，遅滞なくその患者の氏名など厚生労働省令で定める事項を診療録に記載しなければならない。

4 指定医の精神科病院管理者への報告など

　指定医は，その勤務する精神科病院に入院中の患者の処遇が，この法律またはこの法律に基づき厚生労働大臣が定める基準に適合していないと認められるとき，または入院中の患者の処遇が著しく適当でないと認めるときは，その精神科病院の管理者にその旨を報告するなど，入院中の患者の処遇改善のために必要な措置がとられるよう努めなければならない。

5. 入院

1 任意入院（本人の同意に基づく入院）

❶本人の同意

　精神科病院（一般病院で精神病室が設けられているものを含む）への入院は本人の同意に基づく**任意入院**を基本とする。精神科病院の管理者は，精神障害者を入院させる場合には，本人の同意に基づいて入院が行われるように努めなければならない。

　任意入院の場合であっても，管理者は入院者本人から任意に入院する旨を記載した書面を受け取らなければならず，また都道府県知事に対して，退院の請求，病院管理者による処遇の改善を求めることができることを，本人宛の書面で知らせなければならない。

❷退院

　任意入院者から退院の申し出があった場合には，精神科病院の管理者は退院させなければならない。だが，指定医の診察の結果，医療および保護のため入院を継続する必要があると認められたとき（継続入院）は，**72 時間に限り退院させないことができる**。72 時間内の入院継続の措置をとる場合にも，管理者は本人に，その旨，その理由，および都道府県知事に対して退院の請求などができることを書面で知らせなければならない。

2 ｜ 措置入院（知事による入院措置）

❶指定医による診察，判定

　都道府県知事は，第三者または警察官，検察官，矯正施設長，保護観察所長から，精神障害者またはその疑いのある者について，診察の申請，通報または届出があった場合において，調査のうえ必要があると認めるときは，関係職員の立ち会いのうえでその指定する指定医に診察させなければならない。ただし，入院させなければ精神障害のために自身を傷つけ，または他人に害を及ぼすおそれ（自傷他害のおそれ）があることが明らかである者については，申請，通報がなくても指定医に診察させることができる。

　診察をした指定医は，厚生労働大臣の定める基準に従い，診察をした者が精神障害者であり，かつ，医療および保護のために入院させなければ，自傷他害のおそれがあるかどうかの判定をしなければならない。

　都道府県知事は，2 人以上の指定医が診察して，その受診者が精神障害者であり，かつ，自傷他害のおそれがあることについて診察結果の一致をみた場合には，本人の同意がなくても，国立や都道府県立の精神科病院または指定病院に入院させることができる。

❷患者への書面による通知義務

　入院に際して都道府県知事は，措置入院者本人およびその家族等に対し，入院措置をとる旨，その理由，および都道府県知事に退院の請求，病院管理者による処遇の改善を求めることなどができることを書面で知らせなければならない。

　都道府県知事は，緊急を要する場合には**72 時間に限り**，知事の指定する指定医の診断のみで入院させることができる（緊急措置入院）が，書面による措置入院者への通知は行わなければならない。

❸退院

　都道府県知事は，措置入院者が入院を継続しなくても自傷他害のおそれがないと認められるに至ったときは，直ちに退院させなければならない。自傷他害のおそれがないという認定は，知事が指定する指定医，または措置入院者を収容している精神科病院にかかる指定医の診察結果に基づくものでなければならない。なお，精神科病院の管理者は，指定医による診察の結果，措置入院者を一時退院させて経過をみることが適当と認められるときは，都道府県知事の許可を得て 6 か月を超えない期間に限り**仮退院**させることができる。

　また，措置入院者を入院させている精神科病院の管理者は，退院支援を行う相談員の選

任，相談員による相談や助言，その他の援助など退院による地域生活への移行促進のための措置を行わなければならない。

3 | 医療保護入院（家族等の同意による入院）

❶ 家族等の同意

　精神科病院の管理者は，指定医による診察の結果，医療および保護のため入院が必要である者であって，任意入院が行われる状態にないと判定された精神障害者につき，家族等（配偶者，親権を行う者，扶養義務者，後見人，保佐人。ただし DV や虐待の加害者を除く）の同意があるとき，また家族等がない場合や家族等が同意・不同意の意思表示を行えない場合などは，その者の居住地等の市町村長の同意があるとき，6 月以内で厚生労働省令で定める期間の範囲内の入院期間を定め，本人の同意がなくても入院させることができる。

　精神科病院の管理者は，入院中の医療保護入院者について一定の入院期間ごとに医療保護入院の要件の確認を行う。入院の要件を満たすことが確認された場合は，入院期間を更新することができる。

❷ 精神科病院管理者の届出

　精神科病院の管理者は医療保護の入院措置をとったときは，10 日以内に入院者の症状その他厚生労働省令で定める事項を，保健所長を経由して都道府県知事に届け出なければならない。医療保護入院者を退院させたときも，同様の届出をしなければならない。

❸ 患者への書面による通知義務

　また，精神科病院の管理者は入院措置をとる際には，入院者およびその家族等に入院措置をとる旨，その理由，および都道府県知事に対して退院の請求，管理者による処遇の改善を求めることができることを書面で知らせなければならない。

❹ 退院支援等

　医療保護入院者を入院させている精神科病院の管理者は，退院支援を行う相談員の選任，相談員による相談や助言，その他の援助などの，退院による地域生活への移行促進のための措置を行わなければならない。

　また都道府県知事は，市町村長の同意による医療保護入院者等を対象に，外部との面会交流の機会を確保しその権利擁護を図る観点から，入院者訪問支援員が入院者本人の希望により精神科病院を訪問し，本人の話を丁寧に聴くとともに，必要な情報提供等を行う**入院者訪問支援事業**を行うことができる。

4 | 応急入院

　診療応需の態勢が厚生労働大臣の定める基準に適合するものとして，都道府県知事が指定した精神科病院の管理者は，医療や保護の依頼があった者について，緊急で家族等の同意が得られない場合で，指定医の診察の結果直ちに入院させる必要があるものの，任意入院が行われる状態にないと判定されたときは，**本人の同意がなくても 72 時間に限り**，入院さ

人間社会と法
健康支援と法律
看護職員に関連
医療提供に関連
医療職・社会福祉職，そのほか関連職に関連
疾病予防・健康増進に関連
母子に関連
高齢者に関連
9 社会福祉および障害者に関連
医療保険に関連

せることができる。

この入院措置をとったときは，直ちに入院措置をとった理由と，その他厚生労働省令で定める事項を，都道府県知事に届け出なければならない。精神科病院の管理者が入院患者に対し，入院措置をとる旨，および都道府県知事に対して退院の請求ができることなどを書面で知らせなければならないのは，措置入院や医療保護入院の場合と同様である。

6. 処遇

精神科病院の管理者は，入院患者の医療または保護に欠くことのできない限度において，入院患者の行動について，必要な制限を行うことができる。ただし，信書の発受制限，人権擁護に関する行政機関の職員または患者の代理人である弁護士との面会，電話の制限などの行動制限は行うことができない。また，患者の隔離と身体的拘束は，指定医が必要と認めた場合に限られる。

7. 入院および処遇の適否の審査

都道府県知事は，**措置入院者**または**医療保護入院者**を入院させている精神科病院の管理者から，入院者の症状などについての定期報告，または本項-5-3「医療保護入院（家族等の同意による入院）」で述べた入院措置の届出があった場合には，入院の必要があるかどうかかについて**精神医療審査会**に審査を求めなければならない。入院者本人またはその保護者から退院などの請求があった場合も同様である。

精神医療審査会は審査を求められたときは，入院の必要があるかどうか，または入院者の処遇が適当であるかどうかについて審査を行い，その結果を都道府県知事に通知しなければならない。都道府県知事は審査結果に基づき，退院または処遇改善に関して必要な措置を講じなければならない。

8. 改善命令など

1 改善命令

厚生労働大臣または都道府県知事は，精神科病院の入院者の処遇が規定に違反していると認めるとき，そのほか入院者の処遇が著しく適当でないと認めるときは，精神科病院の管理者に対し，処遇改善計画の提出もしくは変更，または処遇の改善のために必要な措置をとることを命じることができる。

2 退院命令

厚生労働大臣または都道府県知事は，必要があると認めるときは，任意入院における継続入院，医療保護入院，応急入院などの入院措置が正当であるかどうかについて，知事の指定する**指定医2人以上**に診察させ，各指定医の診察結果が入院を継続する必要があるこ

とに一致しない場合には，精神科病院の管理者に対して入院者を退院させることを命じることができる。

3 | 医療提供の制限命令

厚生労働大臣または都道府県知事は，精神科病院の管理者が改善命令および退院命令に従わないときは，管理者に対し，期間を定めて精神障害者の入院医療提供の全部または一部を制限することを命じることができる。

9. 精神科病院における虐待の防止

精神科病院の管理者は，精神科病院の患者に対する虐待への対応について，業務従事者への研修や患者への相談体制の整備等の虐待防止等のための必要な措置を講ずるものとする。精神科病院の業務従事者による虐待を受けたと思われる患者を発見した者は，速やかに都道府県等に通報しなければならない。

10. 医療費の公費負担

都道府県は，知事が措置入院および緊急措置入院により，精神障害者を入院させた場合の入院に必要な費用を負担する。

ただしこれらの場合，健康保険，その他の社会保険，または介護保険による医療の給付が優先して適用されるので，公費負担は残りの部分について適用される。

なお通院医療については，障害者総合支援法に基づき，公費負担がなされている。

11. 精神障害者保健福祉手帳

都道府県知事は，政令で定める精神障害の状態にある精神障害者（知的障害者を除く）に対し，その申請に基づき，**精神障害者保健福祉手帳**を交付する。手帳は2年ごとの認定により更新される。

12. 精神障害者社会復帰促進センター

厚生労働大臣は，精神障害者の社会復帰の促進に関する訓練，指導などに関する研究開発，従業員に対する研修，啓発広報活動などを適正かつ確実に行うことができると認められる一般社団法人または一般財団法人を，全国を通じて1個に限り，**精神障害者社会復帰促進センター**として指定することができる。

H 発達障害者支援法（平成16年制定）

1 目的

　この法律は，**発達障害者**の心理機能の適正な発達や円滑な社会生活の促進のため，**発達障害**の症状の発現後できるだけ早期に発達支援を行うとともに，切れ目なく発達障害者を支援することが特に重要である点に鑑み，障害者基本法の基本的な理念にのっとり，発達障害者が基本的人権を享有する個人としての尊厳にふさわしい日常生活・社会生活を営めるよう，発達障害の早期発見や支援の実施に関する国や地方公共団体の責務を明らかにするとともに，発達障害者への学校教育や就労の支援，**発達障害者支援センター**の指定等について定めることで，発達障害者の自立および社会参加のための生活全般にわたる支援を図り，すべての国民が，障害の有無で分け隔てられることなく，相互に人格と個性を尊重し合いながら共生する社会の実現に資することを目的としている。

2 定義

▶ **発達障害**　自閉症，アスペルガー症候群，その他の広汎性発達障害，学習障害，注意欠陥多動性障害，その他これに類する脳機能の障害であって，その症状が通常，低年齢において発現するものとして，政令で定めるもの

▶ **発達障害者**　発達障害がある者であって，発達障害および社会的障壁により，日常生活または社会生活に制限を受けるもの。発達障害者のうち18歳未満のものは**発達障害児**という。

▶ **社会的障壁**　発達障害がある者にとって，日常生活や社会生活を営むうえで障壁となるような，社会における事物，制度，慣行，観念，その他一切のもの

▶ **発達支援**　発達障害者に対して心理機能の適正な発達を支援し，円滑な社会生活を促進するために行う，発達障害者個々の特性に対応した医療的，福祉的，および教育的援助を指す。

3 基本理念

　この法律は次の①〜③を基本理念とする。

①発達障害者の支援は，すべての発達障害者に社会参加の機会やどこで誰と生活するかについての選択の機会が確保され，地域社会において他者との共生を妨げられないことを旨として行われなければならない。
②発達障害者の支援は，社会的障壁の除去に資することを旨として行われなければならない。
③発達障害者の支援は，個々の発達障害者の性別，年齢，障害の状態および生活の実態に応じる必要がある。かつ，発達障害者の医療，保健，福祉，教育，労働などに関する業務を行う関係機関や民

間団体の相互の緊密な連携のもとで，その意思決定の支援に配慮しつつ，切れ目なく行われなければならない。

Ⅰ 障害者虐待の防止, 障害者の養護者に対する支援等に関する法律（平成23年制定）

1 目的

　この法律（略称：障害者虐待防止法）は，障害者に対する虐待が障害者の尊厳を害するものであり，障害者の自立および社会参加にとって，虐待を防止することが極めて重要であること等に鑑み，障害者に対する虐待の禁止，予防および早期発見，その他の虐待の防止等に関する国等の責務，虐待を受けた障害者に対する保護や自立支援のための措置，養護者の負担の軽減を図ること等の，養護者に対する支援のための措置等を定めることで，障害者虐待の防止，養護者への支援等に関する施策を促進し，障害者の権利利益の擁護に資することを目的としている。

2 定義

▶ **障害者**　身体・知的・精神障害（発達障害を含む），その他の心身の機能の障害がある者で，障害および社会的障壁により，継続的に日常生活や社会生活に相当な制限を受ける状態にあるもの

▶ **障害者虐待**　障害者の養護者，障害者福祉施設従事者等，使用者による次の①〜⑤のもの。①身体的虐待，②放棄・放置，③心理的虐待，④性的虐待，⑤経済的虐待

▶ **養護者**　障害者を現に養護する者であって，障害者福祉施設従事者等および使用者以外のもの。主に親族や同居人を指す。

▶ **障害者福祉施設従事者等**　障害者総合支援法等に規定する障害者福祉施設（障害者支援施設，**のぞみの園***），または障害福祉サービス事業等（居宅介護，重度訪問介護など）に係る業務に従事する者

▶ **使用者**　障害者を雇用する事業主，または事業の経営担当者，その他その事業の労働者に関する事項について，事業主のために行為をする者

3 虐待防止のための施策例

　障害者虐待対応の窓口等として，市町村・都道府県の部局または施設に，**市町村障害者虐待防止センター**，**都道府県障害者権利擁護センター**としての機能を果たさせる。市町村・

---

* **のぞみの園**：正式には「国立重度知的障害者総合施設のぞみの園」。重度の知的障害者に対する先導的・総合的な自立支援の提供や，支援に関する調査・研究等の実施により，知的障害者の福祉の向上を図ることを目的としている。

1 人間社会と法
2 健康支援と法律
3 看護職員に関連
4 医療提供に関連
5 医療職，社会福祉職，そのほか関連職に関連
6 疾病予防・健康増進に関連
7 母子に関連
8 高齢者に関連
9 社会福祉および障害者に関連
10 医療保険に関連

都道府県は，障害者虐待の防止等を適切に実施するため，福祉事務所やその他の関係機関，民間団体等との連携協力体制を整備しなければならない。

　国および地方公共団体は，障害者の成年後見制度の利用に係る経済的負担の軽減のための措置等を講ずる。

　また，高齢者虐待防止法（第8章-D「高齢者虐待の防止，高齢者の養護者に対する支援等に関する法律」参照）と同様に，虐待の早期発見，通報，防止に関する措置が定められている。

J その他の障害者に関連する法律

▶ **心神喪失者等医療観察法**　2003（平成15）年に，「**心神喪失等の状態で重大な他害行為を行った者の医療及び観察等に関する法律**」（略称：心神喪失者等医療観察法）が制定された。厚生労働大臣は，この法律に基づき，心神喪失等の状態で重大な**他害行為**（他人に害を及ぼす行為）を行い，裁判所の入院または通院の決定を受けた者に対し，その精神障害の特性に応じ，必要な医療を行わなければならない。厚生労働大臣から委託を受けた指定医療機関は，その医療を担当しなければならない。

▶ **障害者情報アクセシビリティ・コミュニケーション施策推進法**　2022（令和4）年には，社会・経済・文化などあらゆる分野へ障害者が参加できるよう，情報の取得・利用や円滑な意思疎通を推進するため，「障害者による情報の取得及び利用並びに意思疎通に係る施策の推進に関する法律」（略称：**障害者情報アクセシビリティ・コミュニケーション施策推進法**）が制定された。

国家試験問題

> **1** 生活保護法で実施される扶助は，生活扶助，介護扶助，住宅扶助，出産扶助を含めて（　）種類である。（　）に入る数字はどれか。　（110回AM79）
>
> 1. 5
> 2. 6
> 3. 7
> 4. 8
> 5. 9
>
> ▶ 答えは巻末

第 **10** 章

医療保険に関連する法律

この章では

● 一般被用者，地域住民を対象とする医療保険に関連する法律について学ぶ。
● 健康保険および国民健康保険の保険給付について学ぶ。

▶ **社会保険制度の意義**　わが国では，国民が傷病（病気やけが）や出産，死亡，障害など生活上の困難の原因となる様々な事故に遭遇した際のセーフティネットとして，医療保険，年金保険，介護保険といった**社会保険制度**が実施されている。

▶ **わが国における社会保険制度**　国民皆保険，皆年金の体制が確立しており，すべての国民が原則として何らかの医療保険，および年金保険の適用を受けることになっている。

　医療保険は，疾病，負傷，分娩などを保険事故として，比較的短期間の保険給付を行う制度である。また**年金保険**は，老齢，廃疾（身体的な障害を伴う，回復の見込のない疾病），死亡などを保険事故として，長期間の年金を支給する制度である。

　医療保険には，一般被用者を対象とする**健康保険，労働者災害補償保険**（第 12 章 -F「労働者災害補償保険法」参照）などと，農業者，自営業者そのほか地域住民を対象とする**国民健康保険**がある。

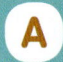 **A**　健康保険法（大正 11 年制定）

1. 背景

▶ **制度の目的**　健康保険制度は日本で最も歴史の古い社会保険制度で，労働者の業務外の事由によるものおよびその家族の疾病，負傷，死亡，分娩に関して保険給付を行い，被保険者およびその家族の生活の安定を図ることを目的としている。

▶ **国民皆保険への道**　わが国では，第 1 次世界大戦後の恐慌による失業者の発生と労働運動の激化を受けて，ドイツにならい，被用者（労働者）を対象とする疾病保険（職域保険）の検討が行われ，1922（大正 11）年に健康保険法が制定された。当初の被保険者は，従業員 10 人以上の事業所で働く肉体労働者（ブルーカラー）で，その後 1934（昭和 9）年改正で従業員 5 人以上の事業所に拡大され，1939（昭和 14）年にホワイトカラーを対象とした職員健康保険法が制定されると 1942（昭和 17）年には両方が統合された。保険者は，政府管掌と組合管掌（法人）が併存し，保険料は労使折半とされた。

　一方で，昭和恐慌により東北地方では大凶作が発生し，赤字農家は重い医療費負担に直面することとなった。このため，農民等を被保険者とする疾病保険の検討が行われ，1938（昭和 13）年に（旧）国民健康保険法が制定された。この被保険者は被用者以外の者（農民等）であり，保険者は国民健康保険組合で，任意加入とされていた。

　1947（昭和 22）年，日本国憲法が制定され，第 25 条に生存権の保障が規定された。その後，GHQ の招聘により来日したアメリカ社会保障調査団（団長：ワンデル博士）の調査報告書に基づき，1948（昭和 23）年 12 月に「社会保障制度審議会」が設置された。これは内閣総理大臣直轄の会議体で，国会議員，学識経験者，関係諸団体代表および関係各省の事務次官 40 名で構成された。社会保障制度審議会は 1950（昭和 25）年に「社会保障制度に関する勧告」を発表し，社会保障制度の中心は社会保険制度でなければならないとし

て，被用者とその扶養家族に対する保険（健康保険）とこれらを除く一般国民の保険（国民健康保険）からなる，いわゆる「国民皆保険」を提唱した。また，当時，生活保護を受けた世帯のうち多くは世帯主または世帯員の病気が原因であり，こうした医療保険未適用者の防貧対策として，健康保険の対象とならないすべての国民を国民健康保険に加入させることで国民皆保険の実現が図られることとなった。

　国民健康保険では戦後の社会的，経済的混乱による休廃止組合の増加を受けて，財政基盤を確保するため，1948（昭和23）年改正により，市町村公営原則と国庫負担が導入され，被保険者は強制加入となった。そして，1958（昭和33）年に制定された新国民健康保険法により，1961（昭和36）年4月から全市町村に国保事業を実施することが義務付けられ，ここに国民皆保険が実現した。給付内容は，健康保険と同等で，給付割合は5割以上（1968［昭和43］年までに世帯主・世帯員ともに7割給付へ）とされた。

▶ **近年の動き**　2019（令和元）年の法改正では，ICT（情報通信技術）を活用した医療保険制度の適正かつ効率的な運営を図ることを目指し，オンライン資格確認の導入，医療保険レセプト情報等のデータベース（National Database: NDB）と介護保険レセプト情報等のデータベース（介護DB）との連結解析，研究機関等への提供に関する規定が整備された。

▌2. 保険者など

1 ｜ 保険者

　保険者は，この法律に基づいて設立される全国健康保険協会および健康保険組合である。

　全国健康保険協会は健康保険組合の組合員でない被保険者（主として中小企業の従業員）を管掌（管轄下に置き取り扱うこと）する法人である。

　健康保険組合は大企業が単独で，または複数の企業などが共同して，厚生労働大臣の認可を受けて設立するもので，保険者としての国の機能を代行する機関である。

2 ｜ 被保険者

　常時5人以上の被用者を使用する事業所の被用者（臨時の雇用者を除く）は，被保険者となる（強制適用被保険者）。5人未満の被用者を使用する事業所などの事業主は，厚生労働大臣の認可を受けて，その事業所の被用者を被保険者とすることができる（任意包括被保険者）。

3 ｜ 被扶養者

　被保険者の配偶者（事実上の婚姻関係と同様の状態にある者を含む），親，子，同居の三親等内の親族などであって，被保険者により生計を維持しているものは，被扶養者としてこの法律に基づく保険給付を受けられる。2019（令和元）年の法改正で要件が見直され，原則として日本国内に居住していることなどが加えられた。

3. 保険給付

1 | 傷病に対する給付

被保険者または被扶養者が疾病にかかり，または負傷した場合に行われる給付で，**医療に関する給付**（療養の給付，家族療養費，療養費など）と，**休業に関する給付**（傷病手当金）とがある。

❶医療に関する給付

(1) 療養の給付（本人）

被保険者本人の①傷病に関する診察，②薬剤または治療材料の支給，③治療，④居宅における療養上の管理およびその療養に伴う世話や看護，⑤入院およびその療養に伴う看護の5種類の給付が，いわゆる**現物給付**として行われるが，入院時の食事の提供および特別病室の提供などは含まれない。

給付割合（給付率）は7割（70歳以上の者は8割，70歳以上の高所得者は7割，75歳以上は後期高齢者医療制度により規定）だが，一部負担金の額が著しく高額なときは，家計の負担能力や傷病の種類などにより，支払った一部負担金から基準額を控除する**高額療養費**の制度がある。

なお，入院時に療養の給付と併せて受けた食事の提供については，**入院時食事療養費**（食事療養に要する平均的な費用の額から家計における平均的な食事負担額を控除した額）が支給される。

(2) 家族療養費

被扶養者（家族）の傷病に関する現物給付であり，その内容は被保険者本人と同じである。保険医療機関または保険薬局で被扶養者が診療を受けた場合，被扶養者は診療費の3割（義務教育就学前の者は2割，70歳以上の者は2割）を支払い，保険者が残りの7割（義務教育就学前の者は8割，70歳以上の者は8割）を支払う。被扶養者の場合も被保険者本人と同様の入院時食事療養費や高額療養費などの制度がある。

(3) 保険外併用療養費

保険外診療のうち，①評価療養，②選定療養，③患者申出療養は，保険診療との併用が認められている。診察や検査など通常の医療で発生する治療を被保険者の一部負担とし，その残額を**保険外併用療養費**として健康保険から給付する。

❶**評価療養**　先進医療や医薬品・医療機器の治験に係る治療などが対象となる。

❷**選定医療**　差額ベッド代や時間外診療，長期入院（180日以上）などが対象となる。

❸**患者申出療養**　患者の希望による未承認薬等の使用などが対象となる。

(4) 療養費の支給

被保険者または被扶養者が緊急，その他やむを得ない事情で保険医療機関，保険薬局を利用できずにほかの医療機関，薬局から診療，薬剤の支給などを受けた場合には，被保険者本人の療養の給付，家族療養費または保険外併用療養費に代えて，被保険者，被扶養者は本来，保険者が負担すべきであった額を**現金で支給**（償還）される。

(5) 訪問看護療養費

在宅で継続して療養を受ける状態にある者（主治医の認定が必要）に対し，看護師，保健師，作業療法士などが，療養上の世話または診療の補助として行う訪問看護事業であって，都道府県知事の指定を受けたもの（**訪問看護ステーション**）については，**訪問看護療養費**または**家族訪問看護療養費**（厚生労働大臣が指定訪問看護に要する平均的費用を参考に定めた額に対し，70歳以上の者は8割，70歳以上の高所得者は7割，それ以外の者も7割）を支給する。

❷ 休業に関する給付

▶ 傷病手当金

被保険者本人が療養のため，労務に服することができず賃金が得られない場合に，1日当たり，支給開始日以前の継続した12か月間の各月の標準報酬月額を平均した額を30で割り，その3分の2をかけたものを通算して1年6か月間支給する。

2 │ 分娩（出産）に対する給付

被保険者本人または配偶者が分娩した場合，**出産育児一時金**または**家族出産育児一時金**（定額）が支給される。また被保険者本人が分娩した場合で，分娩の日以前42日（多胎妊娠の場合には98日）から分娩の日後56日までの間に就労できなかったときは，1日につき標準報酬日額の2/3相当の金額が，**出産手当金**として支給される。

近年，本法施行令を改正し，年々上昇する出産費用にかかる経済的負担を軽減するために，給付額の大幅な引き上げが行われている。

3 │ 死亡に対する給付

被保険者または被扶養者が死亡した場合に，埋葬料，家族埋葬料（定額）などが支給される。

▌ 4. 保険医療機関，保険薬局など

療養の給付を担当する医療機関または薬局を，**保険医療機関**または**保険薬局**という。これらの医療機関または薬局において療養の給付としての診療，調剤に従事する医師もしくは歯科医師を**保険医**，薬剤師を**保険薬剤師**という。

保険医療機関および保険薬局は，この法律に基づく療養の給付などを担当するばかりでなく，国民健康保険法，船員保険法，国家公務員共済組合法などの法律に基づく療養の給付など，各種の社会保険医療も同時に行う義務がある。

保険医療機関，保険医，保険薬局，保険薬剤師は，「**保険医療機関及び保険医療養担当規則**」「**保険薬局及び保険薬剤師療養担当規則**」（いずれも厚生労働省令）に従って，診療または調剤にあたらなければならない。船員保険，その他の社会保険医療を担当するに際してもこれら2つの規則に準拠しなければならない。

5. 診療報酬

　保険医療機関，保険薬局が療養の給付として診療，調剤を行った場合の報酬の額は，「**健康保険法の規定による療養に要する費用の額の算定方法**」（厚生労働省告示）により算定することとなっているが，厚生労働大臣がその額を定めるにあたっては，**中央社会保険医療協議会**に諮問しなければならない。

　この算定方法は保険医療機関や保険薬局が，本項 -4「保険医療機関，保険薬局など」で説明した社会保険各法による診療，調剤を行った場合の報酬に適用されるのみならず，精神保健及び精神障害者福祉に関する法律や生活保護法などによる公費負担医療の場合の報酬も，この算定方法に関する告示によって算定されている。

　たとえば，医師の診療報酬は，同告示中の医科診療報酬点数表に定められた診療行為別点数に 1 点単価 10 円を乗じて，算定できる。

　同じ診療報酬点数表で入院料は，入院時の医学管理料や看護料，環境料などを総合した入院基本料として定められている。

　また，保険医療機関，保険薬局で使用する薬剤の購入価格は，実際の購入価格とは無関係に「使用薬剤の購入価格（**薬価基準**）」（厚生労働省告示）において定める額とすることになっている。

6. 費用の負担

　被保険者の賃金月額（標準報酬月額）および賞与（上限額）に保険料率を乗じた額を，被保険者と事業主がそれぞれ 1/2 を負担する。被保険者が月内に 2 週間以上の育児休業を取得した場合は，その月の保険料が免除される。また賞与に係る保険料についても，1 月を超える育児休業を取得している場合に限り，免除の対象となる。

　健康保険事業の事務の実施に要する費用については，全国健康保険協会管掌の場合はもとより，健康保険組合の場合にも国庫が負担する。

　全国健康保険協会管掌健康保険事業*の実施に要する経費のうち，療養の給付，家族療養費，傷病手当金などの支給に要する費用の 130/1000（後期高齢者医療制度へ拠出する後期高齢者医療拠出金に関しては 164/1000）を国が補助する。このほか，特に財政基盤の弱い健康保険組合に対しても，療養の給付などに要する費用の一部について国庫補助が行われている。

Ⓑ 国民健康保険法（昭和 33 年制定）

　この法律は，国民健康保険事業の健全な運営を確保することによって，社会保障および国民保健の向上に寄与することを目的とする。

---

* **全国健康保険協会管掌健康保険事業**：全国健康保険協会が保険者である健康保険事業のこと。健康保険組合を設立することのできない中小企業の被用者が被保険者である。

健康保険などの医療保険制度が被用者を対象とする**職域保険**であるのに対し，国民健康保険制度は，一定の地域内に居住する住民を対象とするという意味で**地域保険**ともよばれる。生活保護の受給者などの例外を除けば，職域保険の被保険者または被扶養者でない者は，国民健康保険制度の適用を受けることとなっている。このため国民健康保険の制度は，前節で紹介した健康保険と類似する点が多い。したがって，本項では国民健康保険の特異点を中心に紹介する。

1. 保険者など

1 | 保険者

　保険者は都道府県，市町村，特別区，および国民健康保険組合である。**国民健康保険組合**は，同種の事業または業務に従事する者で，その組合の地区内に住所を有するものを組合員として組織する法人であり，都道府県知事の認可を受けて成立する（例：医師国民健康保険組合）。

　2018（平成30）年度からは都道府県が財政運営の責任主体となり，安定的な財政運営や効率的な事業の確保など国民健康保険制度の運営に中心的な役割を担い，制度の安定化を図っている。

2 | 被保険者

▶ **市町村および特別区**　市町村または特別区内に住所を有する者であって，ほかの社会保険の被保険者または被扶養者，生活保護の受給者などに該当しない者は，被保険者となる。

▶ **国民健康保険組合**　国民健康保険組合の組合員となったときは，本人およびその世帯に属する者であってほかの社会保険の被保険者または被扶養者に該当しない者は，原則としてその国民健康保険組合の被保険者となる。なお国民健康保険においては，世帯主もその被扶養者である世帯員も，平等に被保険者として取り扱われる。

3 | 退職被保険者および被扶養者

　市町村，特別区が保険者である国民健康保険の被保険者のうち，元サラリーマンとして，厚生年金，共済年金などの公的年金の受給資格を有する者を**退職被保険者**とし，その被扶養者とともに，費用の負担において，通常の国民健康保険の被保険者とは異なる取り扱いをしていた（退職者医療制度）。

　この退職者医療制度については，2006（平成18）年の医療制度改革法により，前期高齢者に係る保険者間の費用負担の調整制度が創設されたことを受けて廃止されたが，2014（平成26）年度までに新たに退職された方が65歳に達するまでの間はこの制度を適用する経過措置が設けられていた。しかしながら，その後，経過措置の対象者は激減し，財政調整効果が実質喪失していることを踏まえ，事務コスト削減を図る観点から，2024（令和6）

年4月に前倒しして完全に廃止された。

2. 保険給付

1 療養に対する給付

被保険者の負傷または疾病については，健康保険の場合と同じような療養の給付，入院時食事療養費，**保険外併用療養費**，および**訪問看護療養費**の支給がある（**法定給付**）。しかし，傷病手当金を支給するか否かは，保険者の選択にゆだねられている。

国民健康保険においても**患者負担**（**一部負担**）があり，被保険者は療養の給付において診療を受けるたびに診療費の3割（義務教育就学前の被保険者は2割，70歳以上の者も2割，70歳以上の高所得者は3割）を療養取扱機関に支払う。入院時食事療養費の支給においては，健康保険の場合と同じ負担がある。また療養費の支給においては，療養に要した費用からその額の3割（義務教育就学前の被保険者は2割，70歳以上の者も2割，70歳以上の高所得者は3割）を控除した額を受け取る。

また保険者は，特別の理由がある被保険者の一部負担金を減免することができる。

2 出産・育児に対する給付

出産育児一時金などの支給は，保険者（市町村または特別区，国民健康保険組合）の条例，または規約によって定められる。

3 死亡に対する給付

葬祭の給付（現物給付），または葬祭費の支給が行われ，内容は保険者が定める。

3. 保険医療機関，保険薬局など

国民健康保険の療養を担当する医療機関および薬局は，本章-A「健康保険法」で説明した**保険医療機関**および**保険薬局**であり，これらの機関において診療，調剤に従事する医師もしくは歯科医師は**保険医**，薬剤師は**保険薬剤師**という。保険医，保険薬剤師は，本章-A「健康保険法」で説明した「保険医療機関及び保険医療養担当規則」「保険薬局及び保険薬剤師療養担当規則」に従って，診療または調剤にあたらなければならない。

4. 診療報酬

療養取扱機関の診療報酬は，本章-A-5「診療報酬」で説明した「健康保険法の規定による療養に要する費用の額の算定方法」などにより算定される。

5. 費用の負担

1 | 保険料（保険税）

　保険者は，世帯主または組合員から保険料を徴収する。市町村は地方税である国民健康保険税によることができる。保険料の賦課額，料率，納期などは，条例または組合規約で定められる。保険者は，被保険者に特別の理由がある場合，保険料の減免または徴収の猶予ができる。また子育て世帯の経済的負担軽減を目的に，未就学児にかかる**均等割保険料**（所得額にかかわらず保険加入者全員にかかる保険料）については，公費 5 割負担となっている。

2 | 国庫負担および補助

❶ 事務費国庫負担，定率国庫負担，および調整交付金

▶ **事務費国庫負担**　国は国民健康保険組合に対し，国民健康保険の事務の実施に要する経費を負担する。

▶ **定率国庫負担**　国は都道府県に対し，療養の給付，入院時食事療養費，入院時生活療養費，保険外併用療養費，療養費，訪問看護療養費，特別療養費，移送費，高額療養費および高額介護合算療養費の支給，前期高齢者納付金，後期高齢者支援金，介護納付金の納付に要する費用について，一部負担金を控除した額などの 32/100 を負担する。

▶ **調整交付金**　国は，都道府県とその市町村の財政を調整するため，都道府県に対して調整交付金を交付する。

❷ 国民健康保険組合に対する補助

　国は，国民健康保険組合に対し，療養の給付等に要する費用，前期高齢者納付金，後期高齢者支援金，介護納付金の納付に要する費用について，一部負担金を控除した額などの 13/100 から 32/100 の範囲内で補助することができる。

参考文献
・厚生労働省：平成 23 年版厚生労働白書；第 1 部第 2 章第 1 節，同章第 2 節．https://www.mhlw.go.jp/wp/hakusyo/kousei/11/（最終アクセス日：2024/9/24）
・厚生労働省：医療保険制度改革について；社会保障審議会医療保険部会（第 162 回 令和 5 年 1 月 16 日），参考資料 4．https://www.mhlw.go.jp/content/12401000/001037866.pdf（最終アクセス日：2024/9/24）

1 人間社会と法
2 健康支援と法律
3 看護職員に関連
4 医療提供に関連
5 医療職・社会福祉職，そのほか関連職に関連
6 疾病予防・健康増進に関連
7 母子に関連
8 高齢者に関連
9 社会福祉および障害者に関連
10 医療保険に関連

1 社会保険と根拠となる法律の組合せで正しいのはどれか。 （102回 AM33）

1. 医療保険————————健康保険法
2. 年金保険————————老人福祉法
3. 雇用保険————————雇用の分野における男女の均等な機会及び待遇の確保等に関する法律
4. 労働者災害補償保険————労働基準法

▶ 答えは巻末

医薬品・医療機器・食品等に関連する法律

I 医薬品・医療機器等に関連する法律

A 医薬品, 医療機器等の品質, 有効性及び安全性の確保等に関する法律（昭和35年制定）

1. 目的, 定義

1 目的

この法律（略称：医薬品医療機器等法, 薬機法）は, 医薬品, 医薬部外品, 化粧品, 医療機器, 再生医療等製品の品質と有効性および安全性の確保, そしてこれらの使用による保健衛生上の危害の発生と拡大の防止のために必要な規制を行うとともに, 指定薬物の規制に関する措置に加え, 医療上特にその必要性が高い医薬品, 医療機器, 再生医療等の製品の研究開発促進に必要な措置を講ずることで, 保健衛生の向上を図ることを目的としている。

2 医薬品

この法律においては, **医薬品**とは, 次の①～③に掲げるものをいう。

①日本薬局方*に収められているもの
②人または動物の疾病の診断・治療または予防に使用されることが目的とされている物であって, 機械器具等（機械器具, 歯科材料, 医療用品, 衛生用品, プログラム, プログラムを記録した記録媒体）でないもの（医薬部外品, 再生医療等製品を除く）
③人または動物の身体の構造または機能に影響を及ぼすことが目的とされている物であって, 機械器具等でないもの（医薬部外品, 化粧品, 再生医療等製品を除く）

3 医薬部外品

医薬部外品とは, 次の①～④に掲げることが目的とされており, かつ, 人体に対する作用が緩和なものであって機械器具等でないもの, および人または動物の疾病の診断・治療または予防に使用されることが目的とされている物のうち, 厚生労働大臣の指定するものをいう。

①吐き気, その他の不快感, または口臭もしくは体臭の防止

＊ 日本薬局方：医薬品の性状・品質の適正を図るための規格基準を与えることを目的とする厚生労働省告示。厚生労働大臣は薬事審議会の意見を聴いて, 日本薬局方を定める。法律上は少なくとも10年ごとに全面的な検討が行われることになっているが, 現在では5年ごとに改正が行われている。日本薬局方の基準に合わない医薬品は, 販売または授与が禁止される。

②あせも，ただれ等の防止
③脱毛の防止，育毛または除毛
④人または動物の保健のためにするねずみ，はえ，蚊，のみその他これらに類する生物の防除

4 化粧品

化粧品とは，人の身体を清潔にし，美化し，魅力を増し，容貌を変え，または皮膚もしくは毛髪をすこやかに保つために，身体に塗擦・散布，そのほかこれに類似する方法で使用されることが目的とされているもので，人体に対する作用が緩和なものをいう。

5 医療機器

医療機器とは，人もしくは動物の疾病の診断，治療，予防に使用されること，または人もしくは動物の身体の構造，機能に影響を及ぼすことが目的とされている機械器具等（再生医療等製品を除く）であって，政令で定めるものをいう。

また，医療機器は次の❶〜❹のとおり分類されている。

❶**高度管理医療機器** 医療機器であって，適正な目的で適正に使用された際に副作用や機能障害が生じた場合，人の生命・健康に重大な影響を与えるおそれがあることから，その適切な管理が必要なものとして，厚生労働大臣が指定するもの（例：透析器，ペースメーカー，輸液ポンプ，人工呼吸器など）。

❷**管理医療機器** 高度管理医療機器以外の医療機器であって，副作用または機能の障害が生じた場合に，人の生命・健康に影響を与えるおそれがあることから，その適切な管理が必要なものとして，厚生労働大臣が指定するもの（例：磁気共鳴画像診断装置［MRI］，電子式血圧計，消化器用カテーテルなど）。

❸**一般医療機器** 医療機器であって，副作用または機能の障害が生じた場合においても人の生命・健康に影響を与えるおそれがほとんどないものとして，厚生労働大臣が指定するもの（例：メス，ピンセット，エックス線フィルムなど）。

❹**特定保守管理医療機器** 医療機器のうち，保守点検，修理，その他の管理に専門的な知識および技能を必要とすることから，その適正な管理が行われなければ疾病の診断，治療または予防に重大な影響を与えるおそれがあるものとして，厚生労働大臣が指定するもの（例：植え込み型補助人工心臓ポンプ，個人用透析装置，パルスオキシメータなど）。

6 再生医療等製品

再生医療等製品とは，次の①②のものをいう。

①人または動物の身体の構造・機能の再建・修復・形成，疾病の治療・予防という，医療または獣医療に使用されることが目的とされている物のうち，人または動物の細胞に培養その他の加工を施し

7 | 生物由来製品

生物由来製品とは，人その他の生物（植物を除く）に由来するものを原料または材料として製造される医薬品，医薬部外品，化粧品または医療機器のうち，保健衛生上特別の注意を要するものとして，厚生労働大臣が指定するものをいう。

また，生物由来製品のうち，販売，貸与，または授与した後において，その生物由来製品による保健衛生上の危害の発生または拡大を防止するための措置を講ずることが必要なものであって，厚生労働大臣が指定するものを**特定生物由来製品**という。

8 | 体外診断用医薬品

体外診断用医薬品とは，もっぱら疾病の診断に使用されることが目的とされている医薬品のうち，人または動物の身体に直接使用されることのないものをいう。

9 | 希少疾病用医薬品・希少疾病用医療機器・希少疾病用再生医療等製品

希少疾病用医薬品，希少疾病用医療機器，希少疾病用再生医療等製品とは，使用対象者の数が本邦において一定の人数に達せず，かつ，製造販売の承認が与えられるとしたならば，特に優れた使用価値を有することとなる医薬品，医療機器，または再生医療等製品として，厚生労働大臣が指定するものをいう。

10 | その他医薬品

❶先駆的医薬品，先駆的医療機器，先駆的再生医療等製品

医薬品等そのものの画期性や対象疾患の重篤性，対象疾患への高い有効性など本法で定める一定の条件に合致するものとして，厚生労働大臣が指定するもの

❷特定用途医薬品，特定用途医療機器，特定用途再生医療等製品

対象用途の需要が著しく足りていないことや医療上特に必要性が高いものなど本法で定める一定の条件に合致するものとして，厚生労働大臣が指定するもの

11 | 薬局

薬局とは，薬剤師が販売または授与の目的で調剤の業務，ならびに薬剤および医薬品の適正な使用に必要な情報の提供，および薬学的知見に基づく指導の業務を行う場所（その開設者が医薬品の販売業を併せて行う場合には，その販売に必要な場所を含む）をいう。ただし，**病院・診療所などの調剤所は除かれる**。

12 治験

治験とは，医薬品などの製造・販売承認のために厚生労働大臣に提出すべき資料のうち，**臨床試験***の試験成績に関する資料の収集を目的とする試験の実施をいう。

2. 薬局に関する規制

1 薬局の開設・更新などの規制

薬局を開設するためには，その所在地の都道府県知事（保健所を設置する市または特別区の区域にある場合は，市長または区長）の許可が必要であり，その許可は6年ごとに更新を受けなければならない。

薬局の許可を受けるとき，構造設備，医薬品の調剤・販売・授与を行う体制が厚生労働省が定める基準に合わなかったり，行政上または刑事上の処分を受けた前歴があるなどの場合は，許可されないことがある。また，許可を受けた薬局でないものは薬局の名称を用いてはならないという名称制限の規定がある。

2 薬局の管理

薬剤師が自ら薬局を開設するときは，原則として自分で薬局を管理しなければならない。また，薬剤師でない者が薬局を開設したときは，その薬局において実務に従事する薬剤師のうちから**薬局管理者**を指定して，その薬局を実地に管理させなければならない。

薬局管理者は，その薬局以外の場所で業として薬局の管理その他薬事に関する実務に従事する者であってはならない。

薬局の開設者は，保健衛生上支障を生ずるおそれがないよう述べられた薬局管理者の意見を尊重しなければならない。

なお，厚生労働大臣または都道府県知事には，薬局への立入検査権などが認められている。

3 薬局の休止・廃止などに関する届出義務

薬局を休止または廃止したり，休止した薬局を再開したりするときは，30日以内に一定事項を都道府県知事に届け出なければならない。

4 薬局開設者による情報提供

薬局の開設者は，医療を受ける者が薬局の選択を適切に行うために必要な情報を都道府県知事に報告するとともに，その情報をそれぞれの薬局ごとに閲覧に供することとなって

---

* **臨床試験**：新しい治療法の候補について，その効果や安全性を確認するために行われる，人（健康な人または新しい治療法を目的とする疾患を有する患者）を対象とした試験のこと。

いる。

5 | 特定の機能を有する薬局の認定

2019（令和元）年の法改正により，患者自身が自分に適した薬局を選択できるよう，特定の機能を有する薬局として**地域連携薬局**および**専門医療機関連携薬局**の都道府県知事による認定制度（名称独占）が，2021（令和3）年8月1日に施行された（1年ごとの更新）。

▶ **地域連携薬局** 入退院時の医療機関等との情報連携や在宅医療等において地域の薬局として他の医療提供施設と連携しながら一元的・継続的に対応できる薬局

▶ **専門医療機関連携薬局** がん等の専門的な薬学管理に他の医療提供施設と連携して対応できる薬局

3. 医薬品等の製造販売業および製造業に対する規制

1 | 製造販売業の許可

医薬品，医薬部外品，化粧品，医療機器，体外診断用医薬品，再生医療等製品の種類に応じた厚生労働大臣の製造販売業の許可を受けた者でなければ，それぞれ業として，医薬品などの製造販売をしてはならない。医薬品などの品質管理の方法または製造販売後の安全管理の方法が，厚生労働省令で定める基準に適合しない場合には，製造販売業の許可が与えられないことがある。また，許可の申請者に薬事行政上の処分または刑罰を受けた前歴があった場合などにも，許可が与えられないことがある。

2 | 製造業の許可

医薬品，医薬部外品，化粧品，医療機器，体外診断用医薬品，再生医療等製品について，製造所ごとの厚生労働大臣の製造業の許可を受けた者でなければ，それぞれ業として医薬品などの製造（小分けを含む）をしてはならない。この製造業の許可は，後述する本項-5-1「医薬品等の承認」の品目ごとの製造販売の承認（しょうにん）の前に与えられる。

3 | 外国製造業者の認定

外国において日本に輸出される医薬品，医薬部外品，化粧品，医療機器，体外診断用医薬品，再生医療等製品を製造しようとする者は，製造所ごとに厚生労働大臣の認定を受けることができる。

4. 医薬品および医療機器の販売業等に対する規制

1 | 医薬品販売業

薬局開設者または医薬品の販売業の許可を受けた者でなければ，業として，医薬品を販

売し，授与し，または販売もしくは授与の目的で貯蔵し，もしくは陳列してはならない。

　なお，薬局ではすべての医薬品の販売をすることができるが，薬局以外で医薬品の販売業を営むには，**医薬品販売業**として都道府県知事等の許可を受けなければならない。

❶医薬品の種類

▶ **薬局医薬品**　要指導医薬品および一般用医薬品以外の医薬品（もっぱら動物のために使用されることが目的とされているものを除く）をいう。

▶ **要指導医薬品**　劇薬やスイッチ直後医薬品（医療用から一般用に移行してまもない医薬品）など（もっぱら動物のために使用されることが目的とされているものを除く）のうち，次の要件①〜③をすべてそろえるものをいう。

①その効能と効果において，人体に対する作用が著しくないもの
②薬剤師，その他の医薬関係者から提供された情報に基づいて需要者が選択し，使用されることを目的としているもの
③その適正な使用のために，薬剤師の対面による情報提供と，薬学的知見に基づく指導が行われることが必要なものとして，厚生労働大臣が指定するもの

▶ **一般用医薬品**　医薬品のうち，その効能および効果において人体に対する作用が著しくないものであり，薬剤師，その他の医薬関係者から提供された情報に基づく需要者の選択により，使用されることが目的とされているもの（要指導医薬品を除く）をいう。

❷医薬品販売業の種類

▶ **店舗販売業**　要指導医薬品または一般用医薬品を店舗において販売し，または授与する業務。店舗販売業の許可は，店舗ごとに，その店舗の所在地の都道府県知事（その店舗の所在地が保健所を設置する市または特別区の区域にある場合においては，市長または区長）が与える。

▶ **配置販売業**　一般用医薬品を，配置により販売し，または授与する業務。**配置販売業**＊の許可は，配置しようとする区域をその区域に含む都道府県ごとに，その都道府県知事が与える。なお配置販売業では，一般用医薬品のうち，経年変化が起こりにくいことや，その他の厚生労働大臣の定める基準に適合する医薬品を扱える。

▶ **卸売販売業**　医薬品を，薬局開設者，医薬品の製造販売業者，製造業者もしくは販売業者または病院，診療所，もしくは飼育動物診療施設の開設者，その他厚生労働省令で定める者に対し，販売し，または授与する業務。卸売販売業の許可は，営業所ごとに，その営業所の所在地の都道府県知事が与える。

❸一般用医薬品の区分

　一般用医薬品（もっぱら動物のために使用されることが目的とされているものを除く）は，次のように区分する。

▶ **第一類医薬品**　その副作用などにより日常生活に支障をきたす程度の健康被害が生ずるおそれがある医薬品のうち，その使用に関して特に注意が必要なものとして厚生労働大臣

＊ **配置販売業**：いわゆる「置き薬」。配置販売業の許可を得た販売業者や配置員が，直接消費者の家庭を訪問し，医薬品を消費者に預け，次に訪問した際に使われた医薬品の代金を精算する。

が指定するもの，およびその製造販売の承認の申請に際して，すでに承認を与えられている医薬品と，有効成分，分量，用法，用量，効能，効果等が明らかに異なるとされた医薬品であって，その申請にかかわる承認を受けてから厚生労働省令で定める期間を経過しないもの

▶ 第二類医薬品　その副作用等により日常生活に支障をきたす程度の健康被害が生じるおそれがある医薬品（第一類医薬品を除く）であって，厚生労働大臣が指定するもの

▶ 第三類医薬品　第一類医薬品および第二類医薬品以外の一般用医薬品

❹ 一般用医薬品の販売

　薬局開設者，店舗販売業者または配置販売業者は，一般用医薬品につき，第一類医薬品については薬剤師，第二類医薬品および第三類医薬品については薬剤師または登録販売者に販売させ，または授与させなければならないとされている。

　登録販売者とは，都道府県知事が，一般用医薬品の販売または授与に従事しようとする者に対して，それに必要な資質を有することを確認するために，厚生労働省令で定めるところにより行う。試験に合格し，都道府県知事の登録を受けた者をいう。

2 医療機器の販売業・貸与業

　高度管理医療機器または特定保守管理医療機器の販売業または貸与業の許可を受けた者でなければ，業として，高度管理医療機器などを販売し，授与し，もしくは貸与し，または販売，授与もしくは貸与の目的で陳列してはならない。

　また，同様の許可を受けた者でなければ，業として高度管理医療機器のうちプログラムであるものを，電気通信回線を通じて提供してはならない。

3 医療機器の修理業

　医療機器の修理業の許可を受けた者でなければ，業として，医療機器の修理をしてはならない。

5. 医薬品等の製造販売・輸入に関する規制

1 医薬品等の承認

　医薬品等の有効性，安全性を確保するため，医薬品等を製造販売しようとする際には，品目ごとに厚生労働大臣の承認を受けなければならない（日本薬局方収載品で厚生労働大臣の指定するものを除く）。

　この承認は，品目ごとに，その名称，成分，分量，用法，用量，効能，効果，副作用，その他の品質，有効性および安全性に関する事項などを審査して与えることとされているが，次の①〜③のいずれかに該当するときは，その承認は与えられない。

①申請にかかわる医薬品，医薬部外品または医療機器が，その申請にかかわる効能，効果または性能を有すると認められないとき
②申請にかかわる医薬品等が，その申請にかかわる効能，効果または性能に比して著しく有害な作用を有することにより，医薬品等として使用価値がないと認められるとき
③①および②に掲げる場合のほか，医薬品等として不適当なものとして厚生労働省令で定める場合に該当するとき

2 | 医薬品・医療機器・再生医療等製品の治験

　臨床試験の成績に関する資料収集を目的とする試験実施（治験）が必要な医薬品等の承認を受けようとする者は，臨床試験成績に関する資料，その他の資料を添付して申請しなければならないが，治験の依頼の実施にあたっては，以下に留意する必要がある。

▶ **計画の届け出**　治験を依頼しようとする者は，あらかじめ，治験の計画を厚生労働大臣に届け出なければならない。

▶ **計画の調査**　当該届出に係る治験の対象とされる薬物等につき初めて治験の計画の届出をした者は，その届出日から起算して 30 日を経過した後でなければ治験の依頼をしてはならない。この場合，厚生労働大臣はその届出にかかる治験の計画に関して，保健衛生上の危害の発生を防止するため必要な調査を行う。

▶ **基準の遵守**　治験の依頼を受けた者は厚生労働省令で定める基準に従って治験をし，また治験の依頼をした者は厚生労働省令で定める基準に従って治験を管理しなければならない。

▶ **副作用等の報告**　治験の依頼をした者は，その治験の対象とされる薬物等，その他の，その治験において用いられる薬物等の副作用によるものと疑われる疾病，障害または死亡の発生，それらの医薬品等の使用によるものと疑われる感染症などの発生を知ったときは，その旨を厚生労働大臣に報告しなければならない。

▶ **厚生労働大臣による調査・中止等**　厚生労働大臣は，実施または管理された治験が厚生労働省で定める基準に適合しているかどうかを調査するため，必要があると認めるときは，治験の対象とされる薬物等を業務上取り扱う者に対して必要な報告をさせることなどができるとともに，その薬物等を業務上取り扱う場所に立入り，検査することができる。

　また，厚生労働大臣は，治験の対象とされる薬物等の使用による保健衛生上の危害の発生，または拡大を防止するため必要があるときは，治験の依頼をした者または治験の依頼を受けた者に対して治験の中止等の必要な指示を行うことができる。

3 | 新医薬品，新医療機器，新再生医療等製品の再審査

　新医薬品，新医療機器，新再生医療等製品のうち，すでに製造販売，輸入の承認を与えられている医薬品，医療機器，再生医療等製品と有効成分，使用方法，効能，効果などが明らかに異なるものとして厚生労働大臣がその製造販売の承認の際に指示した医薬品，医

療機器，再生医療等製品については，以下の期間内において厚生労働大臣が指定する期間を経過した日から 3 か月以内に厚生労働大臣の再審査を受けなければならない。

- 希少疾病用医薬品，先駆的医薬品，その他薬事審議会の意見を聴いて指定するものについては，その製造または輸入の承認のあった日の後 6 年を超え 10 年を超えない範囲内。
- 特定用途医薬品又は既承認の医薬品と効能もしくは効果が明らかに異なる医薬品，その他，薬事審議会の意見を聴いて指定するものは 6 年未満。
- その他の医薬品は 6 年。

4 医薬品等の再評価

医薬品等の製造の承認を受けている者は，厚生労働大臣が**薬事審議会***の意見を聴いて医薬品等の範囲を指定して厚生労働大臣の**再評価**を受けるべき旨を公示したときは，その指定にかかわる医薬品等について**再評価**を受けなければならない。

5 承認審査，再審査，再評価に係る医薬品の資料の取り扱い

承認の申請，再審査の申請，再評価の指定にかかる医薬品が厚生労働省令で定める医薬品であるときは，その資料は，厚生労働大臣の定める基準に従って収集され，かつ，作成されたものでなければならない。

6 副作用，感染症などの報告

医薬品等の製造・輸入販売業者は，その製造・輸入する医薬品等の副作用によるものと疑われる疾病，障害または死亡の発生，医薬品等の使用によるものと疑われる感染症などの発生を知ったときは，その旨を厚生労働大臣に報告しなければならない。その医薬品等の回収に着手したときも，その旨を厚生労働大臣に報告しなければならない。

■ 6. 医薬品等の表示に関する規制

医薬品には，直接の容器または被包に，製造販売業者の氏名または名称，住所，医薬品の名称，製造番号または製造記号，重量，容量または個数などの内容量，有効成分の名称と分量，貯法，使用の期限（貯法，使用の期限は厚生労働大臣が指定する医薬品のみ）などの厚生労働省で定める事項を表示するとともに，添付文書か被包に用法，用量その他使用または取り扱い上の注意を記載しなければならない。医薬部外品，化粧品，医療機器もほぼ同様の規制がある。

---

* **薬事審議会**：厚生労働大臣の諮問に応じて，医療用具に関することを含め，薬事に関する重要事項について調査審議をするために設置されている厚生労働省の付属機関。2024［令和 6］年 4 月に「薬事・食品衛生審議会」より名称変更された。

7. 医薬品等の基準および検定に関する規制

　厚生労働大臣は，医薬品の性状および品質の適正を図るために，**日本薬局方**を定めて，これを公示することになっている。

　また，厚生労働大臣は，保健衛生上，特別の注意を要する医薬品または再生医療等製品について，その製法，性状，品質，貯蔵法などについて必要な基準を設けている。保健衛生上の危害を防止するために必要なときには，医薬部外品，化粧品または医療機器についても同様に基準を設けることができる。

　さらに，厚生労働大臣の指定する医薬品（ワクチン類，血液製剤等の生物学的製剤）または再生医療製品については，検定の制度があり，厚生労働大臣の指定する者の検定に合格しなければ販売し，授与し，または販売，授与の目的で貯蔵，陳列したりできない。

8. 毒薬，劇薬等の取り扱いに関する規制

1 ｜ 毒薬，劇薬

　毒薬，劇薬*の取り扱いに関する規制は，次のようになる。厚生労働大臣の指定する毒薬，劇薬は，それぞれの直接の容器，または直接の被包に，その品名および「**毒**」または「**劇**」の表示を，**毒薬の容器には黒地に白枠・白字で**，**劇薬の容器には白地に赤枠・赤字**で書くことになっている。これらの表示がなされていない毒薬または劇薬は，販売や授与，または販売，授与の目的で貯蔵し，陳列することを禁じられている。

　毒薬や劇薬を販売，授与するときは，薬剤師，医師，歯科医師などの医療関係者や病院，診療所，薬局などの医療機関の開設者が証明を見せて販売・授与するときを除いては，その品名，数量，使用目的，譲渡の年月日，譲受人の氏名，住所，職業を記載し，署名または記名押印のある文書と引き換えでなければならない。また 14 歳未満の者，そのほか安全な取り扱いをすることに不安がある者には，毒薬，劇薬を交付してはならないことになっている。

　業務上，毒薬，劇薬を取り扱う者はこれをほかの物と区別し，さらに毒薬は鍵を掛けて貯蔵または陳列しなければならない。

2 ｜ 処方箋医薬品

　医薬品の取り扱いに対する規制として，薬局開設者または医薬品の販売業者は，原則として医師，歯科医師または獣医師から交付された**処方箋***をもってきた者以外には，厚生労働大臣が指定する医薬品（**処方箋医薬品**）を販売，授与してはならないこととされている。

---

* **劇薬**：厚生労働大臣の指定した医薬品で，人または動物の身体にこれが吸収された場合，たとえ微量でも，危害を与えるか，与えるおそれのある医薬品をいう。なお毒薬のほうが，劇薬より毒性は強い。

指定薬物*とこれを含有する物は，疾病の診断，治療または予防の用途，および人の身体への危害の発生を伴うおそれがない用途として，厚生労働省令で定めるもの以外の用途のために，製造，輸入，販売，授与，所持，購入することは禁止されており，医療等の用途以外の用途に使用してはならないこととなっている。

近年社会問題化している，いわゆる「**危険ドラッグ**」には，この指定薬物等が含まれている，および麻薬や覚醒剤と類似の有害性の疑いがあるため，本法の第76条の6「指定薬物等である疑いがある物品の検査及び製造等の制限」を適用して，検査命令をかけ，その結果が出るまでは，販売または授与，それらを目的とした陳列および広告を禁止とする措置を行うことや，依存性・毒性を有する物質と構造が類似した物質をまとめて規制（**包括指定**）することにより，その根絶を目指している。

9. 医薬品等の広告に関する規制

何人も，医薬品，医薬部外品，化粧品，医療機器または再生医療等製品の名称，製造方法，効能，効果または性能に関して，明示的であると暗示的であるとを問わず，虚偽または誇大な記事を広告し，記述し，または流布してはならない。これらの効能，効果，性能を医師，その他の者が保証したと誤解されるおそれがある記事を広告，記述し，または流布することも禁止されている。また，堕胎を暗示したり，わいせつな文書もしくは図画を用いることも禁じられている。

何人も厚生労働大臣の製造販売の承認または認証を受ける前の医薬品，医療機器および再生医療等製品について，その名称，効能，効果，性能などを広告してはならない。

また，がんなどの特定疾病用の医薬品または再生医療等製品で，医師，歯科医師の指導の下に使用するのでなければ危害を生じるおそれが特に大きいものについて，医療関係者以外の一般人を対象とした広告方法が制限される。

10. 医薬品等の適正使用に関する情報の提供

▶ **製造販売業者の情報の収集・提供** 医薬品等の製造販売業者等は，医薬品等の適正な使用のために必要な情報を収集し，検討するとともに，薬局開設者，医療機関，医薬品等の販

＊ **処方箋**：医師，歯科医師，獣医師が治療のため必要な医薬品について記載した文書。法制上は薬局処方が原則であり，処方箋とは薬局で調剤してもらう医薬品を記載した文書である。医師法施行規則において，処方箋には，患者の氏名，年齢，薬名，分量，用法・用量，発行年月日，使用期間，医療機関の名称，住所を記載のうえ，記名押印または署名しなければならないと定められている。なお2022（令和4）年には，電子的に処方箋の運用を行う電子処方箋のしくみが医療介護総合確保法などで整備された。これにより薬局への処方箋事前送付や，医療機関・薬局同士での処方・調剤情報の閲覧，重複投薬チェックができるようになった。

＊ **指定薬物**：本法においては，中枢神経系の興奮，もしくは抑制，または幻覚の作用（当該作用の維持または強化の作用を含む。以下「精神毒性」）を有する蓋然性（ある事柄が起こる可能性の度合い）が高く，かつ，人の身体に使用された場合に保健衛生上の危害が発生するおそれがある物として，厚生労働大臣が指定するものをいう。

売業者，および医師，薬剤師，その他の医療関係者に対して提供するよう努めなければならない。

▶ **医師・薬剤師等の情報の収集・活用**　医師，薬剤師，その他の医療関係者は，医薬品，医療機器および再生医療等製品の適正な使用を確保するため，製造販売業者等により提供される情報の活用，その他必要な情報の収集，検討および利用を行うことに努めなければならない。

＊　　＊　　＊

　なお医薬品医療機器等法は，2019（令和元）年に改正され，医薬品・医療機器の開発から販売後までの制度改善や薬剤師・薬局のあり方の見直し，信頼確保のための法令遵守体制の整備などについて定められた。その後，2022（令和4）年にも改正が行われ，安全性の確認を前提として医薬品等の有効性が推定されたとき，条件や期限付きで承認を与える**緊急時の薬事承認**＊の仕組みが整備，施行された。

Ⓑ 臨床研究法（平成29年制定）

　この法律は，臨床研究の実施の手続，認定臨床研究審査委員会による審査意見業務の適切な実施のための措置，臨床研究に関する資金等の提供に関する情報の公表の制度等を定めることで，臨床研究の対象者をはじめとする国民の臨床研究への信頼確保を図ることで臨床研究の実施を推進し，保健衛生の向上に寄与することを目的としている。

　本法では，医薬品医療機器等法における未承認・適応外の医薬品等の臨床研究や，または製薬企業等から資金提供を受けて実施される医薬品等の臨床研究を「**特定臨床研究**」と定義する。そして，特定臨床研究を実施する医師または歯科医師に対して，モニタリング・監査の実施，利益相反の管理等の実施基準の遵守とインフォームドコンセントの取得，個人情報の保護，記録の保存等とともに，実施計画による実施の適否等について，厚生労働大臣の認定を受けた認定臨床研究審査委員会の意見を聴いたうえで，厚生労働大臣に提出することを義務づけている。

　また，特定臨床研究に起因すると疑われる疾病等が発生した場合の厚生労働大臣への報告，実施基準違反に対する厚生労働大臣による指導・監督，製薬企業等に対する資金提供の際の契約の締結や資金提供の情報等の公表の義務を規定している。

＊　**緊急時の薬事承認**：ただし対象となるのは，「国民の生命および健康に重大な影響を与えるおそれがある疾病のまん延その他の健康被害の拡大を防止するために緊急に使用されることが必要な医薬品等」で，「ほかに代替手段が存在しない場合」と，限定的な運用を前提としている。また有効性が推定された段階で承認が行われるため，対象となる医薬品等の適正使用のために必要な条件や期限が付されることになる。

C 再生医療を国民が迅速かつ安全に受けられるようにするための施策の総合的な推進に関する法律（平成25年制定）

　この法律（略称：**再生医療推進法**）は，**再生医療***を国民が迅速かつ安全に受けられるようにするために，その研究開発および提供，ならびに普及の促進に関して基本理念を定め，国，医師等，研究者および事業者の責務を明らかにするとともに，再生医療の研究開発から実用化までの施策の総合的な推進を図り，もって国民が受ける医療の質および保健衛生の向上に寄与することを目的としている。

　国は，再生医療の迅速かつ安全な研究開発と提供，ならびに普及の促進に関する基本的な方針（基本方針）を定める。このほか，国が行う事項として，先進的な再生医療の研究開発の促進，再生医療を行う環境の整備，再生医療に関する事業の促進などが規定されている。

D 再生医療等の安全性の確保等に関する法律（平成25年制定）

　この法律は，再生医療等に用いられる再生医療等技術の安全性の確保および生命倫理への配慮（以下「**安全性の確保等**」という）に関する措置，その他の再生医療等を提供しようとする者が講ずべき措置を明らかにするとともに，**特定細胞加工物***の製造の許可等の制度を定めること等により，再生医療等の迅速かつ安全な提供と普及の促進を図り，もって医療の質および保健衛生の向上に寄与することを目的としている（略称：**再生医療等安全性確保法**）。なお，2024（令和6）年の改正により，特定核酸等も本法の対象となる（公布日2024［令和6］年6月14日より1年以内に施行予定）。

■ 1. 再生医療等の分類

　再生医療等について，人の生命および健康に与える影響の程度に応じ，次のように3分類して，それぞれ必要な手続きを定めている。分類は，細胞や投与方法等を総合的に勘案し，厚生科学審議会の意見を聴いて厚生労働省令で定めることとなっている。

❶**第1種再生医療等**　人の生命および健康に与える影響が明らかでないなど，高リスクのもの（例：iPS細胞など）

❷**第2種再生医療等**　相当の注意をしても人の生命および健康に影響を与えるおそれがあ

---

* **再生医療**：人の身体の構造または機能の再建，修復または形成を目的として，もしくは人の疾病の治療または予防を目的として，培養その他の加工を施した細胞を用いて行う医療のこと。これまで有効な治療法のなかった疾患の治療ができるようになるなど国民の期待が高い一方で，新しい医療であることから安全性を確保しつつ迅速に提供する必要がある。

* **特定細胞加工物**：再生医療等に用いられる人または動物の細胞に，培養その他の加工を施した細胞加工物のうち，薬機法の承認を得た再生医療等製品以外のものをいう。

るなど，中リスクのもの（例：体性幹細胞など）

❸ **第3種再生医療等** その他リスクの低いもの（例：体細胞の加工など）

2. 再生医療等の提供にかかる手続き

❶ **第1種再生医療等** 再生医療等を提供しようとする医療機関の管理者は（以下，第2種，第3種も同じ），提供計画について**特定認定再生医療等委員会***の意見を聴いたうえで，厚生労働大臣に提出して実施する。提供計画の提出後，再生医療等の実施までの間，一定期間の実施制限期間を設け，その期間内に，厚生労働大臣が厚生科学審議会の意見を聴いて安全性等について確認し，安全性等の基準に適合していないときは計画の変更を命令する。提供医療機関には一定の施設・人員要件が課せられる。

❷ **第2種再生医療等** 提供計画について，特定認定再生医療等委員会の意見を聴いたうえで，厚生労働大臣に提出して実施する。提供医療機関には一定の施設・人員要件が課せられる。

❸ **第3種再生医療等** 提供計画について，**認定再生医療等委員会**の意見を聴いたうえで，厚生労働大臣に提出して実施する。

3. 適正な提供のための措置等

▶ **説明・同意と個人情報の保護** 再生医療等を行う医師等のインフォームドコンセントの義務，再生医療等提供機関の管理者が講じる個人情報保護のための措置等について定められている。

▶ **疾病等の報告** 再生医療等提供機関の管理者は，再生医療等の提供に起因するものと疑われる疾病，障害，もしくは死亡等が発生したときには，厚生労働大臣へ報告しなければならない。厚生労働大臣は，厚生科学審議会の意見を聴いて，必要な措置を実施する。

▶ **改善命令・緊急命令** 厚生労働大臣は，安全性の確保等のため必要なときは，改善命令を実施する。改善命令に従わない時は，再生医療等の提供を制限し，保健衛生上の危害の発生拡大防止のため必要なときは，再生医療等の提供の一時停止など，応急措置を命令する。

▶ **実施状況の公表** 厚生労働大臣は，定期的に再生医療等の実施状況について把握し，その概要について公表する。

4. 特定細胞加工物の製造の許可等

特定細胞加工物の製造を許可制（医療機関等の場合には届出）とし，医療機関が特定細胞加工物の製造を委託する場合には，許可等を受けた者，または届出をした者に委託しなければならない。

---

* **特定認定再生医療等委員会**：本委員会は，厚生労働大臣から認定を受けた認定再生医療等委員会のうち，特に高度な審査能力と第三者性を有するものとされている。

E 良質かつ適切なゲノム医療を国民が安心して受けられるようにするための施策の総合的かつ計画的な推進に関する法律（令和5年制定）

　この法律（略称：**ゲノム医療推進法**）は，**ゲノム医療***が個人の身体的な特性および病状に応じた最適な医療の提供を可能とすることにより国民の健康の保持に大きく寄与するものである一方で，その普及に当たって個人の権利利益の擁護（ようご）のみならず人の尊厳の保持に関する課題に対応する必要があることに鑑（かんが）み，良質かつ適切なゲノム医療を国民が安心して受けられるようにするための施策（「**ゲノム医療施策**」）に関し，基本理念を定め，および国等の責務を明らかにするとともに，基本計画の策定その他ゲノム医療施策の基本となる事項を定めることにより，ゲノム医療施策を総合的かつ計画的に推進することを目的としている。

F 医療分野の研究開発に資するための匿名加工医療情報及び仮名加工医療情報に関する法律（平成29年制定）

　本法は，デジタルデータを活用した次世代の医療分野の研究，医療システム，医療行政を実現するための基盤として，デジタル化した医療現場からアウトカムを含む多様なデータを大規模に収集・利活用するしくみを設けるために制定された。

　医療分野の研究開発に資するための**匿名加工医療情報***に関し，国の責務，基本方針の策定，匿名加工医療情報作成事業を行う者の認定，医療情報等および匿名加工医療情報の取り扱いに関する規制等について定めることにより，健康・医療に関する先端的研究開発および新産業創出を促進し，もって健康長寿社会の形成に資することを目的としている。このようなしくみは，次世代医療の基盤であることから，本法の略称は「**次世代医療基盤法**」とされている。

　なお，2023（令和5）年の改正（「改正次世代医療基盤法」）で，本法に**仮名加工医療情報***を作成し利用に供するしくみが加わった（旧・医療分野の研究開発に資するための匿名加工医療情報に関する法律）。

---

* **ゲノム医療**：この法律では，個人の細胞の核酸を構成する塩基の配列の特性または当該核酸の機能の発揮の特性に応じ，当該個人に対して行う医療をいう。

* **匿名加工医療情報**：特定の個人を識別することができないように医療情報を加工して得られる個人に関する情報であって，当該医療情報を復元することができないようにしたもの。

* **仮名加工医療情報**：ほかの情報と照合しなければ個人が特定されないよう加工した情報。個人情報から氏名やID等は削除されているが，個々の特異な疾患症状や希少な疾患の罹患歴などは残されている。

G 麻薬及び向精神薬取締法 (昭和28年制定)

1 目的

この法律（略称：麻向法，麻薬取締法）は，麻薬および向精神薬の輸入，輸出，製造，製剤，譲り渡しなどについて必要な取り締まりを行うとともに，麻薬中毒者について必要な医療を行うなどにより，麻薬および向精神薬の濫用による保健衛生上の危害を防止することを目的としている。

2 麻薬，向精神薬

麻薬，向精神薬は，この法律で個別に指定されている。例をあげると，麻薬としてはモルヒネ，ジアセチルモルヒネ（ヘロイン），コカ葉，コカイン，コデイン，オキシコドンなどがある。なお，2023（令和5）年の改正により，本法では大麻も麻薬として扱われることとなった（2024［令和6］年12月12日より一部施行）。

向精神薬は鎮静剤，精神安定剤，睡眠導入剤，精神刺激薬，幻覚剤などを含む中枢神経系に作用し，生物の精神活動になんらかの影響を与える薬剤の総称であり，催眠鎮静剤，抗けいれん剤のフェニルバルビツール酸（フェノバルビタール）などがある。

3 麻薬取扱上の規制

麻薬を取り扱うためには，取り扱いの態様に応じて，麻薬輸入業者，麻薬輸出業者，麻薬製造業者，麻薬製剤業者，家庭麻薬製造業者，麻薬元卸売業者の免許は厚生労働大臣から，麻薬卸売業者，麻薬小売業者，麻薬施用者，麻薬管理者，麻薬研究者の免許は都道府県知事から，それぞれ別個に受けなければならない。

都道府県知事の免許を受けた麻薬施用者でなければ，疾病の治療の目的で麻薬を施用したり，麻薬を記載した処方箋を交付したりしてはならず，施用にあたっては医師法等に従い，診療録に患者の氏名および住所，病名，主要症状，麻薬品名および数量ならびに施用または交付の年月日を記載しなければならない。

4 向精神薬取扱上の規制

向精神薬を取り扱うためには，取り扱いの態様に応じて，向精神薬輸入業者，向精神薬輸出業者，向精神薬製造製剤業者，向精神薬使用業者は厚生労働大臣から，向精神薬卸売業者，向精神薬小売業者は都道府県知事から，それぞれ別個に免許を受けなければならない。また，向精神薬試験研究施設の設置者は，国立施設にあっては厚生労働大臣に，そのほかの施設にあっては都道府県知事に登録しなければならない。

向精神薬小売業者または病院，診療所の開設者は，譲り渡し，譲り受け，または廃棄し

た向精神薬について，譲り渡し，譲り受けまたは廃棄の年月日，品名，数量などを記録しておかなければならない。

5 | 届出の義務

　医師は診療の結果，受診者が**麻薬中毒者**であると診断したときは，速やかにその者の氏名，住所などをその者の居住地の都道府県知事に届け出なければならない。

　都道府県知事は，麻薬中毒者またはその疑いのある者について，その指定する**精神保健指定医**にその者を診察させることができる。精神保健指定医の診察の結果，受診者が麻薬中毒者であると診断されたときは，速やかに厚生労働大臣に報告しなければならない。また，その症状，性行，環境からみて入院させなければ麻薬中毒のために麻薬，大麻，あへんの施用を繰り返すおそれが著しいと認めたときは，麻薬中毒者医療施設に入院させて必要な医療を行うことができる。

6 | 麻薬取締官など

　麻薬に関する取締業務を行うため，司法警察職員としての職務権限を有する**麻薬取締官**が厚生労働省に，**麻薬取締員**が都道府県にそれぞれ置かれている。

＊　　＊　　＊

　麻薬，覚醒剤などの流通は国同士の境界を越えて行われるので，従来から国連の場を中心として国際的規制のための努力が重ねられている。関係する国際条約として，「1961年の麻薬に関する単一条約」「向精神薬に関する条約」「麻薬及び向精神薬の不正取引の防止に関する国際連合条約」（**麻薬3条約**）などがある。

H 毒物及び劇物取締法（昭和25年制定）

1 | 目的

　この法律（略称：**毒劇法**）は，医薬品および医薬部外品以外の毒物および劇物について，保健衛生上の見地から必要な取り締まりを行うことを目的としている。

2 | 毒物，劇物とは

　毒物，劇物とは，医薬品，医薬部外品以外のものであって，人体や動物に対して危険な作用をするもので，その程度によって毒物と劇物に分けられている。

　毒物，劇物は，この法律の別表ならびに**毒物及び劇物指定令**で具体的に指定されている。一例をあげると，毒物としては殺虫剤に用いられるエチルパラニトロフェニルチオノベンゼンホスホネイト，花火や肥料の製造に用いられる黄燐，水銀などがあり，劇物としてはホルムアルデヒド，クレゾールなどがある。

毒物のうちでも特に危険度の高いものは、**特定毒物**に指定され、これについては、製造、輸入、使用者、用途、使用方法などについて特に厳重な規制がある。

3 取扱上の規制

毒物，劇物の製造業，輸入業の登録は所在地の都道府県知事が行う。販売業の登録は所在地の都道府県知事（保健所設置市，特別区では市区長）が行う。この登録を受けるためには、一定の基準に合致していることが必要である。これらの営業者は、製造所，事業所，店舗ごとに一定の資格を有する**毒物劇物取扱責任者**を置かなければならない。

営業者は、毒物，劇物の貯蔵，運搬，陳列などの扱いにあたっては、危険防止に十分な措置をとらなければならない。また、**毒物，劇物の容器***には「**医薬用外**」の文字、および毒物にあっては**赤地に白色**で「**毒物**」、劇物にあっては**白地に赤色**で「**劇物**」の文字を入れ、さらに、名称そのほか必要な事項を表示しなければならない。

毒物，劇物を販売または授与するときは、毒薬，劇薬の場合と同様、一定の要件を備えた文書と引き換えでなければならない。

電気めっき事業を行う者がその業務上、シアン化ナトリウム，無機シアン化合物などを使用する場合にも、営業者と同じ程度に厳重な規制を受けることになっている。

4 特に注意を要する毒物，劇物

酢酸エチル，トルエン，メタノールを含有するシンナーおよび接着剤、塗料等は、興奮，幻覚、または麻酔の作用を有する毒物，劇物として、みだりに摂取し、吸入し、またはこれらの目的で所持してはらない。また塩素酸塩類，ナトリウム，ピクリン酸は、引火性，発火性または爆発性のある毒物，劇物として、業務そのほか正当な理由がある場合を除いて所持してはならない。

5 監督

都道府県知事は、毒物，劇物営業者に関する報告徴収権を有し、また、**毒物劇物監視員**を指定し、立入検査権、業務停止権を行使できる。また、都道府県知事（保健所設置市または特別区の場合は，市長または区長）は、違法に廃棄した毒物，劇物の回収命令などの権限を有する。

---

* **毒物，劇物の容器**：容器への表示は、本法（毒物及び劇物取締法）によって定められている。医薬品医療機器等法における毒薬，劇薬の表示と混同しないように理解しておくこと。

I 安全な血液製剤の安定供給の確保等に関する法律（昭和31年制定）

1 目的

この法律（略称：血液法）は，血液製剤の安全性の向上，安定供給の確保および適正な使用の推進のために必要な措置を講じ，人の血液の利用の適正および献血者などの保護を図るために必要な規制を行うことで，国民の保健衛生の向上に寄与することを目的とする。

2 基本理念

この法律の基本理念は次の通りである。

> ①血液製剤は，その原料である血液の特性に着目し，安全性の向上に常に配慮して，製造され，供給され，使用されなければならない。
> ②血液製剤は，国内自給が確保されることを基本とするとともに，安定的に供給されるようにしなければならない。
> ③血液製剤は，献血により得られる血液を原料とする貴重なものであること，およびその原料である血液の特性に着目して，適正に使用されなければならない。

3 関係者の責務

▶ **国の責務** 国は，血液製剤に関して国内自給が確保されるように，献血に関する国民の理解と協力を得るための教育と啓発，血液製剤の適正な使用の推進に関する施策の策定と実施，その他の必要な措置を講じるように努めなければならない。

▶ **都道府県・市町村の責務** 都道府県と市町村（特別区を含む）は，献血への住民の理解を深めるとともに，採血事業者による献血の受け入れが円滑に実施されるよう，必要な措置を講じなければならない。

▶ **採血事業者の責務** 採血事業者は，献血の受け入れを推進し，血液製剤の安全性の向上と安定供給の確保に協力するとともに，献血者などの保護に努めなければならない。

▶ **製造販売業者等の責務** 血液製剤の製造販売業者，製造業者と販売業者は，安全な血液製剤の安定的かつ適切な供給，安全性の向上に寄与する技術の開発，情報の収集と提供に努めなければならない。

▶ **医療関係者の責務** 医師その他の医療関係者は，血液製剤の適正な使用に努めるとともに，血液製剤の安全性に関する情報の収集と提供に努めなければならない。

4 基本方針の策定

厚生労働大臣は，血液製剤の安全性の向上，および安定供給の確保に関する基本的な方

向，血液製剤についての中期的な需給の見通し，国内自給が確保されるための方策，そのほか献血および血液製剤に関する重要事項について，基本的な方針を定めて公表する。基本方針については，少なくとも5年ごとに再検討し，必要に応じて変更する。

5 献血推進計画の毎年度の作成

厚生労働大臣は，毎年度，翌年度に献血により確保すべき血液の目標量，目標量を確保するために必要な措置に関する事項等を定めた献血推進計画を定め都道府県に通知する。

都道府県は，国の定めた毎年度の献血推進計画に基づき各都道府県における献血の推進に関する計画を定め，または変更したときは，遅滞なく，これを厚生労働大臣に提出するとともに公表する。

6 採血・血液提供あっせんの禁止

何人も，有料で，人体から採血し，または人の血液の提供のあっせんをしてはならない。違反者は刑罰の対象となる。

 独立行政法人医薬品医療機器総合機構法（平成14年制定）

1 目的

独立行政法人**医薬品医療機器総合機構**（Pharmaceuticals and Medical Devices Agency；PMDA）は，医薬品等の副作用または生物由来製品等を介した感染などによる健康被害の迅速な救済を図るとともに，医薬品などの品質，有効性および安全性の向上に資する審査などの業務を行い，国民保健の向上に資することを目的とする。本法は同機構の名称，目的，業務の範囲などに関する事項を定めている。

2 副作用の判定

医薬品等の**副作用**とは，医薬品または再生医療等製品（がんなどの特殊疾病に使用されることが目的とされている再生医療等製品，動物再生医療品等を除く）が適正な使用目的に従い，適正に使用された場合においても，その医薬品等により人に発現する有害な反応をいう。

医薬品医療機器総合機構は，副作用救済給付の請求のあった者にかかわる疾病，障害または死亡が，医薬品等の副作用によるものであるかどうか，その他医学的薬学的判定を要する事項に関し，厚生労働大臣に判定を申し出るものとする。

厚生労働大臣は，判定の申し出があったときは，薬事審議会の意見を聴いて判定を行い，同機構に対し，その結果を通知するものとする。

3 救済給付 （副作用救済給付，感染救済給付）

医薬品医療機器総合機構は，副作用救済給付，感染救済給付を受けようとする者からの申請に基づき，厚生労働大臣の副作用の判定に従って，次の①〜⑤に掲げる給付を行う。

①医療費および医療手当，②障害年金，③障害児養育年金，④遺族年金または遺族一時金，⑤葬祭料

これらの給付に要する費用は，原則として製薬企業等からの拠出金（企業の出荷総額に一定の係数を乗じた額）により賄（まかな）われるが，救済を円滑に行うために特に必要があると認めるときは，国が費用の一部を補助することができる。

4 医薬品等の調査または審査など

医薬品医療機器総合機構は，医薬品等に関する次に掲げる業務などを行う。

①行政庁の委託（いたく）を受けて，承認（しょうにん）審査などに関する調査を行う。
②民間において行われる治験その他医薬品等の安全性に関する試験，医薬品等の使用の成績などの調査の実施，および薬機法の規程による承認の申請に必要な資料の作成に関し指導および助言を行う。

Ⓚ 健康・医療戦略推進法 （平成26年制定）

この法律は，健康・医療戦略を推進し，**健康長寿社会**（国民が健康な生活および長寿を享受することのできる社会）の形成に資することを目的に制定された。

健康長寿社会の形成には，先端的な科学技術や革新的な医薬品等，その他の世界最高水準の技術を用いた医療の提供に資する医薬分野の研究開発と環境整備，その成果の普及（ふきゅう）が重要である。また，健康長寿社会の形成に資する新たな産業活動の創出・活性化と環境の整備を図るとともに，それを通じたわが国の経済成長を図ることも重要である。

この法律においては，これらの健康・医療に関する先端的研究開発，および新産業創出に関し，基本理念，国等の責務，その推進を図るための基本的施策，その他基本となる事項とともに，政府が講ずべき健康・医療に関する先端的研究開発，および新産業創出に関する施策を総合的かつ計画的に推進するための計画（健康・医療戦略）の作成や，健康・医療戦略推進本部の設置，その他の健康・医療戦略の推進に必要となる事項について定めている。

L その他の医薬品に関する法律

1. 大麻草の栽培の規制に関する法律（昭和23年制定）

この法律は，2023（令和5）年の改正により大麻取締法から名称が改められた法律であり，大麻草の栽培の適正を図るために必要な規制を行うことにより，麻薬及び向精神薬取締法と相まって，大麻の濫用による保健衛生上の危害を防止し，公共の福祉に寄与することを目的としている（2024［令和6］年12月12日より一部施行）。

この法律では，「大麻草」とは，カンナビス・サティバ・リンネをいい，都道府県知事の免許を受けて種子または繊維を採取する目的で大麻草を栽培する者（大麻草採取栽培者）または厚生労働大臣の免許を受けて大麻草を研究する目的で大麻草を栽培する者（大麻草研究栽培者）でなければ，大麻草を栽培してはならないとされる。

2. あへん法（昭和29年制定）

この法律は，医療および学術研究用あへんの供給の適正を図るために，あへんを国の専売とし，けしの栽培，あへんおよびけしがらの譲り渡し，譲り受け，所持などについて，必要な取り締まりをすることを目的として定められている。

あへんの原料となるけしの栽培は，厚生労働大臣からの許可を受けた者でなければ禁止され，あへんの輸出入，あへんの収納および売渡（うりわたし）は国のみが行うことができる。

3. 覚醒剤取締法（昭和26年制定）

1 目的

この法律は，覚醒剤（かくせいざい）の濫用（らんよう）による保健衛生上の危害を防止するため，覚醒剤および覚醒剤原料の輸入，輸出，所持，製造，譲り渡し，譲り受け，および使用に関して必要な取締りを行うことを目的として定められている。

2 覚醒剤とは

覚醒剤とは，フェニルアミノプロパン，フェニルメチルアミノプロパン，これらの塩類または同種の覚醒作用を有する政令指定物，およびそれらのいずれかを含有するものとされる。覚醒剤または覚醒剤原料の製造には，厚生労働大臣の指定が必要とされるのをはじめ，譲り渡し，譲り受け，所持などについて，麻薬や大麻とほぼ同じ規制がある。

精神科病院，その他診療上覚醒剤の施用（しよう）を必要とする病院または診療所は，都道府県知事により覚醒剤の施用を行うことができるものとして，覚醒剤使用機関の指定を受けなければならない。

Ⅱ 食品に関連する法律

A 食品安全基本法(平成15年制定)

1 目的

この法律は，食品の安全性の確保に関して基本理念を定め，国，地方公共団体および食品関連事業者の責務と消費者の役割を明らかにするとともに，施策の策定の基本的な方針を定めることで，食品の安全性の確保に関する施策を総合的に推進することを目的とする。

2 基本的認識

食品の安全性の確保は，このために必要な措置が，国民の健康の保護が最重要であるという基本的認識のもとに講じられることにより行われなければならない。

3 関係者の責務

▶ **国の責務** 国は，食品の安全性に関する施策を総合的に策定し，実施する責務を有する。
▶ **地方公共団体の責務** 地方公共団体は，国との適切な役割分担のもとに，その地方公共団体の区域の自然的・経済的・社会的諸条件に応じた施策を策定し，実施する責務を有する。
▶ **食品関連事業者の責務** 食品関連事業者は，自らが食品の安全性の確保について第一義的責任を有していることを認識し，食品の安全性を確保するために必要な措置を食品供給行程の各段階において適切に講じる責務，その事業活動にかかわる食品などに関する正確かつ適切な情報の提供に努める責務，および国または地方公共団体が実施する施策に協力する責務を有する。

4 施策の基本方針の決定等

政府は，次の①～⑨の項目について，施策の策定に必要な基本的方針を定め，これらの方針に基づいて講じられる措置の実施に関する基本的事項の決定と公表を行う。

①食品健康影響評価の実施と，その結果に基づいた施策の策定
②関係者相互間の情報交換と，意見交換の促進
③緊急事態への対処等に関する体制の整備等
④関係行政機関の相互の密接な連携
⑤試験研究の体制の整備，研究開発の推進およびその成果の普及，研究者の養成等
⑥食品の安全性確保に関する国の内外の情報収集，整理および活用等

⑦表示制度の適切な運用の確保および食品に関する情報を正確に伝達するために必要な措置等
⑧食品の安全性確保に関する教育，学習の振興および広報活動の充実による国民の知識と理解を深めるために必要な措置等
⑨環境に及ぼす影響への配慮

5 食品安全委員会

内閣府に食品安全委員会を置く。委員は7人（うち3人は非常勤）で，食品の安全性の確保に関して優れた識見（しきけん）を有する者のうちから，衆参両議院の同意を得て，内閣総理大臣が任命する。

食品安全委員会は，主に次に掲げる事務を司（つかさど）る。

①基本的事項の案の作成について内閣総理大臣に意見を述べる。
②食品健康影響評価を行い，その結果に基づき，講じるべき施策について内閣総理大臣を通じて関係各大臣に勧告（かんこく）する。
③講じるべき施策の実施状況を監視し，必要があると認めるときは，内閣総理大臣を通じて関係各大臣に勧告する。また，その施策に関する重要事項を調査審議し，必要があると認めるときは，関係行政機関の長に意見を述べる。

B 食品衛生法（昭和22年制定）

1 目的

この法律は，飲食に起因する衛生上の危害の発生を防止し，国民の健康の保護を図ることを目的とする。

2 定義

食品とは，医薬品医療機器等法に規定する医薬品，医薬部外品および再生医療等製品を除くすべての飲食物をいう。

添加物とは，食品の製造の過程において，または食品の加工，保存の目的で，食品に添加，混和，浸潤（しんじゅん）そのほかの方法によって使用する物をいう。

天然香料とは，動植物から得られた物またはその混合物で，食品への着香の目的で使用される添加物をいう。

3 食品，添加物に関する規制

❶食品，添加物の規制

人の健康を損なうおそれがある食品，添加物を販売したり，販売する目的で採取，製造，

輸入，加工，使用，調理，貯蔵，陳列などをしてはならない。病死した牛，豚などの獣畜<ruby>じゅうちく</ruby>の肉も，特別の場合を除き，同様に販売などは禁止される。

厚生労働大臣は，特定の国または地域で採取，製造などがなされ，または特定の者により採取，製造などがなされた特定の食品，添加物について，食品衛生上の危害の発生を防止するため特に必要があると認めるときは，あらかじめ関係行政機関の長に協議し，**厚生科学審議会**の意見を聴いて，その食品などの販売，製造，輸入などを告示をもって禁止することができる。厚生労働大臣は，新たに開発された食品に対し，食品衛生上の危害の発生を防止するため必要があると認めるときは，厚生科学審議会の意見を聴いて，販売を禁止することができる。

❷ 添加物の規制

人の健康を害するおそれのないものとして，厚生科学審議会の意見を聴いて厚生労働大臣が指定した添加物（天然香料および一般に食品として飲食に供されている物であって添加物として使用されるものを除く）を除いて，添加物およびこれを含む製剤と食品を販売したり，販売する目的で製造，輸入，加工，使用，貯蔵，陳列をしてはならない。

❸ 基準，規格

内閣総理大臣は，食品衛生基準審議会の意見を聴いて食品および添加物の製造，使用，調理，保存の方法につき基準を定めるとともに，食品または添加物の成分につき規格を定めることができる。

4 | 器具，容器包装に関する規制

有毒有害な物質が含まれたり付着したりして，人の健康を損なうおそれがある食品・添加物に接触する器具および容器包装は，販売したり，販売のために製造，輸入したり，営業上使用したりしてはならない。

内閣総理大臣は，食品衛生基準審議会の意見を聴いて販売の用に供したり，営業上使用する器具，容器包装またはこれらの原材料につき規格を定め，また器具，容器包装，原材料の製造方法につき基準を定めることができる。

5 | 表示，広告に関する規制

内閣総理大臣は，本項-4「器具，容器包装に関する規制」で述べた販売の用に供する，規格，基準が定められた器具，容器包装に関する表示につき必要な基準を定めることができる。これらの表示に関する基準が定められた場合，基準に合う表示がない器具，容器包装は，販売したり，販売するために陳列したり，営業上使用したりすることはできない。

販売の用に供する食品および添加物に関する表示の基準については，**食品表示法**に定められている。食品，添加物，器具，容器包装に関しては，公衆衛生に危害を及<ruby>およ</ruby>ぼすおそれのある虚偽<ruby>きょぎ</ruby>または誇大<ruby>こだい</ruby>な表示，および広告は禁止される。

6 | 検査

❶検査命令

　成分規格が定められた食品もしくは添加物および，規格が定められた器具または容器包装は，厚生労働大臣，都道府県知事または厚生労働大臣の登録を受けた者（登録検査機関）の行う検査を受け，合格した旨の表示を付さなければ，販売したり，営業上使用したりしてはならない。

❷輸入者の届出

　販売の用に供し，または営業上使用する食品，添加物，器具，容器包装を輸入しようとする者は，そのつど厚生労働大臣に届け出なければならない。

❸立入検査など

　厚生労働大臣，内閣総理大臣，都道府県知事は，必要があると認めるときは，関係者から必要な報告を求め，営業の場所などに立入検査をし，または試験に必要な食品，器具や添加物，容器包装を無償で収去することができる。

7 | 事業者自らが重要工程管理等を行う衛生管理制度の導入

　一部の例外を除いた食品等事業者は，事業にて次の衛生管理手続きを行う必要がある。

①一般的な衛生管理に加え，**HACCP**（Hazard Analysis and Critical Control Point）*に沿った衛生管理に関する基準による衛生管理計画を作成し，従業員への周知徹底を行う。
②必要に応じ，清掃や洗浄，消毒や食品の取扱い等に関する具体的な手順書を作成する。
③衛生管理の実施状況を記録，保存する。
④衛生管理計画と手順書の効果について定期的に検証し，必要に応じて見直す。また工程に変更が生じた際などにも同様にする。

8 | 営業に関する規制

❶食品衛生管理者

　製造または加工の過程において特に衛生上の考慮を必要とする食品または添加物であって，食品衛生法施行令で定める以下のものの製造または加工を行う営業者は，その製造，加工を衛生的に管理させるため，一定の資格を有する専任の**食品衛生管理者**を置かなければならない。

全粉乳，加糖粉乳，調製粉乳，食肉製品，魚肉ハム，魚肉ソーセージ，放射線照射食品，食用油脂，マーガリン，ショートニング，添加物（食品衛生法第13条第1項の規定により規格が定められたものに限る）

＊**HACCP**（**Hazard Analysis and Critical Control Point**）：細菌などの汚染や異物混入等の危害要因（ハザード）について食品等事業者が自身で把握したうえで，原材料の入荷から製品の出荷までのすべての工程で危害要因を除去・低減するため，重要な工程を管理し，製品の安全性の確保をめざす衛生管理の方法。

都道府県は，公衆衛生に与える影響が著しい営業（食鳥処理の事業を除く）であって，政令で定めるものの施設について，厚生労働省令で定める基準を参酌（十分参照したうえで判断すること）して，条例で，公衆衛生の見地から必要な基準を定めなければならない。

営業（前述の公衆衛生に与える影響が著しい営業，公衆衛生に与える影響が少ない営業で，政令で定めるものおよび食鳥処理の事業を除く）を営もうとする者は，あらかじめ，その営業所の名称および所在地，その他の事項を届け出，都道府県知事の許可を得なければならない。

❸違反した場合の措置

厚生労働大臣または都道府県知事（保健所を設置する市にあっては市長，特別区にあっては区長）は，営業者が食品衛生法の規定またはこれに基づいて定められた基準，条件などに違反した場合には，①営業者または**食品衛生監視員***にその食品，添加物などを廃棄させ，②営業者に危害除去のために必要な措置または施設の整備改善をするよう命令し，③営業の許可を取り消し，営業の全部または一部の禁止，営業の一時停止を行うことができる。

9 　中毒患者の届出

食品，添加物，器具，容器包装に起因する中毒患者，中毒の疑いのある患者を診断し，またはその死体を検案した医師は，直ちに最寄りの保健所長にその旨を届け出なければならない。

10 　広域的な食中毒事案に対処するための広域連携協議会の設置

国および都道府県等は，食中毒患者等の広域にわたる発生または拡大の防止のため，相互に連携を図りながら協力しなければならない。

厚生労働大臣は，監視指導の実施にあたっての連携協力体制の整備を図るため，国，都道府県等，その他関係機関により構成される**広域連携協議会**を設けることができる。緊急を要する時は本協議会を開催し，必要な対策について協議を行うよう努めなければならないこととなっている。

11 　おもちゃ，食品用洗浄剤，営業以外の食品供与施設への準用

❶おもちゃ

乳幼児が接触することにより，その健康を害するおそれのある人形，風船，折り紙など一定のおもちゃについては，本項-3「食品，添加物に関する規制」から9「中毒患者の届出」に述べた食品衛生法の規定が準用される。

---

* **食品衛生監視員**：国，都道府県および保健所を設置する市に配置され，食品衛生に関する各営業の施設などについて監視または指導を行う者（公務員）。必要があると認められるとき，関係者から報告を求め，営業の場所などを臨検し，食品などを検査し，その試験のために物件を収去させるなどの職権を有する。

❷ 食品用洗浄剤

洗浄剤であって野菜，果実，飲食器の洗浄の用に供されるものについては，有毒有害な食品などの製造，販売などの禁止および食品などの規格基準の設定に関する食品衛生法の規定が準用されることになっている。

現に台所用洗剤の成分規格，使用基準が厚生労働大臣告示により定められている。

❸ 営業以外の食品供与施設

営業以外で，病院，寄宿舎，学校などの施設において継続的に不特定または多数の者に食品を供与する場合には，本項-4「器具，容器包装に関する規制」で述べた器具，容器包装，本項-6「検査」で述べた立入検査，収去，本項-8「営業に関する規制」で述べたものに規制が準用される。

国家試験問題

1 医薬品，医療機器等の品質，有効性及び安全性の確保等に関する法律〈医薬品医療機器等法〉による毒薬の表示を以下に示す。正しいのはどれか。

（第109回 AM14 改）

1. A
2. B
3. C
4. D

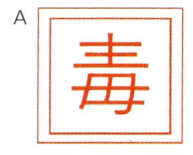
白地・赤枠・赤字

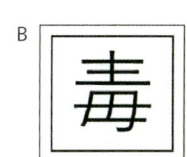
白地・黒枠・黒字

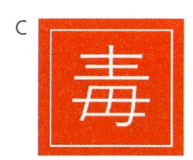
赤地・白枠・白字

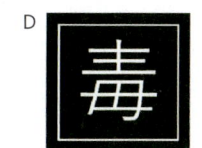
黒地・白枠・白字

▶答えは巻末

第 **12** 章

労働に関連する法律

この章では

- 労働者の権利や労働環境に関連する法律について学ぶ。
- 労働に関連する災害や失業の際の補償に関連する法律について学ぶ。
- 雇用における男女の機会の均等，育児休業等に関連する法律について学ぶ。

A 労働基準法（昭和22年制定）

労働基準法（略称：労基法）は，労働基本権についての中核的規定である日本国憲法第27条の第2項「賃金，就業時間，休息その他の勤労条件に関する基準は，法律でこれを定める。」という条文に基づいて定められた法律である。

1. 総則

▶ **労働条件の原則**　労働条件は，労働者が人たるに値（あたい）する生活を営むための必要を充（み）たすべきものでなければならない。この法律で定める労働条件の基準は最低のものであるため，労働関係の当事者は，この基準を理由として労働条件を低下させてはならず，その向上を図るように努めなければならない。

▶ **労働条件の決定**　労働条件は，労働者と使用者が，対等の立場において決定すべきものであり，労働者および使用者は労働協約，就業規則および労働契約を遵守（じゅんしゅ）し，誠実に各々（おのおの）その義務を履行しなければならない。

▶ **均等待遇**　使用者は，労働者の国籍，信条または社会的身分を理由として，賃金，労働

 ### 「働き方改革の推進」

　労働者がそれぞれの事情に応じた多様な働き方を選択できる社会の実現を目指した働き方改革を総合的に推進するため，長時間労働の是正，多様で柔軟な働き方の実現，雇用形態にかかわらない公正な待遇の確保等のための措置を講ずる「働き方改革を推進するための関係法律の整備に関する法律」が2018（平成30）年6月に成立した。

　この法律では，働き方改革に係る基本的考え方を明らかにするとともに，改革を総合的かつ継続的に推進するための「基本方針」を国が定めるなどとする雇用対策法の改正，労働時間に関する制度の見直しを図る労働基準法の改正，産業医・産業保健機能の強化等を図る労働安全衛生法の改正，不合理な待遇差を解消するための規定の整備等を図るパートタイム労働法や労働契約法等の改正などが盛り込まれている。

　特に，労働基準法において，時間外労働の上限について，月45時間，年360時間を原則とする法規制が導入され，医師にも適用されることにより，慢性的な医師不足問題などと，どう調整していくかが大きな課題となっている。

　2021（令和3）年の医療法一部改正で，医師に対する時間外労働の上限規制において段階的に整備が行われ，2024（令和6）年4月より本格的に医師に対する時間外労働の上限規制が定められた。医師不足問題などから地域の医療を守ることができるよう，医師の労働時間については，一般的な労働者のルールよりも上限が高く設けられている。所属している医療施設で働きながら，特定時間だけ地域医療の確保のため派遣先の医療施設で働くなど，医師の働き方は様々であり，それに対応できるよう5つの水準が設けられ，水準ごとに上限時間が定められている。

時間その他の労働条件について，差別的取り扱いをしてはならない。

▶ **男女同一賃金の原則**　使用者は，労働者が女性であることを理由として，賃金について，男性と差別的取り扱いをしてはならない。

▶ **公民権行使の保障**　使用者は，労働者が労働時間中に，選挙権その他公民としての権利を行使し，または公の職務を執行するために必要な時間を請求した場合においては，拒んではならない。ただし，権利の行使または公の職務の執行に妨げがない限り，請求された時刻を変更することができる。

▍2. 労働契約

▶ **労働基準法に違反する契約の効力**　この法律で定める基準に達しない労働契約は，その部分については無効となる。この場合，無効となった部分については本法の定めに則った基準となる。

▶ **労働条件の明示**　使用者は，労働契約を締結する際に，労働者に対して賃金，労働時間その他の労働条件を明示しなければならない。

▶ **賠償予定の禁止**　使用者は，労働契約の不履行について違約金を定め，または損害賠償額を予定する契約をしてはならない。

▶ **前借金相殺の禁止**　使用者は，前借金その他労働することを条件とする前貸しの債権と賃金を相殺してはならない。

▶ **強制貯金の禁止**　使用者は，労働契約に付随して貯蓄の契約をさせ，または貯蓄金を管理する契約をしてはならない。

▶ **解雇制限**　解雇については，「解雇は，客観的に合理的な理由を欠き，社会通念上相当であると認められない場合は，その権利を濫用したものとして，無効とする」と，**労働契約法**（平成19年制定）第16条に定められており，使用者が労働契約を一方的に取りやめ，労働者を容易に解雇することは許されていない。

　労働者に重大な**非違行為***があり解雇の対象であったとしても，労働基準法の解雇制限の規定では，次の2つの事由に該当する場合には，労働者を解雇することができない。

①労働者が業務上負傷し，または疾病にかかり療養のために休業する期間および，その後の30日間
②産前産後の女性が休業する期間およびその後の30日間

▶ **解雇の予告**　使用者は，労働者を解雇しようとする場合においては，少なくとも30日前にその予告をしなければならない。使用者が予告を行わない場合は30日分以上の平均賃金を解雇予告手当として支払わなければならない。また，1日について平均賃金を支払った場合においては，その日数を短縮することができる。

　ただし，天災事変その他やむを得ない事由のために事業の継続が不可能となった場合や，

---

* **非違行為**：無断欠勤や遅刻過多，業務上のミスなどにより組織に重大な損害を与え，度重なる注意によっても反省や改善の態度がみられず，職場の秩序を著しく乱す行為を指す。

労働者の責任や原因に基づいて解雇する場合においては，即時解雇することができる。

▶ **退職時の証明書の交付**　労働者が退職の場合に，使用期間，業務の種類，その事業における地位，賃金または退職の事由などについての証明書を請求したときは，使用者は遅滞<ruby>滞<rt>ちたい</rt></ruby>なくこれを交付しなければならない。

▶ **死亡・退職時の金品の返還**　使用者は労働者の死亡または退職の場合において，権利者の請求があった場合，7日以内に賃金を支払い，積立金，保証金，貯蓄金などの労働者の権利に属する金品を返還しなければならない。

▌ 3. 賃金

　賃金とは，賃金，給料，手当，賞与その他名称のいかんを問わず，労働の対償として使用者が労働者に支払うすべてのものである。就業規則などであらかじめ支給条件が明確に定められている賞与や退職金なども賃金に含まれる。

1 ▏ 賃金の支払い

　賃金は，①通貨で，②直接労働者に，③その全額を，④毎月1回以上，⑤一定の期日を定めて支払わなければならない（**賃金支払の五原則**）。ただし，臨時に支払われる賃金，賞与その他これに準ずるものについては，この限りでない。

　また，支払い方法は，法令もしくは労働協約に別段の定めがある確実な支払いの方法による場合には，通貨以外のもので支払うことができる。

　前述のとおりこの法律では，労働者への賃金の支払いは通貨払いが原則であるが，労働者の同意を得て，その労働者が指定する銀行その他の金融機関の預貯金口座に振り込みで支払うこともできる（労働基準法施行規則第7条の2，第1項）。また，2023（令和5）年4月に労働基準法施行規則が改正され，使用者が，労使協定を締結し，労働者の同意を得た場合に，一定の要件を満たすものとして厚生労働大臣の指定を受けた資金移動業者の口座への，資金移動による賃金支払い（いわゆる賃金のデジタル払い）が可能となった。

2 ▏ 非常時払い

　使用者は，労働者が出産，疾病，災害など非常の場合の費用に充てるために請求した場合は，支払い期日前であっても，既往<ruby>往<rt>きおう</rt></ruby>の労働に対する賃金を支払わなければならない。

3 ▏ 休業手当

　使用者の責に帰すべき事由による休業の場合（使用者側の経営上や管理上の都合で休ませること），使用者は休業期間中に，当該労働者にその平均賃金の60%以上の手当を支払わなければならない。

4 最低賃金

賃金の最低基準に関しては，**最低賃金法**（昭和34年制定）の定めるところによる。つまり，同法第4条「使用者は，最低賃金の適用を受ける労働者に対し，その最低賃金額以上の賃金を支払わなければならない。」が適用される。

4. 労働時間，休憩，休日，年次有給休暇

1 労働時間

❶労働時間の原則

使用者は，労働者に休憩時間を除き1週間について40時間を超えて，かつ1日について8時間を超えて労働させてはならない。

❷変形労働時間制

たとえば，看護師は，1日24時間を交代勤務で業務を行っており，シフト制を組んでいる場合や，2交代制勤務などで，1回の実労働時間が8時間を超える勤務を設定する場合がある。このように1週間当たりの労働時間が法定の労働時間を超えない範囲内において，特定の日または週に法定労働時間を超えて労働させることができる制度として，**変形労働時間制**がある。この制度には①1か月単位，②1年単位，③1週間単位がある。変形労働時間制を採用するためには，労使協定または就業規則その他これに準ずるものに定めることが必要である。

2 時間計算

❶事業場外労働

労働者が業務の全部または一部を事業場外で従事した場合に，使用者の指揮監督が及ばないために，当該業務に係る労働時間の算定が困難なときは，所定労働時間を労働したものとみなす。ただし，業務を遂行するためには通常所定労働時間を超えて労働することが必要となる場合においては，業務に関しては，厚生労働省令で定めるところにより，業務の遂行に通常必要とされる時間，労働したものとみなす。

❷裁量労働

業務の性質上，業務遂行の手段や方法，時間配分などを大幅に労働者の裁量にゆだねる必要がある業務に限り，当該業務に従事する労働者の労働時間を，実際に働いた実働時間ではなく，労使協定で定めた一定時間を労働したとみなす制度である。つまり勤務時間の制限がなくなり，労働者の裁量で労働時間が管理できるようになる。

さらに，労使協定には，労働者本人の同意を得ることや，同意をしなかった場合の不利益取り扱いの禁止，同意撤回の手続き，同意および同意の撤回に関する記録の保存についての事項が含まれる必要がある。

3 休憩

❶休憩時間の長さ

労働時間が6時間を超える場合には少なくとも45分，8時間を超える場合には少なくとも1時間の休憩時間を，労働時間中に与えなければならない。

❷休憩の3原則

労働基準法での休憩についての3原則には「**途中付与の原則**」「**一斉付与の原則**」「**自由利用の原則**」が含まれる。使用者は休憩時間を労働時間の「途中に」与えること，「一斉に」与えること，休憩時間を「自由に」利用させなければならないことが示されている。ただし，一斉に休憩を与えることで一般社会に不便が生じるような業務の性質をもつ，病院・保健衛生など，サービス業に関しては適用されない。

4 休日

使用者は労働者に対して，毎週少なくとも1回の休日を与えなければならない。ただし，交替制勤務などの場合は，4週間を通じて4日以上の休日を与えるよう義務づけられている。

5 時間外労働および休日労働

2018（平成30）年の**働き方改革を推進するための関係法律の整備に関する法律**により改正された労働基準法で，**時間外労働**（法定労働時間を超えた労働）の上限や**休日労働**（法定休日の労働）について，以下のとおり定められた。

> ①原則として月45時間，年360時間（限度時間）以内
> ②臨時的な特別な事情がある場合でも年720時間，単月100時間未満（休日労働含む），複数月平均80時間以内（休日労働含む）
> ③限度時間を超えて時間外労働を延長できるのは年6か月が限度

看護師にも①〜③が適用されるが，超過勤務・夜間勤務・休日労働が必然的に発生するため，本法第36条に基づく労使協定（略称：**36協定**）を締結し，所轄の労働基準監督署への届け出が必要となる。

なお，2018（平成30）年の本法改正の際に時間外労働の上限規制の開始猶予期間が設けられていた建設事業，自動車運転業，医師については，2024（令和6）年4月から適用が開始された。また，36協定を締結し，所轄労働基準監督署長への届出がある場合，自動車運転業，医師は年960時間を上限とすることが認められる。

6 時間外，休日および深夜の割増賃金

使用者が時間外労働や法定休日に労働に従事させた場合は，割増賃金を支払わなければ

表 12-1 勤続年数と年次有給休暇付与日数

勤続期間	6か月	1年6か月	2年6か月	3年6か月	4年6か月	5年6か月	6年6か月
年次有給休暇付与日数	10日	11日	12日	14日	16日	18日	20日

ならない。時間外労働の割増率は通常賃金の 25％以上であるが，その月の法定時間外労働が 60 時間を超えた場合には，それ以降の割増率は 50％である。法定休日に労働させた場合には，割増率は 35％以上である。

また，深夜労働（午後 10 時から翌 5 時まで）に従事させた場合は，通常賃金の 25％の割増賃金を支払わなななければならない。

7 年次有給休暇

年次有給休暇とは，一定期間勤続した労働者に対して，心身の疲労を回復し，ゆとりのある生活を保障するために 1 年間に一定の日数付与される休暇のことである（**表 12-1**）。有給で休日を取得することができるため，賃金が減額されない。

❶ 年次有給休暇の発生要件と付与日数

使用者は，6 か月間継続勤務し，全労働日の 8 割以上出勤した労働者に対して，継続ま

Column タスク・シフト／タスク・シェア

医師の働き方改革を推進する中で「医師の働き方改革を進めるためのタスク・シフト／シェアの推進に関する検討会」（2019 年 10 月～2020 年 12 月）が行われ，国民に必要な医療が安全かつタイムリーに提供されるために，医療機関では全ての職種がタスク・シフト／シェアに向き合い取り組んでいる。タスク・シフトとは，ある職種が担っていた業務を他職種に移管することであり，タスク・シェアとは，他職種と共同することである。看護師については，その専門性をさらに発揮し，患者中心のより質の高い医療を提供できるようにするために，日本看護協会から，「看護の専門性の発揮に資するタスク・シフト／シェアに関するガイドライン及び活用ガイド」が発行されている。

タスク・シフト／シェアに関する取り組みのひとつとして，特定行為（38 行為 21 区分）研修があり，研修を修了した看護師は，保健師助産師看護師法（昭和 23 年法律第 203号）第 37 条の 2 に基づき，手順書により，特定行為を行うことができる。さらに，助産師が院内助産の開設・運営の取り組みや，助産師外来を設置し助産師が産科医師と役割分担をして，妊産婦とその家族に健康診査や保健指導を行う取り組みもタスク・シフト／シェアである。また，看護師と看護補助者のタスク・シフト／シェアの取り組みも積極的に行われている。

文献／日本看護協会：看護の専門性の発揮に資するタスク・シフト／シェアに関するガイドライン及び活用ガイド．2022．https://www.nurse.or.jp/nursing/assets/shift_n_share/guideline/tns_guideline.pdf（最終アクセス日：2024/9/10）

たは分割した10労働日の有給休暇を与えなければならない。さらに，働き方改革の一環として，2018（平成30）年の法改正によって，年10日以上の有給休暇が付与される労働者に対して，使用者は年次有給休暇を付与した日（基準日）から1年以内に5日，取得時季を指定して有給休暇を取得させることが義務づけられた。これに違反した場合には使用者に30万円以下の罰金が科せられる。

❷年次有給休暇を与える時季

年次有給休暇は，労働者が請求する時季に与えられることとされており，労働者がいつ年休権（法定日数の年次有給休暇を得る権利）を行使するかは原則として労働者が決定してもよい。ただし，労働者から年次有給休暇を請求された時季に，休暇を与えることが事業の正常な運営を妨げる場合（例：同一期間に多数の労働者の休暇希望が重なった場合など）に限り，使用者は労働者の請求した年次有給休暇の時季を変更することができる。

❸年次有給休暇の繰り越し

年次有給休暇について労働者の請求権の時効は2年であり，前年度に取得されなかった場合には，年次有給休暇を翌年度に与える必要がある。

❹年次有給休暇取得に伴う不利益取り扱いの禁止

使用者は，年次有給休暇を取得した労働者に対して，賃金の減額やそのほかの不利益な取り扱いをしないようにしなければならない（例：精皆勤手当や賞与額の算定に際し，年次有給休暇の取得日を欠勤または欠勤に準じて取り扱うなど）。

5. 年少者

1 最低年齢

この法律では，児童の健康および福祉の確保などの観点から，満15歳に満たない児童は工業的事業の労働者として使用してはならないとされている。ただし，満13歳以上の児童については，非工業的業種に限り，所轄労働基準監督署長の許可を得ることなどによって使用することができる。満13歳未満の児童については，映画の製作または演劇の事業に限り，使用が可能である。

2 労働時間および休日

災害時の場合を除き，児童については1日7時間，1週間に40時間を超えて労働させることは原則として禁止されている。同様に，18歳未満の年少者については1日8時間，1週間に40時間を超えてはならない。また，休日および深夜（午後10時から翌日の午前5時まで）に労働させることも原則として禁止されている。

6. 妊産婦等

1985（昭和60）年に制定された男女雇用機会均等法を契機に，本法の女性一般に対する

特別な保護措置は徐々に緩和され，母性保護の規定のみ存続されている。

1 坑内業務の就業制限

▶ **妊娠中・産後1年未満の女性の就業制限**　妊娠中の女性，および坑内で行われる業務に従事しない旨を使用者に申し出た産後1年を経過しない女性について，坑内で行われるすべての業務につかせてはならない。

▶ **満18歳以上の女性の就業制限**　妊娠中の女性，および産後1年を経過しない女性以外の満18歳以上の女性について，**女性に有害な業務として厚生労働省令で定める業務**[*]につかせてはならない。

2 危険有害業務の就業制限

　使用者は，妊娠中の女性および産後1年を経過しない女性を，重量物を取り扱う業務，有害ガスを発散する場所における業務その他，妊産婦の妊娠，出産，哺育などに有害な業務につかせてはならない。なお，危険有害業務の制限範囲や内容は厚生労働省令で定められている。

3 産前産後の休業・就業（図12-1）

▶ **産前の休業**　6週間（多胎妊娠の場合は14週間）以内に出産予定の女性が休業を請求した場合は，その者を就業させてはならない。また，妊娠中の女性が請求した場合は，ほかの軽易な作業に転換させなければならない。

▶ **産後の休業**　産後8週間を経過しない女性を就業させてはならない。ただし産後6週間を経た女性が請求した場合，医師が支障ないと認めた業務に就業させることは差し支えない。

4 育児時間

　生後満1年に達しない生児を育てる女性から請求があった場合は，休憩時間のほか，1日2回それぞれ少なくとも30分の生児を育てるための時間を与えなければならない。また使用者は，育児時間中はその女性を使用してはならない。

5 生理日の就業が著しく困難な女性に対する措置

　生理日の就業が著しく困難な女性が休暇を請求したときは，その者を生理日に就業さ

---

[*] **女性に有害な業務として厚生労働省令で定める業務**：①人力により行われる土石，岩石もしくは鉱物（以下，鉱物等）の掘削または掘採の業務，②動力により行われる鉱物等の掘削または掘採の業務（遠隔操作で行うものを除く），③発破による鉱物等の掘削または掘採の業務，④ずり，資材等の運搬もしくは覆工のコンクリートの打設など，鉱物等の掘削または掘採の業務に付随して行われる業務（鉱物等の掘削または掘採に係る計画の作成，工程管理，品質管理，安全管理，保安管理，その他の技術上の管理の業務，ならびに業務に従事する者の技術上の指導監督の業務を除く）。

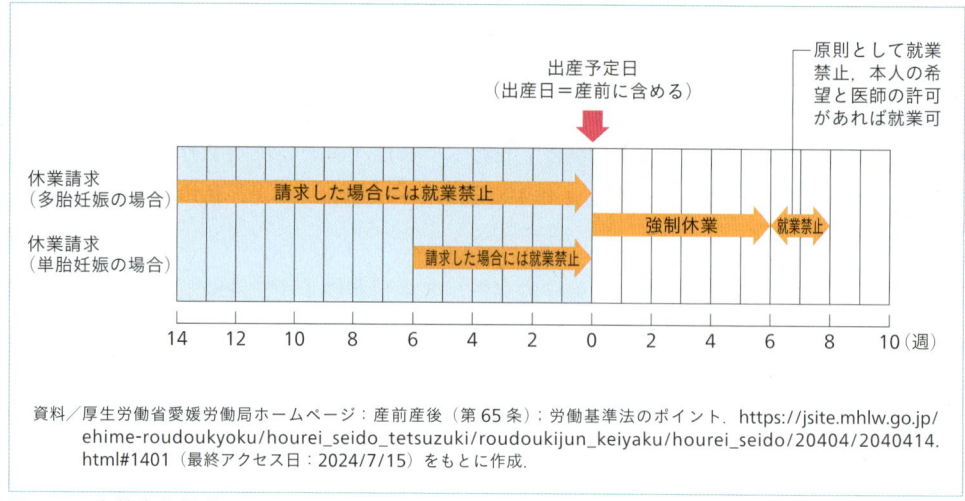

図には以下の要素が含まれる：

出産予定日
（出産日＝産前に含める）

原則として就業
禁止，本人の希
望と医師の許可
があれば就業可

休業請求
（多胎妊娠の場合）　　請求した場合には就業禁止

強制休業　　就業禁止

休業請求
（単胎妊娠の場合）　　請求した場合には就業禁止

14　12　10　8　6　4　2　0　2　4　6　8　10（週）

資料／厚生労働省愛媛労働局ホームページ：産前産後（第65条）：労働基準法のポイント．https://jsite.mhlw.go.jp/ehime-roudoukyoku/hourei_seido_tetsuzuki/roudoukijun_keiyaku/hourei_seido/20404/2040414.html#1401（最終アクセス日：2024/7/15）をもとに作成．

図12-1 産前産後休業

せてはならない。生理休暇は法定休暇であるが，生理休暇中の賃金の支払いについての規定はなく，労使協定など労使の取り決めや就業規則で定めるところによる。

▌ 7. 災害補償

1 ▏ 療養補償

　使用者は，労働者が業務上負傷し，または疾病にかかった場合，つまり**労働災害**を被った場合は，必要な療養費を負担しなければならない。労働災害には，労働者の就業に係る建設物，設備，原材料，ガス，蒸気，粉じん等により，または作業行動その他の業務に起因して，労働者が負傷し，疾病にかかり，または死亡することが含まれる。

2 ▏ 休業補償

　使用者は，労働者が労働災害を被り，療養のため労働することができない場合には，平均賃金の60%の休業補償をしなければならない。

3 ▏ 障害補償

　使用者は，労働者が労働災害を被り，治癒した場合で，その身体に障害が残ったときには，その障害の程度に応じた障害補償を支払わなければならない。

4 ▏ 遺族補償

　使用者は，労働者が業務上死亡した場合には，遺族に対して平均賃金の1000日分の遺族補償を行わなければならない。

＊　　　＊　　　＊

なお，上記1～4において，労働者災害補償保険法などに基づき，本法で規定する災害補償に相当する給付がなされる場合には，使用者はその補償の責任を免れる。

B 労働安全衛生法（昭和47年制定）

労働安全衛生法（略称：労安衛法）は，労働者の安全と健康の確保，快適な職場環境の促進を目的として制定された法律である。それ以前は，1947（昭和22）年に制定された労働基準法の「安全と衛生」という章の中に労働安全衛生に関する規定が含まれていた。しかし，1960年代の高度成長期における重大な労働災害の増加，急速な工業化，技術の高度化などにより新たな職業病が増加した。これによってそれまでの法制度の不備が明らかになり，労働基準法とは独立した法律として，本法が1972（昭和47）年に制定された。

1. 目的

この法律は，労働基準法と相まって，職場における労働者の安全と健康を確保するとともに，快適な職場環境を形成することを目的とする。

2. 安全管理者

事業者は，常時50人以上の労働者を使用する事業場で，政令で定める業種（鉱業，建設業，運送業，清掃業，製造業など）の事業場ごとに，厚生労働省令で定める資格を有する**安全管理者**を選任し，安全に係る技術的事項を管理させなければならない。

3. 衛生管理者・産業医

▶ 衛生管理者・産業医　　常時50人以上の労働者を使用する事業場では，一定の資格をもつ**衛生管理者**（医師・歯科医師，労働衛生コンサルタント，衛生管理者免許を受けた者等）を選任し，衛生に関する技術的事項を管理させなければならない。

また，医師のなかから**産業医**を選任し，健康診断，衛生教育，その他労働者の健康管理に関する事項を行わせなければならない。

産業医は，労働者の健康管理等を行うのに必要な医学に関する知識に基づいて，誠実にその職務を行わなければならない。また，事業者は産業医に対し，労働者の労働時間に関する情報や労働者の健康管理等を適切に行うために必要な情報を提供しなければならない。

▶ 安全衛生推進者・衛生推進者　　安全管理者または衛生管理者を置かない一定の小規模な事業場では，**安全衛生推進者**または**衛生推進者**を選任し，安全衛生または衛生に関する事項を担当させなければならない。

4. 健康診断

　事業者は，労働者の採用時および年に1回，定期に**健康診断**を行わなければならない。さらに放射線や高圧室内作業，特定の化学物質の製造または取り扱い事業など，**有害な業務**に従事する者については，特別な健康診断を行わなければならない。また，事業者は健康診断を受けた労働者に対し，健康診断の結果を通知しなければならない。

　健康診断の結果は記録しておき，必要に応じて就業場所の変更，作業の転換，労働時間の短縮，その他の適切な措置を講じなければならない。特に健康の保持に努める必要があると認める労働者には，医師・保健師による保健指導を行うように努めなければならない。

　また，過重労働・メンタルヘルス対策の充実として，事業者は一定以上の時間外労働等を行った労働者を対象とした医師による面接指導等を行うこととされている。

　さらに事業者は，労働者の心理的な負担の程度を把握するため，医師，保健師等による検査（**ストレスチェック**）を実施しなければならない。ストレスチェックを実施した場合，事業者は検査結果を通知された労働者の希望に応じて医師の面接指導を実施し，その結果，医師の意見を聴いたうえで必要な場合には，作業の転換，労働時間の短縮，その他の適切な就業上の措置を講じなければならないとされている。

5. 就業禁止

　事業者は，病毒伝播のおそれのある伝染性の疾病にかかった者，心臓，腎臓，肺などの疾病で労働のため病勢が著しく増悪するおそれのある者などについては，就業を禁止しなければならない。

6. 受動喫煙の防止

　事業者は，労働者の**受動喫煙**（室内またはこれに準ずる環境において，他人のたばこの煙を吸わされること）を防止するため，当該事業者および事業場の実情に応じ適切な措置を講ずるよう努めることとされている。

7. その他

　本法を実施するため，**石綿障害予防規則**（平成17年制定）により，石綿による労働者の肺がん，中皮腫，その他の健康障害の予防を目的に，作業方法の確立，関係施設の改善，作業環境の整備，健康管理の徹底，その他必要な措置を事業者は講じることとされている。また同様に，**電離放射線障害防止規則**（昭和47年制定）により，放射線業務等を行う労働者がガンマ線やエックス線などの電離放射線を受けることをできるだけ少なくするよう，事業者は努めなければならないとされている。

C 労働施策の総合的な推進並びに労働者の雇用の安定及び職業生活の充実等に関する法律（昭和41年制定）

　この法律（略称：**労働施策総合推進法**）は，2018（平成30）年6月に雇用対策法を題名改正したものであり，労働者がそれぞれの事情に応じた多様な働き方を選択できる社会を実現する**働き方改革**を総合的に推進するための基本方針を規定したものである。

　2019（令和元）年の改正では，「職場における労働者の就業環境を害する言動に起因する問題の解決の促進」が明記され，パワーハラスメント防止対策の法制化・セクシュアルハラスメント等の防止対策が強化された。さらに2020（令和2）年には**ハラスメント**＊対策の義務化が段階的に図られた。

D 高齢者等の雇用安定等に関する法律（昭和46年制定）

　高年齢者の雇用安定のために定められた，事業主の義務等に関する法律である。

　2021（令和3）年の改正により，定年年齢を65歳未満としている事業主は，**高年齢者雇用確保措置**として，次の①から③のうちいずれかの措置を実施することとなった。

　①70歳までの定年年齢の引き上げ，②希望者全員を対象とする定年後の70歳までの継続雇用制度導入，③定年の定めの廃止

E 過労死等防止対策推進法（平成26年制定）

　近年わが国では**過労死等**＊が多発し大きな社会問題となっている。この法律は，過労死等が本人はもとより，その遺族または家族のみならず社会にとっても大きな損失であることから，過労死等の防止対策を推進し，過労死等がなく，仕事と生活を調和させ，健康で充実して働き続けることのできる社会の実現への寄与を目的として制定された。

　政府は過労死等の防止対策を効果的に推進するため，「過労死等の防止のための対策に関する大綱」を定めなければならない。また，国による調査研究等や，国や地方公共団体による啓発の実施・相談体制の整備，厚生労働省への過労死等防止対策推進協議会の設置などが規定されている（略称：過労死防止法）。

＊ **ハラスメント**：本法第4条には「職場における労働者の就業環境を害する言動」と記載されている。代表的なものに職場での優越的な環境を背景とした「パワーハラスメント」，性的な言動に起因する「セクシュアルハラスメント」，妊娠，出産，育児休業などに関する言動に起因する「マタニティハラスメント」がある。

＊ **過労死等**：本法では，①業務における過重な負荷による脳血管疾患もしくは心臓疾患を原因とする死亡，②業務における強い心理的負荷による精神障害を原因とする自殺による死亡，③死亡には至らないが，これらの脳血管疾患もしくは心臓疾患もしくは精神障害，とされる。

F 労働者災害補償保険法（昭和22年制定）

　この法律（略称：労災保険法）は，業務上の事由または通勤による労働者の負傷，疾病，障害，死亡などに対して迅速かつ公正な保護をするため，必要な保険給付を行い，併せて業務上の事由または通勤により負傷し，疾病にかかった労働者の社会復帰の促進，労働者およびその遺族の援護，労働者の安全および衛生の確保などを図ることによって，労働者の福祉の増進に寄与することを目的とする。

　労働者災害補償保険制度は医療保険および年金保険を包含する制度であるが，本項では健康保険制度との相違点を中心に，主として医療保険部門の内容を紹介する。

1. 保険者など

1 　保険者

　保険者は政府（国）であるが，事務処理機関として，中央に**厚生労働省労働基準局***があり，地方に**都道府県労働局**および**労働基準監督署**がある。

2 　被保険者

　国の直営事業・官公庁を除く事業所に使用される労働者は，すべて被保険者となる。

2. 保険給付

　保険給付には，**業務上の事故**に関する療養補償給付，休業補償給付，障害補償給付，遺族補償給付，葬祭料，傷病補償年金，介護補償給付と，**通勤途上の事故**に関する療養給付，休業給付，障害給付，遺族給付，葬祭給付，傷病年金，介護給付とがある。

　療養補償給付（および療養給付）の内容は，第10章-A「健康保険法」の2-1「傷病に対する給付」において説明した現物給付である**療養の給付**とほぼ同じである。**業務上および通勤途上の事故***の補償責任は使用者にあるので給付率は当然10割であるが，健康保険の初診料に相当する少額の患者の一部負担がある。

3. 保険医療機関

　労働者災害補償保険制度は，次の2種類の保険医療機関を有している。

---

* **厚生労働省労働基準局**：賃金，労働時間，休息などの労働条件，労働者災害補償，最低賃金などに関する事務を司る。その所掌事務は厚生労働省組織令に定められている。また労働基準局は労働基準法の「労働基準主管局」にあたり，労働基準主管局長は厚生労働大臣の指揮監督を受けて，都道府県労働局長を指揮監督する。
* **業務上および通勤途上の事故**：業務上または通勤途上の事故であるか否かが明確でない場合には，一応業務上または通勤途上の事故として取り扱い，最終的に業務上，通勤途上の事故でないと認定された場合にはさかのぼって健康保険による給付を行うこととなり，両制度間で調整を行う。

①法律に基づく保険施設として設置された**労災病院**※を，独立行政法人労働者健康安全機構が設置，運営する。
②都道府県労働局長の指定による指定病院，指定診療所，指定薬局。

4. 診療費の算定方法

　労災病院における診療費の算定方法は，健康保険の診療報酬の算定方法に準拠しているが，労災患者の特殊性からしてこの算定方法では難しい特殊の費用については，診療原価などを考慮して別に算定する。

　指定病院，指定診療所，指定薬局における診療報酬については，健康保険の診療報酬の算定方法は適用されず，また，保険医療機関療養担当規則に相当する規則も定められておらず，いわゆる**自由診療**の考え方に立って，都道府県労働局長が都道府県医師会，薬剤師会との契約によって診療報酬を定めている。

　特別の場合を除いて点数は健康保険の点数にほぼ準拠しているが，1点単価は10円を上回っている。

G 雇用保険法（昭和49年制定）

　この法律は，労働者の生活および雇用の安定等を図るための雇用保険について定めたものである。雇用保険は政府が管掌する強制保険制度であり，労働者を雇用する事業主は，原則として強制適用となる。

1 雇用保険の目的

　雇用保険の目的は，本法第1条に規定されている。

　雇用保険は，労働者が失業した場合や労働者について雇用の継続が困難となる事由が生じた場合に，必要な給付を行う。また労働者が自ら職業に関する教育訓練を受けた場合や，労働者が子を養育するための休業をした場合に必要な給付を行う。

　これらの給付により，労働者の生活や雇用の安定を図るとともに，求職活動を容易にするなどその就職を促進し，あわせて労働者の職業の安定に資するため，失業の予防，雇用状態の是正や雇用機会の増大，労働者の能力の開発・向上，その他労働者の福祉の増進を図ることを目的としている。

※ **労災病院**：業務上負傷し，または疾病にかかった労働者に対し，適切かつ迅速な医療を行い，速やかな社会復帰を図ることを目的としている病院。したがって，労働災害の特性から，整形外科，外科，理学療法科，内科などに重点が置かれている。

2 ｜ 保険給付

前項で述べたとおり，①労働者が失業して所得の源泉を喪失した場合，②労働者の雇用継続が困難となる事由が生じた場合，③労働者が自ら職業に関する教育訓練を受けた場合，④労働者が子を養育するための休業をした場合に，生活および雇用の安定ならびに就職の促進のため，**失業等給付**および**育児休業給付**を支給する。

3 ｜ 雇用保険二事業

雇用保険制度では保険給付のほか，失業の予防や雇用状態の是正，および雇用機会の増大や労働者の能力の開発・向上，その他労働者の福祉の増進を図るため，次の**二事業**を行う。

> ❶**雇用安定事業**：雇用調整助成金，労働移動や地域雇用開発を支援する助成金等
> ❷**能力開発事業**：職業能力開発施設の設置運営，事業主による能力開発に対する助成金等

4 ｜ 就職支援法事業

職業訓練実施機関に対する助成や雇用保険を受給できない求職者に対する事業で，職業訓練受講給付金の支給を行い，就職の促進を図るものである。

H 雇用の分野における男女の均等な機会及び待遇の確保等に関する法律（昭和47年制定）

■ 1. 目的および基本的理念

この法律（略称：**男女雇用機会均等法**）は，法の下（もと）の平等を保障している憲法の理念にのっとり，雇用の分野における男女の均等な機会と待遇の確保を図るとともに，女性労働者の就業に関して妊娠中および出産後の健康の確保を図るなどの措置（そち）を推進することを目的とし，労働者が性別により差別されることなく，また，女性労働者にあっては母性を尊重されつつ充実した職業生活を送ることができるようにすることを基本的理念とする。

■ 2. 男女の均等な機会および待遇の確保

事業主は，労働者の募集，採用，配置，昇進，降格，教育訓練，福利厚生，職種，雇用形態の変更，退職の勧奨（かんしょう），定年，解雇，労働契約の更新の各分野において，性別にかかわりなく均等な機会を与える措置，また性別を理由として差別的取り扱いをしない措置を講じなければならない。

3. 労働者の就業に関して配慮すべき措置

❶ 職場における性的な言動に起因する問題 (セクシュアルハラスメント) に関する雇用管理上の措置

事業主は，職場において行われる性的な言動に対する労働者の対応により，その労働者が労働条件につき不利益を受けたり，性的言動によりその労働者の就業環境が害されることのないよう，雇用管理上必要な措置をしなければならない。

また，2016 (平成 28) 年の法改正により，職場における妊娠，出産等に関する言動に起因する問題に関して，女性労働者の就業環境が害されることのないよう，事業主は，女性労働者からの相談に応じ，適切に対応するために必要な体制の整備，その他の雇用管理上必要な措置 (ハラスメント防止措置) を講じなければならないこととなっている。さらに 2019 (令和元) 年の法改正では，事業主は，労働者がセクシュアルハラスメント等に関する相談をしたこと等を理由として，解雇をはじめとする不利益な取り扱いをしてはならないと定められた。

❷ 妊娠中および出産後の健康管理に関する措置

事業主は，その雇用する女性労働者が**母子保健法**に基づく保健指導，または健康診査を受けるために必要な時間を確保することができるようにしなければならない。また，保健指導または健康診査に基づく指導事項を守ることができるようにするために，勤務時間の変更，勤務の軽減など必要な措置を講じなければならない。

❸ 婚姻, 妊娠, 出産などを理由とする不利益取り扱いの禁止など

事業主は，女性労働者が婚姻，妊娠，出産したこと，あるいは**労働基準法**の**産前産後休業**を取得したことを理由に解雇してはならない。また，雇用する女性労働者に対してこれらの事由を理由とする解雇以外の不利益な取り扱いをしてはならない。

Ⅰ 育児休業, 介護休業等育児又は家族介護を行う労働者の福祉に関する法律 (平成 3 年制定)

1. 目的

この法律 (略称：**育児・介護休業法**) は，育児休業および介護休業に関する制度，ならびに子の看護休暇および介護休暇に関する制度を設けるとともに，子の養育および家族の介護を容易にするため，所定労働時間等に関して事業主が講ずべき措置を定める。また，子の養育または家族の介護を行う労働者等に対する支援措置を講ずることなどにより，子の養育または家族の介護を行う労働者等の雇用の継続および再就職の促進を図り，これらの人々の職業生活と家庭生活の両立に寄与し，福祉の増進を図り，併せて経済および社会の発展に資することを目的とする。

2. 育児休業，看護休暇および介護休業の申出

労働者は，その事業主に申し出ることにより，**育児休業**（1歳に満たない子［保育所に入れないなどの場合，最長2歳まで］を養育するためにする休業）および**介護休業**（要介護状態にある配偶者，父母および子ならびに配偶者の父母を介護するためにする休業）を取得することができる。

子が1歳に達するまでの育児休業のほかに，小学校就学の始期に達するまでの子を養育する労働者は，その子の看護のために**年に5日**（2人以上であれば年10日）を上限とする**看護休暇**を取得できる。なお，2024（令和6）年の法改正により，子の行事参加等の場合の看護休暇も取得可能となり，対象となる子の範囲も，「小学校就学前」から「小学校3年生」まで拡大することとなる（施行は2025［令和7］年4月）。

介護休業の総日数および取得回数は，対象家族1人につき，通算93日まで，3回を上限と定められている。また，対象家族が1人であれば**年5日**（2人以上であれば年10日）を限度に介護休業を取得できる。

事業主は，労働者からの育児休業および介護休業の申し出があったときは，その申し出を拒むことはできない。

3. 出生時育児休業

出生直後の柔軟な育児休業取得や，男性の育児休暇取得促進などをねらいとし，2021（令和3）年6月の法改正・公布で**出生時育児休業**が新設され，2022（令和4）年4月から段階的に施行されている。本制度は現行の育児休業とは別に取得が可能とされており，概要は次となる。

①出生時育児休業では，子の出生後**8週間以内に4週間**まで休業を取得できる。
②出生時育児休業の申出は原則として，開始予定日の**2週間前まで**に行わなければならない。ただし，職場環境の整備などについて，義務づけられている内容を上回る取り組みの実施を労使協定で定めている場合は，**1か月前まで**とすることができる。
③出生時育児休業は，**2回に分割**して取得できる。
④労使協定を締結している場合に限り，労働者が合意した範囲内で，**出生時育児休業期間に就業できる**。
⑤事業主は，労働者から出生時育児休業申出があったときは，労使協定における規定などの例外を除き，原則としてその申出を拒むことができない。
⑥事業主は出生時育児休業申出を行うことや休業の取得，または休業期間中の就労に関する申出などを理由として，労働者に対し，解雇その他**不利益な取り扱いをしてはならない**。

4. 事業主が講ずべき措置

1 育児休業等に関する定めの周知等の措置

事業主は，育児休業および介護休業に関して次の事項を定め，労働者に周知させるように努めなければならない。

①労働者の育児休業および介護休業中における待遇に関する事項
②育児休業および介護休業後における賃金，配置，その他の労働条件に関する事項
③①と②に掲げるもののほか，厚生労働省令で定める事項

2 雇用管理等に関する措置

休業の申し出，および休業後の就業が円滑に行われるようにするための労働者の配置，その他の雇用管理，休業中の労働者の職業能力の開発・向上に関する措置などがある。

3 子の養育または家族の介護を行う雇用労働者等に関する措置

小学校就学の始期に達するまでの子を養育する労働者，および家族を介護する労働者に対する勤務時間の短縮，労働者の配置に関する配慮，育児・介護などを理由として退職した者のための再雇用特別措置などがある。

4 職場における育児休業等に関する言動に起因する問題に関する雇用管理上の措置

事業主は，職場において労働者が育児休業，介護休業，子の養育または家族の介護に係る制度等を利用することに関する言動により当該労働者の就業環境が害されることのないよう，当該労働者からの相談に応じ，適切に対応するために必要な体制の整備，その他の雇用管理上必要な措置を講じなければならない。

また，男女雇用機会均等法と同様，2019（令和元）年の法改正によって，事業主は労働者が育児休業等に関する相談をしたこと等を理由として，解雇をはじめとする不利益な取り扱いをしてはならないと定められた。

5 男性労働者の育児休業取得状況の公表

2023（令和5）年4月より，常時雇用する労働者数が1000人を超える事業主は，男性労働者の育児休業の取得状況を年1回公表することが義務付けられている。

また，2024（令和6）年の法改正により，育児休業の取得状況の公表義務の対象を，常時雇用する労働者数が300人超（現行1000人超）の事業主に拡大される（2025［令和7］年4月施行）。

---

1 労働基準法で原則として定められている休憩時間を除く1週間の労働時間はどれか。

（103回 AM3）

1. 30時間を超えない。
2. 40時間を超えない。
3. 50時間を超えない。
4. 60時間を超えない。

▶ 答えは巻末

第 **13** 章

その他医療に関連する法律

この章では

- 教育や学校保健に関連する法律について学ぶ。
- 環境および健康被害の救済に関連する法律について学ぶ。

I 教育に関連する法律

A 教育基本法 (平成18年制定)

本法は 1947（昭和 22）年に制定された教育基本法を 2006（平成 18）年に全面改正したものである。

1. 教育の目的

教育は，人格の完成を目指し，平和で民主的な国家および社会の形成者として必要な資質を備えた，心身ともに健康な国民の育成を期して行われなければならない。

2. 教育の目標

教育は，その目的を実現するため，学問の自由を尊重しつつ，次に掲げる目標を達成するよう行われるものとする。

①幅広い知識と教養を身に付け，真理を求める態度を養い，豊かな情操と道徳心を培うとともに，健やかな身体を養うこと
②個人の価値を尊重して，その能力を伸ばし，創造性を培い，自主と自律の精神を養うとともに，職業および生活との関連を重視し，勤労を重んずる態度を養うこと
③正義と責任，男女の平等，自他の敬愛と協力を重んずるとともに，公共の精神に基づき，主体的に社会の形成に参画し，その発展に寄与する態度を養うこと
④生命を尊び，自然を大切にし，環境の保全に寄与する態度を養うこと
⑤伝統と文化を尊重し，それらを育んできたわが国と郷土を愛するとともに，他国を尊重し，国際社会の平和と発展に寄与する態度を養うこと

B 学校保健安全法 (昭和33年制定)

この法律は，学校における保健管理および安全管理に関して必要な事項を定め，児童生徒等（学校に在学する幼児，児童，生徒，学生），および職員の健康の保持増進を図ることにより，学校教育の円滑な実施とその成果の確保に寄与することを目的とする。

1. 学校保健計画, 学校安全計画

学校においては，児童生徒等，職員の健康診断，環境衛生検査，安全点検，その他の保健および安全に関する事項について計画を立て，これを実施しなければならない。

2. 学校の環境衛生および環境安全

1 環境衛生

　学校においては，文部科学大臣が定める学校環境衛生基準にのっとり，換気，採光，照明および保温を適切に行い，清潔を保つなど適切な環境衛生の維持に努め，必要に応じてその改善を図らなければならない。

2 環境安全

　学校においては，施設，設備の点検を適切に行い，必要に応じて修繕するなど危険を防止するための措置を講じ，安全な環境の維持を図らなければならない。

3. 健康診断

1 就学時の健康診断

　市町村（特別区を含む）の教育委員会は，就学前の児童に対し，その就学にあたって健康診断を行い，その結果に基づき治療の勧告や，保健上必要な助言を行って，就学義務の猶予もしくは免除，もしくは特別支援学校への就学に関して必要な指導を行うなど，適切な措置をとらなければならない。

2 児童生徒等，職員の健康診断

　学校においては毎学年定期に，児童生徒等，職員の健康診断を行い，その結果に基づいて疾病の予防処置，治療の指示，または運動や作業，勤務を軽減するなど適切な措置をとらなければならない。児童生徒等に行う毎学年定期の健康診断における検査の項目は，次の①〜⑪のとおりである。
　①身長と体重，②栄養状態，③脊柱と胸郭の疾病や異常の有無，四肢の状態，④視力と聴力，⑤眼の疾病や異常の有無，⑥耳鼻咽頭疾患と皮膚疾患の有無，⑦歯および口腔の疾病や異常の有無，⑧結核の有無，⑨心臓の疾病や異常の有無，⑩尿，⑪その他の疾病および異常の有無

4. 感染症の予防

　校長は，感染症にかかっている，あるいはかかっている疑いがあり，かかるおそれのある児童生徒等があるときは，その理由と期間を明らかにして，出席を停止させることができる。学校において予防すべき感染症の種類と出席停止期間は，表13-1 のとおりである。

表13-1 学校感染症の種類と出席停止期間

	種類	出席停止期間
第1種	エボラ出血熱，クリミア・コンゴ出血熱，痘そう，南米出血熱，ペスト，マールブルグ病，ラッサ熱，急性灰白髄炎，ジフテリア，重症急性呼吸器症候群（病原体がベータコロナウイルス属 SARS コロナウイルスであるものに限る），中東呼吸器症候群（病原体がベータコロナウイルス属 MERS コロナウイルスであるものに限る），特定鳥インフルエンザ（病原体がインフルエンザウイルス A 属インフルエンザ A ウイルスであってその血清亜型が H5N1 または H7N9 であるものに限る） （感染症法に規定する新型インフルエンザ等感染症，指定感染症，新感染症も第 1 種に含む）	治癒するまで
第2種	インフルエンザ（特定鳥インフルエンザおよび新型インフルエンザを除く），百日咳，麻疹，流行性耳下腺炎，風疹，水痘，咽頭結膜熱，新型コロナウイルス感染症（COVID-19），結核，髄膜炎菌性髄膜炎	①インフルエンザ（特定鳥インフルエンザおよび新型インフルエンザ等感染症を除く）は，発症後 5 日を経過し，解熱後 2 日（幼児は 3 日）を経過するまで ②百日咳は，特有の咳が消失するまで，または 5 日間の適正な抗菌性物質製剤による治療が終了するまで ③麻疹は，解熱後 3 日を経過するまで ④流行性耳下腺炎は，耳下腺，顎下腺または舌下腺の腫脹が発現した後 5 日を経過し，かつ全身状態が良好になるまで ⑤風疹は，発疹が消失するまで ⑥水痘は，すべての発疹が痂皮化するまで ⑦咽頭結膜熱は，主要症状の消退後 2 日を経過するまで ⑧新型コロナウイルス感染症（COVID-19）は発症後 5 日を経過し，症状軽快後 1 日を経過するまで ⑨結核，髄膜炎菌性髄膜炎は，症状によって学校医，その他の医師が感染のおそれがないと認めるまで
第3種	コレラ，細菌性赤痢，腸管出血性大腸菌感染症，腸チフス，パラチフス，流行性角結膜炎，急性出血性結膜炎，その他の感染症	病状によって学校医，その他の医師が感染のおそれがないと認めるまで

5. 学校医，保健室

1 学校医

　学校には，**学校医***のほか，大学以外の学校に**学校歯科医**および**学校薬剤師**を置く。

　学校医，学校歯科医および学校薬剤師は，保健管理に関する専門的事項に関し，技術および指導に従事する。

2 保健室

　学校には，健康診断，健康相談，救急処置などを行うため，保健室を設ける。

---

* **学校医**：主な業務は①学校保健計画および学校計画の立案に参与する，②学校環境衛生の維持および改善に関し，学校薬剤師と協力して必要な指導と助言を行う，③児童生徒などの健康診断に従事するなどの職務を執行する，などである。非常勤であることが多い。

C 学校教育法(昭和22年制定)

　この法律はわが国の学校教育の基本を定めた法律だが，ここでは本法で定める**特別支援教育**について述べる。特別支援教育の対象者（**医療的ケア児を含む**）は年々増加しており，教育現場における看護師の役割も重要である。

1 特別支援教育

　障害のある幼児，児童，生徒の自立や，社会参加に向けた主体的な取り組みを支援するという視点に立ち，生徒一人ひとりの教育的ニーズを把握(はあく)し，その持てる力を高め，生活や学習上の困難を改善または克服するため，適切な指導および必要な支援を行うもの。特別支援学校，特別支援学級，通級による指導のほか，通常の学級で個々の障害に配慮しつつ通常の教育課程に基づく指導を行う場合も含まれる。

❶特別支援学校

▶ 概要　障害のある幼児，児童，生徒に対して，幼稚園，小学校，中学校または高等学校に準ずる教育を施すとともに，障害による学習上または生活上の困難を克服し，自立を図るために必要な知識と技能を授けることを目的とする学校である。

▶ 対象障害種　視覚障害者，聴覚障害者，知的障害者，肢体不自由者または病弱者（身体虚弱者を含む）が対象となる。

❷特別支援学級

▶ 概要　小学校，中学校等において障害のある児童，生徒に対し，障害による学習上または生活上の困難を克服するために設置される学級である。

▶ 対象障害種　知的障害者，肢体不自由者，身体虚弱者，弱視者，難聴者，その他障害のある者で，特別支援学級での教育が適当な者（言語障害者，自閉症者・情緒障害者）が対象となる。

❸通級による指導

▶ 概要　小学校，中学校，高等学校等において，通常の学級に在籍し，通常の学級での学習におおむね参加でき，一部特別な指導を必要とする児童生徒に対して障害に応じた特別の指導を行う指導形態である。

▶ 対象障害種　言語障害者，自閉症者，情緒障害者，弱視者，難聴者，学習障害者，注意欠陥多動性障害者，肢体不自由者，病弱者および身体虚弱者が対象となる。

2 そのほかの指導

　特別支援学校，特別支援学級，通級による指導のほか，小学校，中学校，高等学校等の通常の学級にも障害のある児童生徒が在籍しており，個々の障害に配慮しつつ通常の教育課程に基づく指導が行われている。

また，入院中の子どものために病院内に設置された特別支援学級もある。一般に**院内学級**とよばれ，在籍していた学校と連携を図りながら学習が進められる。入院や治療で学習に空白が生じた場合には，必要に応じて指導内容を選択し，身体活動・体験的活動を伴う学習では教材・教具などが工夫されている。

Ⅱ　環境に関連する法律

1. 環境基本法（平成5年制定）

1 ｜ 目的

　この法律は，環境の保全について基本理念を定め，国，地方公共団体，事業者，国民の責務を明らかにするとともに，環境の保全に関する施策の基本となる事項を定めることで，その施策を総合的かつ計画的に推進し，現在，そして将来の国民の，健康で文化的な生活の確保に寄与するとともに，人類の福祉に貢献することを目的としている。

2 ｜ 環境基本計画の策定

　政府は，環境の保全に関する施策の総合的かつ計画的な推進を図るため，環境の保全に関する基本的な計画（**環境基本計画**）を定めなければならない。

　環境基本計画では，環境の保全に関する総合的かつ長期的な施策の大綱，環境の保全に関する施策を総合的かつ計画的に推進するために必要な事項を定めることとなっている。

3 ｜ 環境基準の設定

　政府は，大気の汚染，水質の汚濁，土壌の汚染および騒音にかかわる環境上の条件について，それぞれ人の健康を保護し，生活環境を保全するうえで維持されることが望ましい基準（**環境基準**）を定めるものとする。

2. 公害健康被害の補償等に関する法律（昭和48年制定）

1 ｜ 目的

　この法律（略称：公害健康被害補償法）は下記の事業の実施により，健康被害に係る被害者等の迅速かつ公正な保護，および健康の確保を図ることを目的としている。

- 事業活動など人間の活動による，相当範囲にわたる著しい大気汚染や水質汚濁（水底の底質が悪化することを含む）の影響による健康被害と，それによる損害を補うための補償，被害者の福祉に必要な

事業
- 大気汚染の影響による健康被害を予防するために必要な事業

2 | 補償給付の種類等

健康被害に対する補償に支給される給付（**補償給付**）は，療養の給付および療養費，障害補償費，遺族補償費，遺族補償一時金，児童補償手当，療養手当，葬祭料となっている。

3. 石綿による健康被害の救済に関する法律（平成18年制定）

1 | 目的

この法律（略称：石綿被害救済法）は，石綿（アスベスト）による健康被害の特殊性に鑑み，石綿による健康被害を受けた者およびその遺族に対し，医療費等を支給するための措置を講ずることにより，石綿による健康被害の迅速な救済を図ることを目的としている。

2 | 補償給付の種類等

石綿による健康被害の救済のため支給される給付（**救済給付**）は，医療費，療養手当，葬祭料，特別遺族弔慰金，特別葬祭料，救済給付調整金となっており，独立行政法人環境再生保全機構が支給することとなっている。

4. 地球温暖化対策の推進に関する法律（平成10年制定）

地球温暖化は地球全体の環境に深刻な影響を及ぼすものであり，気候系に対して危険な人為的干渉を及ぼすことにならない水準において，大気中の温室効果ガスの濃度を安定化させ，地球温暖化を防止することが人類共通の課題である。そのために，すべての者が自主的かつ積極的にこの課題に取り組むことが重要であることを踏まえ，地球温暖化対策に関して**地球温暖化対策計画**を策定するとともに，社会経済活動その他の活動による温室効果ガスの排出量の削減等を促進するための措置を講ずること等が求められる。この法律（略称：温対法）は，これらの措置を通じて地球温暖化対策の推進を図り，現在および将来の国民の健康で文化的な生活の確保に寄与し，人類の福祉に貢献することを目的としている。

2021（令和3）年の法改正では，基本理念として「2050年までの**脱炭素社会**＊の実現」が加えられた。

＊ **脱炭素社会**：この法律では，「人の活動に伴って発生する温室効果ガスの排出量と，吸収作用の保全および強化により吸収される温室効果ガス量との間の均衡が保たれた社会」とされる。温室効果ガスの排出量と吸収量を均衡させることは「カーボンニュートラル」ともいわれる。

5. 循環型社会形成推進基本法（平成12年制定）

　この法律（略称：循環基本法）は**環境基本法**の基本理念にのっとり，**循環型社会***の形成の基本原則を定め，国や地方公共団体，事業者や国民の責務を明らかにするとともに，**循環型社会形成推進基本計画**の策定，その他循環型社会の形成に関する施策の基本となる事項を定め，循環型社会の形成に関する施策を総合的かつ計画的に推進し，現在および将来の国民の健康で文化的な生活の確保への寄与を目的とする。

6. 廃棄物の処理及び清掃に関する法律*（昭和45年制定）

1　目的

　この法律（略称：廃棄物処理法，廃掃法）は，廃棄物の排出を抑制し，廃棄物の適正な分別，保管，収集，運搬，再生，処分などの処理をして生活環境を清潔にすることにより，生活環境の保全と公衆衛生の向上を図ることを目的とする。

2　廃棄物

　この法律において**廃棄物**とは，ごみ，粗大ごみ，燃え殻，汚泥，ふん尿，廃油，廃酸，廃アルカリ，動物の死体，そのほかの汚物または不要物であって固形状または液状のもの（放射性物質および，これによって汚染されたものを除く）をいう。廃棄物は事業活動に伴って生じる**産業廃棄物**と，それ以外の**一般廃棄物**に分けられる。

　なお，医療機関等で排出される感染性の廃棄物は，本法では**特別管理廃棄物***とされる。

3　市町村の責務

　市町村は，その区域内における一般廃棄物の処理について計画を定め，これに従って適正な処理に必要な措置を講ずるよう努めなければならない。

4　都道府県の責務

　都道府県は，市町村が一般廃棄物の処理に関する責務を十分果たせるように必要な技術的援助を与えるよう努めるとともに，都道府県の区域内の産業廃棄物の状況を把握し，産業廃棄物の適正な処理が行われるよう，必要な措置を講ずることに努めなければならない。

---

* **循環型社会**：天然資源の消費を抑制し，環境への負荷ができる限り低減される社会。具体的には製品等が廃棄物等となることの抑制，製品等が循環資源（廃棄物等のうち有用なもの）となった場合の適正かつ循環的な利用などが確保された社会をいう。

* **廃棄物の処理及び清掃に関する法律**：廃棄物の処理については1954（昭和29）年に清掃法が制定されたが，産業廃棄物の増大などに対処するため清掃法を吸収し，本法が1970（昭和45）年に制定された。

* **特別管理廃棄物**：爆発性，毒性，感染性，その他の人の健康または生活環境に係る被害を生ずるおそれがある性状を有するものとして，政令で定める一般廃棄物または産業廃棄物をいう。

5 | 事業者の責務

事業者は，事業活動に伴って生じた廃棄物を自らの責任において適正に処理しなければならない。また，廃棄物の再生利用などを行うことでその減量に努めるとともに，製品などが廃棄物となった場合，適正な処理が困難になることのないようにしなければならない。

6 | 一般廃棄物処理業

一般廃棄物の収集または運搬，処分を業として行おうとする者は，その業を行おうとする区域を管轄する市町村長の許可を受けなければならない。

一般廃棄物処理施設（市町村が収集，処分の義務を果たすために設置するものを除く）を設置しようとする者は，その処理施設を設置しようとする地を管轄する都道府県知事の許可を受けなければならない。

7 | 産業廃棄物処理業

産業廃棄物の収集または運搬，処分を業として行おうとする者は，その業を行おうとする区域を管轄する都道府県知事の許可を受けなければならない。

産業廃棄物処理施設を設置しようとする者は，その施設を設置しようとする地を管轄する都道府県知事の許可を受けなければならない。

8 | 管理基準

一般廃棄物処理施設および産業廃棄物処理施設は，環境省令で定める技術上の基準に従って管理しなければならない。

9 | 禁止事項

何人も，みだりに廃棄物を捨ててはならない。また，公園，広場，キャンプ場，スキー場，海水浴場，道路，河川，港湾，そのほかの公共の場を汚さないようにしなければならない。

7. その他の環境法規

その他の環境法規としては，「**大気汚染防止法**（昭和 43 年制定）」「**騒音規制法**（昭和 43 年制定）」「**公害紛争処理法**（昭和 45 年制定）」「**水質汚濁防止法**（昭和 45 年制定）」「**悪臭防止法**（昭和 46 年制定）」「**振動規制法**（昭和 51 年制定）」などがある。

Ⅲ 生活衛生に関連する法規

1. 水道法（昭和32年制定）

この法律は水道の布設・管理を適正・合理的なものにするとともに，水道を計画的に整備し，水道事業を保護育成することによって，人の飲用に適する清浄，豊富で安価な水を供給することを目的とする。水道事業は，原則として市町村が経営する。

水道の水は，無色透明で，異常な臭味がなく（消毒によるものを除く），有毒物質や病原体に汚染されていないこと，その他一定の水質基準に適合するものでなくてはならない。

人口減少に伴う水需要の減少や水道施設の老朽化などの課題に対応するため，国・都道府県および市町村による水道の基盤の強化施策の策定や，水道事業者による施設の維持，水道に関する官民連携について定めた法改正が，2018（平成30）年に行われた。

2. 下水道法（昭和33年制定）

この法律は下水道の整備を図ることによって，都市の健全な発達に寄与し，公共用水域の水質保全に資することを目的とする。下水とは，生活や事業に伴う廃水（汚水という）および雨水をいう。下水道とは，下水排除のための排水管，排水渠（排水用の水路）その他の排水施設と，これに接続する処理施設およびポンプ施設などの総体をいう。

3. その他の生活衛生法規

水道法，下水道法のほか，生活衛生法規として，「**公衆浴場法**」「**興行場法**」「**旅館業法**」「**墓地，埋葬等に関する法律**」（以上4法とも昭和23年制定），「**理容師法**（昭和22年制定）」「**美容師法**（昭和32年制定）」「**製菓衛生師法**（昭和41年制定）」「**クリーニング業法**（昭和25年制定）」「**と畜場法**（昭和28年制定）」「**生活衛生関係営業の運営の適正化及び振興に関する法律**（昭和32年制定）」「**建築物における衛生的環境の確保に関する法律**（昭和45年制定）」などがある。

国家試験問題

> **1** 学校保健安全法で出席停止となる学校感染症のうち，第二種に分類されているのはどれか。
> (112回 AM82)
>
> 1. インフルエンザ（influenza）
> 2. 細菌性赤痢（shigellosis）
> 3. ジフテリア（diphtheria）
> 4. 腸チフス（typhoid fever）
> 5. 流行性角結膜炎（epidemic keratoconjunctivitis）
>
> ▶答えは巻末

1章 1 解答 **2**

×1：国民の法の下の平等について定めているのは日本国憲法（以下，憲法）の第14条である。
○2：憲法第25条では「すべて国民は，健康で文化的な最低限度の生活を営む権利を有する」として，国民の生存権を定めている。
×3：教育を受ける権利について定めているのは憲法第26条である。
×4：憲法第17条では，公務員の不法行為によって損害を受けたときは，法律の定めるところにより，国または公共団体に賠償を求めることができるとしている。

2章 1 解答 **2**

保健所の設置主体は，地域保健法に基づき，都道府県，指定都市，中核市，政令市，特別区とされている。

3章 1 解答 **2**

×1：保健師，助産師，看護師，准看護師のいずれも，免許取得後の臨床研修は，義務ではなく努力義務として規定されている（保助看法第28条の2）。
○2：保助看法第9条では，①罰金刑以上の刑を受けた者，②①以外で業務に関して犯罪または不正行為があった者，③心身の障害で業務を適正に行えない者，④麻薬や大麻，あへんの中毒者，を免許付与にかかる欠格事由の対象としている。
×3：看護師籍の登録事項の変更には，変更後30日以内に厚生労働大臣への申請が必要となる（保健師助産師看護師法施行令第3条）。
×4：都道府県知事による都道府県ナースセンターの指定は，看護師等の人材確保の促進に関する法律の第14条で定められている。

3章 2 解答 **2**

×1：看護師等の人員配置基準は，医療法で規定されている。
○2：看護師等人材確保促進法では，看護師の

養成強化と資質向上（研修を含む）が規定されている。
×3：労働者を雇い入れる際の，健康診断の実施義務は，労働安全衛生法で規定されている。
×4：条件を満たした従業員に対して，年次有給休暇を取得させる義務は，労働基準法で規定されている。

4章 1 解答 **3**

○3
×1, 2, 4
診療所や病院の病床数については医療法第1条の五で定められており，診療所は0〜19床，病院は20床以上とされる。

5章 1 解答 **4**

2011（平成23）年の社会福祉士及び介護福祉士法改正により，介護福祉士と認定特定行為業務従事者（一定の研修を修めた介護職員）については，医師の指示のもとでの喀痰吸引や経管栄養の実施が認められた。

6章 1 解答 **1, 5**

○1, 5：いずれも五類感染症であり，診断後7日以内の届け出が義務付けられている。
×2：腸管出血性大腸菌感染症は三類感染症に分類され，診断後はただちに届出を行う必要がある。
×3, 4：つつが虫病，日本脳炎は四類感染症に分類されており，診断後はただちに届出を行う必要がある。
※2024（令和6）年時点での感染症法によるものであり，法改正によって分類が変更となる可能性がある。

7章 1 解答 **5**

妊娠の届出（妊娠届）は母子保健法の第15条に規定されている。妊娠が判明したら，保健所のある市または特別区では保健所長経由で市長または区長に，そのほかの市町村では市町村長

に，速やかに届出を行う必要がある。なお，出生届は戸籍法に規定されている。

7章 ❷ 解答 4

×**1**：児童虐待防止法は，児童虐待についての通告先を，福祉事務所もしくは児童相談所と定めている。
×**2**：児童虐待防止法に基づいて行う通告の遵守の方が，守秘義務の遵守よりも優先される。
×**3**：児童やその親が通告を拒む場合でも，児童の安全を守るために通告する義務がある。
○**4**：「児童が同居する家庭における配偶者に対する暴力」も児童虐待に当たるとされる。

8章 ❶ 解答 3

×**1**：介護保険法は，高齢者が能力に応じて自立した生活を営めるようになることを目的に，保健医療や福祉にかかわるサービスの提供に向けて介護保険制度を規定している。
×**2**：老人福祉法は，老人（高齢者）の心身の健康保持や生活安定のために必要な措置を講じ，老人の福祉を測ることが目的である。規定される制度には老人福祉施設などがある。
○**3**：高齢者医療確保法によって後期高齢者医療制度は定められ，高齢者の疾病や負傷，死亡に関して必要な給付が行われる。
×**4**：医療介護総合確保法は，地域包括ケアシステムの構築を通し，高齢者をはじめとする国民の健康・福祉の増進や，生きがいを持ち安らかに暮らせる地域社会の形成を目的とする。

9章 ❶ 解答 4

生活保護法によって実施される扶助は，生活扶助，教育扶助，住宅扶助，医療扶助，介護扶助，出産扶助，生業扶助，葬祭扶助の8種類であり，要保護者の必要に応じ，単給または併給として行われる。

10章 ❶ 解答 1

○**1**：医療保険は健康保険法のほか，国民健

保険法や高齢者医療確保法などで規定されている。
×**2**：年金保険は国民年金法（国民年金），厚生年金保険法，国家公務員共済組合法などにより規定されている。老人福祉法に定められている代表的な制度には，老人福祉施設や老人福祉計画などがある。
×**3**：雇用保険は雇用保険法によって定められている。男女雇用機会均等法は雇用における男女への均等な機会と待遇の確保を図るために制定されたもので，セクシュアルハラスメントの防止や女性労働者の妊娠・出産に関する規定などがある。
×**4**：労働者災害補償保険は労働者災害補償保険法による制度。労働基準法は労働条件に関する最低条件を定めた法律であり，労働契約や賃金，労働時間や休暇などに関する定めがある。

11章 ❶ 解答 4

医薬品医療機器等法における毒薬の表示規定では，黒地に白枠，白字で「毒」の字を容器または被包に記載する。なお毒物及び劇物取締法による毒物の表示規定では，赤地に白字で「毒物」の文字を記載するため，区別が必要である。

12章 ❶ 解答 2

労働時間に関する規定は労働基準法の第32条にあり，「使用者は，労働者に，休憩時間を除き1週間について40時間を超えて，労働させてはならない」と定められている。

13章 ❶ 解答 1

○**1**：鳥インフルエンザ（H5N1・H7N9）と新型インフルエンザを除くインフルエンザは，第二種の学校感染症である。
×**2, 4, 5**：細菌性赤痢，腸チフス，流行性角結膜炎は，いずれも第三種の学校感染症である。
×**3**：ジフテリアは第一種の学校感染症である。
※2024（令和6）年時点での学校安全保健法によるものであり，法改正によって分類が変更となる可能性がある。

索引

新体系看護学全書

健康支援と社会保障制度❹
関係法規

		定価（本体2,200円＋税）
2002年11月29日	第 1 版第1刷発行	
2006年 2 月20日	第 2 版第1刷発行	
2006年12月13日	第 3 版第1刷発行	
2007年12月10日	第 4 版第1刷発行	
2008年12月25日	第 5 版第1刷発行	
2009年12月10日	第 6 版第1刷発行	
2010年12月25日	第 7 版第1刷発行	
2011年12月15日	第 8 版第1刷発行	
2012年11月30日	第 9 版第1刷発行	
2013年11月30日	第10版第1刷発行	
2014年11月26日	第11版第1刷発行	
2015年11月30日	第12版第1刷発行	
2016年12月 7 日	第13版第1刷発行	
2017年11月30日	第14版第1刷発行	
2018年11月30日	第15版第1刷発行	
2019年11月15日	第16版第1刷発行	
2020年11月30日	第17版第1刷発行	
2021年12月 6 日	第18版第1刷発行	
2022年11月30日	第19版第1刷発行	
2023年11月30日	第20版第1刷発行	
2024年11月29日	第21版第1刷発行	

編　集｜石原　美和・前田　光哉Ⓒ　　　　　　　　　　　〈検印省略〉

発行者｜亀井　淳

発行所｜**株式会社 メヂカルフレンド社**

https://www.medical-friend.jp
〒102-0073 東京都千代田区九段北3丁目2番4号 麹町郵便局私書箱48号
電話｜（03）3264-6611　振替｜00100-0-114708

Printed in Japan　落丁・乱丁本はお取り替えいたします
ブックデザイン｜松田行正（株式会社マツダオフィス）
印刷｜（株）太平印刷社　製本｜（有）井上製本所
ISBN 978-4-8392-3416-4　C3347　　　　　　　　　　000609-010